UDO LUDWIG

Tatort Krankenhaus

Buch

Jeder kennt sie oder hat sie am eigenen Leib erfahren, die Horrorgeschichten aus dem Krankenhaus: hektisches Pflegepersonal, das keine Zeit hat; Ärzte, die nie zu sprechen sind und die Kranken schnell
abfertigen; Untersuchungen, die ewig dauern. Auf der einen Seite wird
unser Gesundheitssystem immer fortschrittlicher, immer mehr Krankheiten sind heilbar, und immer mehr Menschen können heute gerettet werden, die noch vor wenigen Jahren als aussichtsloser Fall gegolten haben. Auf der anderen Seite aber wird unser Gesundheitssystem
als immer unmenschlicher empfunden – als arroganter Reparaturbetrieb, in dem der Mensch zur Krankenakte degeneriert. Dieses Buch
klärt auf über das, was schiefläuft im Krankenhaus. Anhand vieler zum
Teil tödlich verlaufener Fälle veranschaulicht Udo Ludwig, wo und
wie Fehler passieren und welche Folgen sie haben. Der Gesundheits-
branche ist im hektischen Alltag ein eherner Grundsatz der Medizin
abhanden gekommen: „Primum non nocere" – zuallererst nicht schädigen. Eine Selbstverständlichkeit, möchte man meinen. Eine weltfremde
Forderung, wenn man die Ursachen der vielen tausend Behandlungsfehler in Deutschland betrachtet.

Autor

Udo Ludwig, geboren 1958 im westfälischen Werl, arbeitet im Deutsch-
land-Ressort des SPIEGEL. Dort recherchiert er insbesondere im Bereich Medizin, Verbraucherschutz, Sport. Für seine Berichterstattung
zum Dopingskandal im Radsport erhielt er den Henri-Nannen-Preis
2008 in der Kategorie „Beste investigative Leistung".

Udo Ludwig

Tatort Krankenhaus

Wie Patienten
zu Opfern werden

GOLDMANN

1. Auflage
Vollständig durchgesehene und aktualisierte
Taschenbuchausgabe Dezember 2009
Wilhelm Goldmann Verlag, München,
in der Verlagsgruppe Random House GmbH
Copyright © der Originalausgabe 2008
by Deutsche Verlags-Anstalt, München,
in der Verlagsgruppe Random House GmbH,
und SPIEGEL-Verlag, Hamburg
Umschlaggestaltung: UNO Werbeagentur, München
in Anlehnung an die Umschlaggestaltung der Hardcoverausgabe
(Büro Jorge Schmidt, München)
Umschlagabbildung: Getty Images
KF · Herstellung: Str.
Druck und Bindung: GGP Media GmbH, Pößneck
Printed in Germany
ISBN: 978-3-442-12994-2

www.goldmann-verlag.de

Inhalt

Anhang

Einleitung

Jeder kennt diese Horrorgeschichten aus dem Krankenhaus. Das Ärgernis, wenn man Verwandte besucht und diese dann erzählen, sie hätten seit Tagen keinen Arzt mehr sprechen können und keine Informationen bekommen, wie es um sie bestellt sei und wie es weitergehe. Oder der Freund, der mit zwei anderen Patienten auf einem Zimmer liegt und von Tag zu Tag kränker zu werden scheint. Nachts hält ihn der Schnarcher vom Schlaf ab und tagsüber der Mitpatient mit Großfamilie. Oder die Ehefrau, die entbunden hatte und am nächsten Morgen nicht mehr in ihrem Zimmer lag. Man hatte ihr im Wochenbett auch noch den Blinddarm entfernt. Der Mann fand sie schließlich in einer ganz anderen Abteilung, auf dem Flur, fürchterlich frierend. Niemand hatte sich darum gekümmert, dass sie zurück in die Frauenklinik gebracht wurde. So durfte sie morgens miterleben, wie die anderen Patienten an ihr vorbei ins Klo huschten. Und jeder glotzte natürlich auf diesen absonderlichen Fall, der dort im Bett auf dem Flur lag.

Das sind Kleinigkeiten, eigentlich nicht der Rede wert, weil das Missmanagement folgenlos geblieben ist – rein körperlich betrachtet. Und doch hinterlassen all diese Geschichten Spuren in den Köpfen. Das Krankenhaus wird von den meisten Menschen als Moloch empfunden. Nicht als Hort der Genesung und Hilfe, sondern als ein Ort der Hektik, der Unfreundlichkeit, der Hilflosigkeit, des Ausgeliefertseins.

Und manchmal kann es auch so etwas wie Angst einflößen. Es war im Frühjahr des Jahres 2007, als ich mit meiner Kollegin Barbara Schmidt in der Nähe von Wegberg unterwegs war. Seit einigen Wochen hatten wir über das lokale Krankenhaus recherchiert, in dem es nach der Privatisierung zu einer Reihe ungeklärter Todesfälle gekommen war. Und mit einem Mal sagte meine Kollegin: „Fahr bloß vorsichtig. Stell dir vor, wir verunglücken hier, und sie bringen uns ins Krankenhaus. Dann kommen auch wir mit den Füßen zuerst wieder heraus."

Dieses Buch will keine Ängste vor unserem Gesundheitswesen schüren, das ja auf der einen Seite immer fortschrittlicher wird, immer mehr Krankheiten heilen und Menschen retten kann, die noch vor einigen Jahren als aussichtlose Fälle gegolten haben; das auf der anderen Seite aber als immer unmenschlicher empfunden wird – als arroganter Reparaturbetrieb, in dem der Mensch zur Krankenakte degeneriert.

Dieses Buch will Aufklärung betreiben über das, was schiefläuft im Krankenhaus. Es will zeigen, wo und wie Fehler passieren und welche Folgen sie haben können. Und es soll damit dazu beitragen, die Diskussion über diese Missstände zu beleben, um die Sicherheit zu verbessern. Es ist eine Branche entstanden, in der im Alltagsgeschäft ein eherner Grundsatz der Medizin abhanden gekommen ist: Primum non nocere – zuallererst nicht schädigen, heißt dieser Grundsatz. Eine Selbstverständlichkeit, möchte man meinen. Eine weltfremde Forderung ist es, im 21. Jahrhundert, wenn man die Ursachen der vielen tausend Behandlungsfehler in Deutschland betrachtet.

Jahrzehntelang stritt die Ärzteschaft die Existenz der Missstände schlichtweg ab. Doktoren vertuschten selbst gravierende Fälle oder erklärten Misserfolge zu gottgewollten Schicksalsschlägen. Viele Klinikpforten liegen noch immer hinter eine Mauer des Schweigens. Weder Politiker noch Patientenorganisationen konnten am Thron der Götter in Weiß kratzen. Ärzte hatten einen „Nimbus der Unberührbarkeit", sagt etwa Martin Hansis, einst Unfallchirurg in Bonn, dann beim Medizinischen Dienst der Krankenkassen zuständig für Verstöße gegen die ärztliche Kunst und heute Geschäftsführer des Klinikums Karlsruhe. Sobald ein Kollege „auch nur das Wort Behandlungsfehler in den Mund genommen hat", habe „er davon Ausschlag bekommen".

Erst neuerdings wandelt sich die Szenerie allmählich. Befeuert von Patientenvereinigungen, die in der Öffentlichkeit immer aggressiver auftraten, reagieren Krankenkassen und Politiker. Statt wie in der Vergangenheit zu resignieren und zu zahlen, rechnen die Kassen heute streng nach. Wenn durch fehlerhafte Behandlungen Kosten entstanden sind, vorsichtig geschätzt sind dies rund eine Milliarde Euro im Jahr, bitten die Versicherungen zur Kasse und unterstützen damit gleichzeitig die Geschädigten in ihrem juristischen Kampf gegen die Kurpfuscher. Und das nicht nur freiwillig, sie sind gesetzlich dazu verpflichtet.

Auch selbstkritische Ärztefunktionäre haben gemerkt, dass das alte Kastendenken ausgedient hat. „Schluss mit dem Schweigen", forderte Matthias Rothmund, damaliger Präsident der Deutschen Gesellschaft für Chirurgie, auf dem Jahreskongress im April 2005 in München, es müssten „dringend Schritte unternommen werden, um die Anzahl und Schwere von Fehlern zu reduzieren". Diese Offenheit war neu, sie kam überraschend. Bis zu diesem Zeitpunkt hatte sich kein hoher Repräsentant der Ärzteschaft getraut, so offen über Versäumnisse zu sprechen. Wer dies tat, konnte sicher sein, von der standesdünkelnden Kollegenschaft zerrissen zu werden. Doch angesichts der vielen Toten durch falsche Medikamentengaben sprang Rothmund auch Bruno Müller-Oerlinghausen zur Seite, der langjährige Vorstandsvorsitzende der Arzneimittelkommission der Ärzteschaft. Man dürfe sich nicht weiter „selbst bekriegen", sagte Müller-Oerlinghausen, „wir müssen endlich anfangen, wenigstens die vermeidbaren Fehler zu verhindern".

Wenn die Patienten mündiger werden und das „Kundenverhalten gereift ist", prophezeite Professor Hansis, „werden die registrierten Fehlerzahlen zunächst dramatisch ansteigen". Doch schon bald würden „Vermeidungsstrategien greifen", und die Qualität der Behandlung dürfte steigen. Denn jedes Krankenhaus, glaubt Hansis, „hat richtig Angst" vor dem Imageschaden durch Strafverfahren.

So weit ist es noch längst nicht. Auch der Vorstoß von Rothmund blieb erst einmal folgenlos, mit der Fehlerkultur befassten sich weiterhin nur die Kollegen, die dieses Thema ohnedies auf ihrer Agenda hatten. Es dauerte weitere drei Jahre, bis im März 2008 eine spektakuläre Aktion das Problem erneut für

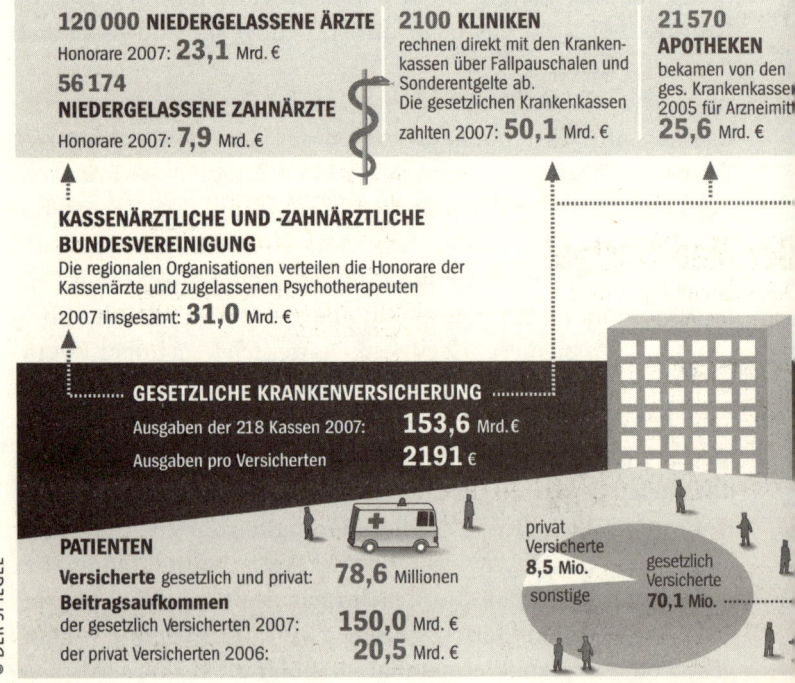

120 000 NIEDERGELASSENE ÄRZTE
Honorare 2007: **23,1** Mrd. €
56 174 NIEDERGELASSENE ZAHNÄRZTE
Honorare 2007: **7,9** Mrd. €

2100 KLINIKEN
rechnen direkt mit den Krankenkassen über Fallpauschalen und Sonderentgelte ab.
Die gesetzlichen Krankenkassen zahlten 2007: **50,1** Mrd. €

21 570 APOTHEKEN
bekamen von den ges. Krankenkasse 2005 für Arzneimitt **25,6** Mrd. €

KASSENÄRZTLICHE UND -ZAHNÄRZTLICHE BUNDESVEREINIGUNG
Die regionalen Organisationen verteilen die Honorare der Kassenärzte und zugelassenen Psychotherapeuten
2007 insgesamt: **31,0** Mrd. €

GESETZLICHE KRANKENVERSICHERUNG
Ausgaben der 218 Kassen 2007: **153,6** Mrd. €
Ausgaben pro Versicherten **2191** €

PATIENTEN
Versicherte gesetzlich und privat: **78,6** Millionen
Beitragsaufkommen der gesetzlich Versicherten 2007: **150,0** Mrd. €
der privat Versicherten 2006: **20,5** Mrd. €

privat Versicherte **8,5 Mio.**
sonstige
gesetzlich Versicherte **70,1 Mio.**

einige Tage in die Öffentlichkeit brachte. Siebzehn „Profis aus Medizin und Pflege", die sich im „Aktionsbündnis Patientensicherheit" zusammengeschlossen hatten, berichteten offen von Missgeschicken, die ihnen selbst passiert waren. So etwas hatte es noch nicht gegeben: hochrangige Mediziner, die ihre zumeist im Verborgenen gebliebenen Verstöße gegen die ärztliche Kunst zugaben. Ein wenig erinnerte dieses Bekenntnis an die aufwühlende Aktion einiger prominenter Frauen, die in den siebziger Jahren freimütig erklärten: „Ich habe abgetrieben."

Wie die Frauenrechtlerinnen vor über 30 Jahren wollten die Aktivisten von heute nicht so sehr die eigene Schuld erklären. Dazu hätten die Fälle auch kaum Anlass geboten.

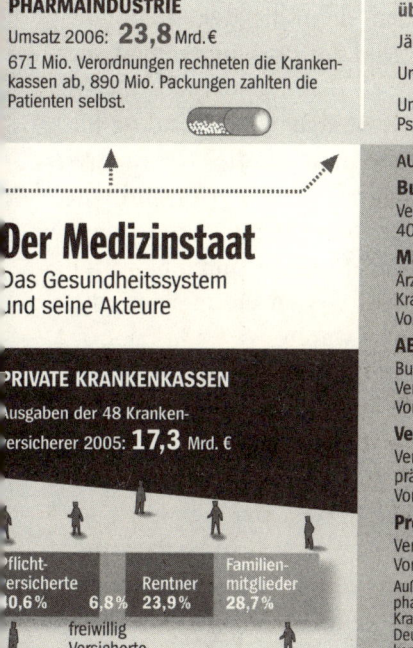

PHARMAINDUSTRIE

Umsatz 2006: **23,8** Mrd. €

671 Mio. Verordnungen rechneten die Krankenkassen ab, 890 Mio. Packungen zahlten die Patienten selbst.

Der Medizinstaat

Das Gesundheitssystem und seine Akteure

PRIVATE KRANKENKASSEN

Ausgaben der 48 Krankenversicherer 2005: **17,3** Mrd. €

| Pflichtversicherte 40,6 % | freiwillig Versicherte 6,8 % | Rentner 23,9 % | Familienmitglieder 28,7 % |

über 80 HEILBERUFE Quellen: BMG, KBV, ZKBV

Jährl. Erstattung von Heil- und Hilfsmitteln: **8** Mrd. €

Umsatz des Gesundheitshandwerks: **17,3** Mrd. €

Umsatz von Therapeuten, Logopäden, Psychologen, Pflegediensten u.a.: **13,9** Mrd. €

AUSGEWÄHLTE LOBBYISTEN

Bundesärztekammer
Vertritt die berufspolitischen Interessen von 406974 Ärzten. Vorsitzender: Jörg Dietrich Hoppe

Marburger Bund
Ärztegewerkschaft. Vertritt die Interessen von Krankenhausärzten. Ca. 108000 Mitglieder. Vorsitzender: Rudolf Henke

ABDA
Bundesvereinigung deutscher Apothekerverbände. Vertritt 55000 Apotheker
Vorsitzender: Heinz-Günter Wolf

Verband Forschender Arzneimittelhersteller
Vertritt die großen Pharmakonzerne, die Originalpräparate herstellen.
Vorsitzender: Dr. Wolfgang Plischke (BayerAG)

Pro Generika
Vertritt die führenden Generikahersteller
Vorsitzender: Wolfgang Späth (Hexal)

Außerdem: Deutscher Generikaverband, Bundesverband der pharmazeutischen Industrie, Bundesverbände gesetzlicher Krankenkassen, Verband privater Krankenversicherungen, Deutsche Krankenhausgesellschaft, Verband der Privatkrankenanstalten und zahlreiche andere

Einige Beispiele der Ärzte waren über 40 Jahre alt, andere waren ärgerlich, aber weitgehend folgenlos geblieben, wiederum andere endeten zwar tödlich, aber die Patienten wären an ihrer Erkrankung auch bei größter Fürsorge gestorben. Sie wollten, wie die Frauen, die abgetrieben hatten, in Deutschland eine Debatte beginnen, in diesem Fall gegen die Ignoranz ihres eigenen Berufsstandes. Ihnen ging es, wie der Präsident der Bundesärztekammer etwas hochtrabend formulierte, um einen „kulturellen Wandel in der Gesellschaft im Umgang mit Fehlern".

Fehlerexperte Hansis war indes skeptisch, dass die Aktion einen messbaren Erfolg zeitigen würde, weniger Behandlungsfehler würde es vorerst nicht geben. In der *Berliner Zeitung* sagte Hansis: „Wenn die Quote gleich bleibt, können wir froh sein. Eine Senkung ist unrealistisch, denn die Behandlungen werden immer komplizierter, die Zahl der Patienten nimmt zu, und die Arbeit verdichtet sich."

Es ist schwierig, vielleicht naiv, weniger Fehler und damit mehr Qualität in einer Zeit zu fordern, in der die Verteilungskämpfe um das Geld im Gesundheitswesen so groß sind wie niemals zuvor. Denn dass da irgendwas nicht stimmt, dass Anspruch und Wirklichkeit dieses Systems immer weiter auseinandergehen, spüren viele und wissen die meisten, die einmal ernsthaft krank oder verletzt waren.

Keine andere Nation in Europa investiert insgesamt mehr Geld in die Gesundheit als die deutsche, rund 250 Milliarden Euro werden es voraussichtlich in diesem Jahr sein. Rechnerisch gibt jeder Deutsche vom Säugling bis zum Greis jährlich über 3000 Euro für seine Gesundheit aus. Doch glaubt man den Ärzten, den Pharmaunternehmen, den Krankenhausträgern, der Heilmittelindustrie, dann reicht selbst diese stolze Summe hinten und vorne nicht. In kaum einem anderen Land der Welt wartet ein so eindrucksvoller Gerätepark an Kernspin- und Computertomografen, Linksherzkatheter-Messplätzen oder Positronenemissionsgeräten auf neue kranke Kundschaft. Bereits Anfang der neunziger Jahre klagte der damalige Gesundheitsminister Horst Seehofer, dass es „nicht an Geld mangelt, sondern an Qualität". Und der Sachverständigenrat für das Gesundheitswesen belegte in einem Gutachten Anfang des Jahrtausends, wie Kassenpatienten gleichzeitig unter „Über-, Unter- und Fehlversorgung" zu leiden hätten. Das vernichtende Urteil gilt heute noch.

Der Anteil der Gesundheitsfürsorge an der gesamten Volkswirtschaft ist in den vergangenen Jahren zwar beständig gestiegen, seit 1970 von 6,3 auf nunmehr rund 11 Prozent. Damit liegt die Bundesrepublik weltweit in der Spitzengruppe. Auf der anderen Seite hat sich an der medizinischen Versorgung unterm Strich nichts verbessert. Im internationalen Vergleich hat sich die Qualität medizinischer Leistungen sogar verschlechtert. Bei Messgrößen wie Lebenserwartung, Kindersterblichkeit oder Brustkrebsrate rangiert Deutschland eher im Mittelfeld.

Daran wird sich auf absehbare Zeit wohl nichts ändern. Die vielen Gesundheitsreformen haben, von einigen Ausnahmen abgesehen, stets zum Ziel gehabt, die ausufernden Kosten in den Griff zu bekommen. Und in diesem Verteilungskampf ist die Qualität der ärztlichen Leistungen unter die Räder gekommen. Der nachweisbare Preisverfall zwingt Ärzte und Krankenhäuser, möglichst viele Patienten unter Einsatz von möglichst viel Technik durch die Behandlungszimmer zu schleusen. Der fürsorgliche Umgang mit den Patienten bleibt auf der Strecke.

Und so gibt es in Deutschland derzeit eine kuriose Situation: Der Ruf der Krankenhäuser ist schlecht, aber das Ansehen der Ärzte unter der Bevölkerung ist weiterhin exzellent. In den regelmäßig durchgeführten Umfragen über das Image von Berufen bekunden die meisten Deutschen immer noch große Hochachtung vor dem Heilberuf. Bei einer Umfrage des Allensbacher Institutes für Demoskopie, die im Februar 2008 veröffentlicht wurde, gaben 78 Prozent der Befragten an, eine besondere Achtung vor Ärzten zu haben. Mit weitem Abstand folgten Pfarrer (39 Prozent), Professoren (34 Prozent) und Grundschullehrer (33 Prozent).

Doch womöglich wird dieses hohe Ansehen wesentlich von den niedergelassenen Ärzten getragen. Das Image der Krankenhausärzte dürfte wesentlich schlechter ausfallen, weil sie unter einer zunehmenden Arbeitsbelastung zu leiden haben. Ein einschneidendes Ereignis für die Kliniken war die Einführung des sogenannten DRG-Systems im Jahr 2004. Seither bekommen die Krankenhäuser das Honorar nicht mehr in Tagessätzen, sondern aufgrund von Fallpauschalen: innerhalb eines Bundeslandes denselben Betrag für eine Krankheit inklusive Operation, Untersuchung und Pflege. Wer bei der Behandlung spart, wer also weniger Personal und Hilfsmittel einsetzt, der verdient gut. Aber wer sich intensiver um die Patienten kümmert, der zahlt drauf. Finanziell gesehen hat das DRG-System durchaus den gewünschten Erfolg erzielt. Seit der Wende ist die Verweildauer in Krankenhäusern drastisch gesunken: 1991 lag jeder Patient im Durchschnitt noch über 18 Tage im Hospital, heute sind es im Durchschnitt 8,5 Tage. Eigentlich ein erfreuliches Ergebnis. Doch Hausärzte, Reha-Zentren und nicht zuletzt viele Angehörige müssen einspringen, weil die Kranken und Verletzten oft noch „blutig" entlassen werden. Und gerade dieser Bruch in der Behandlung ist häufig das Einfallstor für Fehler. Das DRG-System hat besonders die Häuser unter Druck gesetzt, die ohnedies zu knapsen haben. Rund ein Drittel aller Kliniken macht Verluste oder steht gar vor der Insolvenz – Ärzte und Pflegepersonal bekommen dort den wirtschaftlichen Druck zu spüren und geben ihn zwangsläufig an ihre Kunden in den Betten weiter.

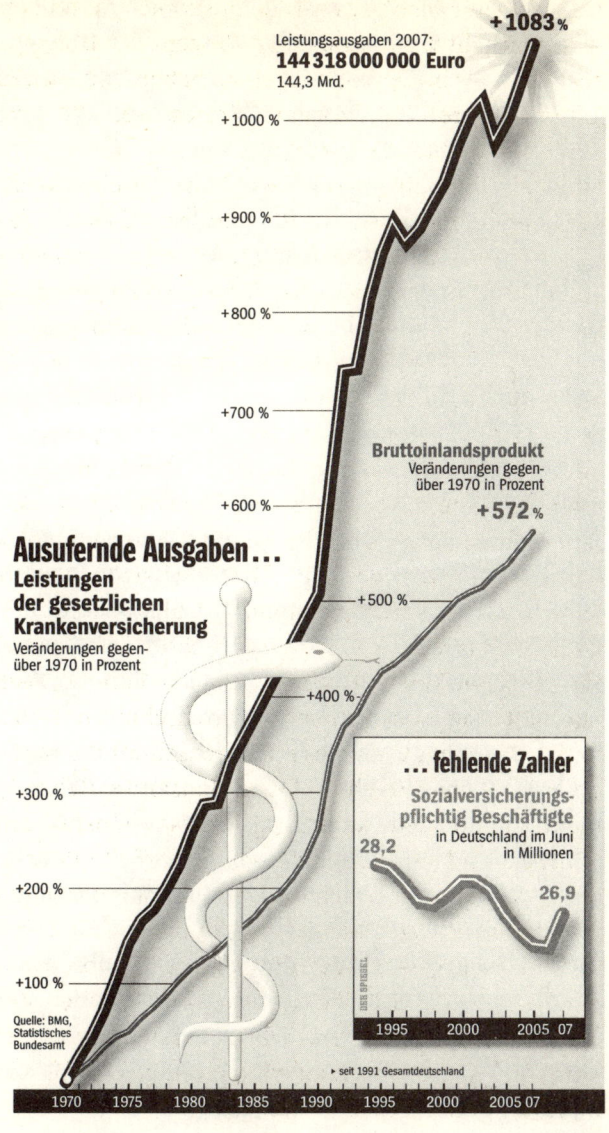

+1083 %

Leistungsausgaben 2007:
144 318 000 000 Euro
144,3 Mrd.

+1000 %

+900 %

+800 %

+700 %

Bruttoinlandsprodukt
Veränderungen gegen-
über 1970 in Prozent

+572 %

+600 %

Ausufernde Ausgaben...
Leistungen
der gesetzlichen
Krankenversicherung
Veränderungen gegen-
über 1970 in Prozent

+500 %

+400 %

... fehlende Zahler

Sozialversicherungs-
pflichtig Beschäftigte
in Deutschland im Juni
in Millionen

+300 %

28,2

26,9

+200 %

+100 %

Quelle: BMG,
Statistisches
Bundesamt

1995   2000   2005 07

DER SPIEGEL

▶ seit 1991 Gesamtdeutschland

1970   1975   1980   1985   1990   1995   2000   2005 07

17

Das Krankenhaussterben in Deutschland beschleunigt den Qualitätsverlust in der Behandlung. Rund 300 Häuser mussten in den vergangenen 15 Jahren bereits ihre Pforten schließen, ein Ende dieser Entwicklung ist nicht absehbar. Gleichzeitig stieg die Gesamtzahl der stationären Aufenthalte aber auf 16,8 Millionen weiter an. Das bedeutet: Kaum ein Bett wird mehr kalt. Immer mehr Patienten werden in immer kürzerer Zeit durch die OP-Räume und die Betten gejagt – eine gewaltige Belastung für das Klinikpersonal und eine wachsende Gefahr für die Gesundheit der Kranken und Unfallopfer. Die Bundesärztekammer bemängelt, dass in den vergangenen Jahren 50 000 Vollzeit-Pflegekräfte eingespart wurden. Die Folgen seien noch größere Wartezeiten, Unterversorgung und Rationierung von Leistungen, so die Ärzte-Vertretung.

In einem sind sich alle Beteiligten des Gesundheitswesens einig: So wie bisher kann es nicht weitergehen. Das System ist selbst chronisch krank. Und so gibt es in regelmäßigen Abständen Wellen von Protesten, Demonstrationen und Appellen. 2008 war dies etwa im Februar der Fall, als die Krankenhausbediensteten mehr Tarifgeld forderten und die Krankenhausträger stöhnten, sie könnten keine Lohnerhöhung mehr verkraften. Wie auch? Die Krankenhäuser bekamen 2008 insgesamt 0,64 Prozent mehr Geld. Dieser Betrag ist gedeckelt.

Wie sollen sie dann aber die stark gestiegenen Tarifgehälter für die Ärzte bezahlen? Wie sollen sie die explodierenden Energierechnungen begleichen? Wie auf Knopfdruck präsentierte die Deutsche Krankenhausgesellschaft dann auch ein Gutachten des Rheinisch-Westfälischen Institutes für Wirtschaftsforschung mit dem Ergebnis, den deutschen Kliniken würden in den beiden kommenden Jahren zwei Milliarden Euro fehlen. „Das ist nicht das für Lobbyisten typische Wehklagen. Wer rechnen kann, dem ist klar, dass die Krankenhausversorgung seit einigen Jahren systematisch an

Fortschreitendes Kliniksterben

Seit Jahren sinkt in Deutschland die Zahl der Krankenhäuser. Gab
es im Jahr 1991 noch mehr als 2400 Kliniken, so verzeichnete das
Statistische Bundesamt 2005 nur mehr 2139. Fast 300 Häuser
schlossen in der Zwischenzeit ihre Pforten.

Bettenzahl in deutschen Krankenhäusern (Tsd.)   aufgestellte Betten (Tsd.)

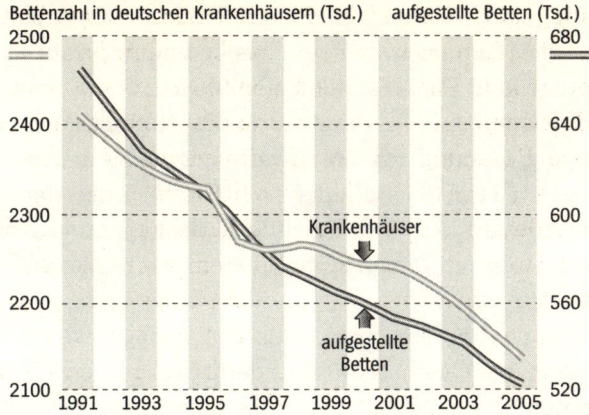

Mehr Fälle, weniger Betten

Vor 16 Jahren standen für die Bürger in Deutschland noch rund
660 000 Krankenhausbetten bereit. Das sind 140 000 weniger als heute.
Im gleichen Zeitraum stieg die Zahl der stationären Aufenthalte von
14,6 auf 16,8 Millionen – auf Grund kürzerer Liegezeiten kein Problem.

Aufenthalt von Patienten im Krankenhaus (Mio.)   Tage

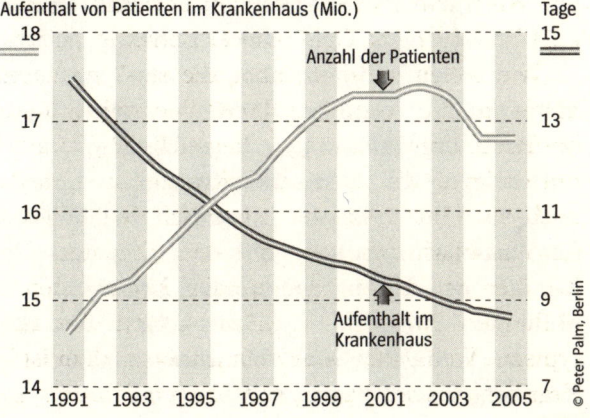

© Peter Palm, Berlin

die Wand gefahren wird", kommentierte die *Ärzte-Zeitung* die Expertise. Die Diskussion schaukelte sich ein paar Tage lang hoch. Geredet wurde im politischen Berlin und in einigen TV-Diskussionen. Doch nach Abschluss des neuen Tarifvertrages war auch diese Welle wieder abgeebbt. Besonders in der Provinz war man wieder einmal ernüchtert. „Außer einzelnen Presseberichten und Einzelaktionen gelingt es der Krankenhausszene offensichtlich nicht, auf ihre existenzielle Gefährdung hinzuweisen, obwohl ein ganzer Versorgungszweig ums Überleben kämpft", sagte daraufhin Frank Pietrowski, der Geschäftsführer des Klinikums Nordfriesland, statt konkreter Lösungsvorschläge gebe es nur „Taschenspielertricks".

Die Veränderungen finden schleichend statt. Schleichend haben die Geschäftsführer oder Verwaltungsleiter immer mehr Macht in den Krankenhäusern übernommen und haben damit den Einfluss der ärztlichen Praktiker zurückgedrängt. Schleichend wird überall gespart, statt die Häuser unter dem Kostendruck neu zu organisieren. Schleichend werden medizinische Leistungen gekappt und eingeschränkt, statt offen zu diskutieren und dann zu entscheiden, was wir uns noch leisten wollen und was eben nicht. Die Folge des aktuellen Immer-weiter-so ist ein Teufelskreis: Weniger finanzielle Mittel der Kliniken bedeuten weniger Geld für das Personal. Weniger Geld für Ärzte und Pfleger führt zu noch mehr Arbeit und Stress. Weniger Personal gefährdet die Qualität der Behandlungen. Und eines ist auch unstrittig, obwohl es niemand deutlich aussprechen mag: Die Sicherheit, in Krankenhäusern gut und schnell bedient zu werden, haben nur noch diejenigen, die es sich leisten können. Versäumnisse treffen zuerst die Schwachen und die Schwerkranken, die sich nicht wehren können und die womöglich auch keine Angehörigen haben, die sich in ihrem Sinne zu Wort melden können.

Inzwischen haben viele angehende Ärzte längst vor den schlechten Bedingungen kapituliert. Früher war es automatisch so, dass der medizinische Nachwuchs selbstverständlich in den Kliniken Karriere machte oder eine eigene Praxis eröffnete. Heute prüfen die Neu-Doktoren auch Angebote aus der Privatindustrie, oder sie gehen ins Ausland. In einigen Regionen Deutschlands hat diese Abwanderungstendenz bereits zu Versorgungsengpässen geführt. Betroffen sind davon besonders Gegenden in Ostdeutschland, wo die Zahl der Hausärzte schwindet, aber auch Kliniken in allen Teilen Deutschlands. Bei einer Umfrage des Marburger Bundes in Norddeutschland erklärten fast alle Kliniken, zunehmend Rekrutierungsprobleme zu haben. Fehlende Attraktivität der Häuser und schlechte Bezahlung waren die Hauptgründe.

In einer Umfrage unter Bremer Klinikärzten gaben 61 Prozent aller Befragten an, dass sie erwägen, ihren Job sogar an den Nagel zu hängen. Die Gründe: zu lange Arbeitszeiten, zu wenig Geld, zu viel Bürokratie, ungenügende Möglichkeiten zur Fortbildung und die Schwierigkeit, Arbeit und Familie miteinander zu vereinbaren. 49 Prozent der Ärzte fanden ihre Arbeitsbedingen schlecht oder sehr schlecht. Die Umfrage war nicht repräsentativ und löste deshalb Empörung bei der Bremer Krankenhausgesellschaft aus. Dennoch war sie ein Indiz dafür, wie mies die Stimmung geworden ist.

Und wer möchte schon seine Gesundheit und sein Leben in die Hände eines Arztes legen, der muffelig, demotiviert und gestresst ist?

Die genaue Kenntnis des Krankenhausbetriebs verbietet es, ein Ärztehasserbuch zu schreiben. Es gibt noch immer viele Ärzte und Pfleger, die trotz der bisweilen mörderischen Bedingungen gute Arbeit leisten. Aber es gibt auch immer noch die Arroganz von Verantwortlichen, ihr Gefühl der Überlegenheit gegenüber den „nichtwissenden" Patienten, die dazu beitragen, dass jährlich viele tausend Menschen in Krankenhäusern zu Schaden kommen. Und es gibt die Tendenz des Vertuschens. Ärzte kapitulieren vor schlechten Arbeitsbedingungen und lassen dafür die Patienten mit ihrer Gesundheit zahlen.

Und so wird es auch in Zukunft Horrorgeschichten vom Krankenbett geben.

1 Tatort Krankenhaus – die Fehler in der Diagnose und bei der Behandlung

Es gibt Todesfälle, die sind so tragisch, dass sie für immer unfassbar bleiben. Carolin Wedel war eine zielstrebige und sportliche Frau. Die 26-jährige Politikwissenschaftlerin hatte ihre Magisterarbeit an der Universität Münster abgegeben und wollte eine Ausbildung zur Redakteurin bei den *Westfälischen Nachrichten* beginnen. In ihrer Freizeit spielte die braunhaarige gebürtige Hamburgerin Fußball beim Zweitligisten Preußen Borghorst. Nebenher trainierte sie eine Mannschaft von Teenagerinnen.

Am Morgen des 23. Septembers 2001, in einer Begegnung gegen Eintracht Rheine, wendete sich das Schicksal von Caroline Wedel. Die Mittelfeldspielerin blieb während eines Fußballmatches unglücklich mit einem Schuh im Rasen hängen. Ihr rechtes Knie verdrehte sich, das Kreuzband riss. Carolin Wedel entschied sich, ihr lädiertes Knie in Hellersen operieren zu lassen. Die größte deutsche Klinik für Sportverletzungen am Rande des Sauerlandes hat einen guten Ruf unter knieverletzten Fußballern.

Es sollte eine Routine-OP sein. Eigentlich. Carolin Wedel wachte mittags um zehn Minuten nach 12 Uhr noch normal aus der Narkose auf, klagte aber über starke Schmerzen. Ein Pfleger gab ihr daraufhin hohe Dosen Morphin. Einmal, zweimal, ein drittes Mal. Wenig später fiel die Frischoperierte ins Koma. Und daraus wachte Carolin Wedel nie wieder auf. Caroline Wedel starb, aber die genauen Umstände des Behandlungsfehlers wurden nie ganz aufgeklärt – was den Vater von

Carolin Wedel beinahe wahnsinnig gemacht hat. „Ich weiß, dass damals eine Schweinerei passiert ist", sagte Albrecht Wedel, ein Kaufmann aus dem Hamburger Stadtteil Harburg, „und ich werde nicht Ruhe geben, bis die Schuldigen bestraft sind."

Die Staatsanwaltschaft Hagen nahm Ermittlungen wegen des Verdachts der fahrlässigen Tötung auf. Doch dann endete das Verfahren auf schriftlichem Wege – mit einer Art Freikauf. Der examinierte Krankenpfleger, der die Studentin mit Schmerzmitteln vollgepumpt hatte, musste 4800 Euro Strafe zahlen. Die schweren Mängel im Krankenhaus, die ein Gutachter eindeutig festgestellt hatte, blieben ohne Folgen.

Tragödien wie die im Krankenhaus von Hellersen geschehen viel häufiger, als sich dies Patienten vorstellen, die sich mit einer gerissenen Sehne oder einer eitrigen Mandel ins Hospital begeben. Patientenorganisationen haben hochgerechnet, dass sich jährlich 400 000 Kunstfehler ereignen. Versicherungen rechnen mit mindestens 100 000 vermeidbaren Komplikationen jedes Jahr – Kunstfehler, verursacht durch Pannen, Unwissenheit, Organisationsmängel oder Schlampereien. Das Robert-Koch-Institut hat errechnet, dass mindestens 40 000 Patienten jährlich Ansprüche erheben.

Genaue Zahlen aber gibt es nicht, es fehlt ein Register über die tragischen Fälle im Tatort Krankenhaus. Sicher jedoch ist: Es ist gefährlicher für Leib und Leben, sich ins Hospital zu legen, als einen 100 Meter tiefen Sprung mit dem Bungee-Seil zu wagen. Selbst Ärzteorganisationen räumen mittlerweile ein, dass jährlich rund 25 000 Patienten durch Fehler des Doktors sterben. Mindestens. Womöglich auch wesentlich mehr. Dirk Stichtenoth, Leiter des Institutes für Klinische Pharmakologie an der Medizinischen Hochschule Hannover, geht von jährlich 30 000 Toten in deutschen Kliniken aus – und das allein aufgrund von vermeidbaren Nebenwirkungen von Arzneimitteln.

Das sind sechsmal so viele Menschen, wie im Straßenverkehr tödlich verunglücken, und mehr Menschen, als jährlich an Lungen- und Magenkrebs ums Leben kommen. Patienten sterben an Infektionen nach Operationen, an falsch dosierten oder verwechselten Medikamenten. Oder daran, dass ihre Krankheiten nie richtig diagnostiziert worden sind.

Es ist eine unfassbare Fehlerquote, die nur damit zu erklären ist, dass das Gesundheitswesen meint, auf Sicherheitschecks und Kontrollen weitestgehend verzichten zu können. In einer Zeit, in der jeder Turnschuh die Fabrik erst verlässt, nachdem ihn Computer auf mögliche Mängel geprüft haben, verschreiben Ärzte noch immer hochkonzentrierte Arzneimittel, ohne die Wirkweise genau zu kennen. Und während Arbeiter in der Chipindustrie steril vermummt zu Werke gehen, tragen in deutschen Kliniken immer noch leichtsinnige Ärzte und Schwestern todbringende Bakterien von einem Raum in den anderen. Und manche waschen sich nicht einmal die Hände, wenn sie von einem Patienten zum nächsten gehen. 30 bis 50 Prozent der Ärzte auf Intensivstationen, so ermittelte eine Studie des Nationalen Referenzzentrums für Krankenhaushygiene, reinigen und desinfizieren sich nicht regelmäßig die Hände bei ihrer Arbeit.

Auch Politiker haben erst sehr spät erkannt, dass mangelhafte Leistungen der Ärzte das Sozialsystem schröpfen und dringend Abhilfe notwendig ist. Die Bundesgesundheitsministerin Ulla Schmidt (SPD) hatte deshalb beabsichtigt, mit dem neu installierten Institut zur Qualitätssicherung den Druck auf die Krankenhäuser zu verstärken. Alljährlich berichten die rund 2200 deutschen Kliniken nun an die Bundesgeschäftsstelle Qualitätssicherung (BQS) nach Düsseldorf, was ihnen glückt und was misslingt, wie viele Patienten nach Eingriffen etwa Wundinfektionen erlitten oder gar starben. Die Statistiken der BQS, seit 2003 in einem jährlichen Qualitätsreport zusammengefasst, geben einen Überblick über Können und Versagen der deutschen Operateure. Die Statistiken zeigen etwa, dass in manchen orthopädischen Abteilungen – wohl wegen mangelnder Hygiene – fast jeder zehnte Patient an Wundinfektionen erkrankt.

Bisher sind es nur zarte Ansätze, die Qualität der ärztlichen Arbeit zu erhöhen und somit Patienten als zufriedene Kunden zu entlassen. Eine grundlegende Besserung ist kaum in Sicht. Im Gegenteil: Je mehr und je intensiver sich einzelne Wissenschaftler bemühen, Fehler aufzuspüren, desto mehr kommen die Versäumnisse des Gesundheitssystems ans Tageslicht. Denn ausgerechnet dort, wo die Arbeit am Menschen am sorgfältigsten sein sollte, in der Hochrisikozone Krankenhaus, gibt es noch keine umfassenden Strategien für die Vorbeugung von Fehlern. Die Heilkunst ist in diesem Punkt hoffnungslos antiquiert. Methoden, wie sie in der Luftfahrt oder in der Automobilindustrie längst alltäglich sind, werden in der Medizin gerade erst als Neuerungen diskutiert.

Noch immer ist es so: Stirbt der Patient, nimmt er in der Regel die Wahrheit über die tatsächliche Todesursache mit ins Grab. Oft werden Fehlgriffe nur durch puren Zufall entdeckt. Michael Tsokos hatte am Rechtsmedizinischen Institut der Universitätsklinik Hamburg-Eppendorf Jahr für Jahr 50 bis 70 zweifelhafte Fälle im Neonlicht auf dem Tisch seines Sezierkellers. Ein typischer Fall war eine hochbetagte Greisin – wer schaut da im Regelfall schon nach, woran die Frau wirklich gestorben ist?

Die alte Dame war beim Hausarzt gewesen, der ihr einen Blasenkatheter legen wollte. Er versuchte es mehrmals. Erfolglos. Dann schickte er seine Patientin mit Antibiotika nach Hause. Ein paar Tage später war sie tot. Als Tsokos ihren Körper öffnete, entdeckte er die Ursache. Bei dem Versuch, den Katheter zu legen, hatte der Arzt Darm und Blase durchstochen. Bakterien aus dem Darm entzündeten den Bauchraum. Was schlimmer ist: Offenbar hatte der Arzt seinen Fehler bemerkt und die Patientin trotzdem in der Hoffnung nach Hause geschickt, das Antibiotikum würde ihr Leben retten.

Solche Tragödien waren lange Zeit allenfalls Gesprächsstoff in abgeschotteten Zirkeln des Medizinbetriebs. Eine breite öffentliche Diskussion entzündete sich bisher lediglich, als dramatische Einzelfälle in die Öffentlichkeit drangen. So operierte ein Chirurg in Kassel einem Krebskranken den falschen Lungenflügel heraus. Niemandem im OP-Saal fiel der Fehler auf. Nachher entschuldigte sich der Oberarzt, er habe einen schweren Tag gehabt, weil er noch zu der Beerdigung einer guten Bekannten musste, die Selbstmord begangen hatte.

Dass das schlichte Vertauschen von Gliedmaßen, Körperteilen oder Patientennamen kein Einzelfall ist, zeigte ein Beispiel aus dem Krankenhaus der niedersächsischen Kleinstadt Stade. Dort verwechselten Ärzte die 5-jährige Tabea, die sie an den Ohren operieren wollten, mit einem 18-monatigen Kleinkind, das wegen eines Eingriffs am Bauchnabel in den OP gerollt worden war. Erst als die entsetzten Eltern an ihren Kindern nach der OP Wunden bemerkten, wo keine hätten sein dürfen, entdeckten die Doktoren ihren fatalen Irrtum.

Schaurig-spektakulär auch der Fall des Freiburger Chefarztes Hans Peter Friedl: Der forsche Mann, damals 37, galt als Jungstar der Skalpell-Branche, berühmt bis in die Spitze der baden-württembergischen Landesregierung. Deshalb traute sich jahrelang niemand, auf die Schlampereien des Professors im Klinikalltag aufmerksam zu machen. Bis eines Tages ein besonders drastischer Fall enthüllt wurde: Bei einem Patienten mit Beckenbruch hatte der Operateur die Schrauben nicht nur im Knochen versenkt, sondern die Vene perforiert, Blutgefäße abgequetscht und eine Arterie durchtrennt. Außerdem vergaß

Friedl ein Bauchtuch in der Wunde. Danach kamen auch die anderen Versäumnisse ans Licht. Die Uniklinik suspendierte den Direktor der Unfallchirurgie. Ein Gericht verurteilte Friedl zudem wegen Körperverletzung, begangen an mehreren Patienten, zu 24 300 Euro Geldstrafe.

Oft sind es ganz banale menschliche Schwächen, die dazu beitragen, dass Ärzte Fehler machen. Fachleute schätzen, dass rund fünf Prozent aller Ärzte solch gravierende Probleme mit ihrem Beruf haben, dass sie ihn eigentlich nicht mehr ausüben dürften: Einige sind alkoholabhängig oder psychisch krank. Andere sind einfach unfähig, Stresssituationen zu meistern. Sie tun genau das Falsche, wenn es einmal eng wird im OP-Saal – sie sind wandelnde Zeitbomben für kranke oder verletzte Menschen. Der Ulmer Orthopäde Christian T. war eigentlich eine Koryphäe seines Fachs. Doch eines Tages stand der Professor morgens um acht Uhr am OP-Tisch, um eine neue Hüfte einzusetzen, und als er die Wunde vernähen wollte, kippte er um. Die Untersuchung seines Blutalkoholwertes brachte ein erstaunliches Ergebnis: T. hatte völlig blau operiert. Er gab das zu, führte den Wert auf Restalkohol vom Vorabend zurück und auf mehrere Quittenschnäpse, die er getrunken habe, weil er nicht schlafen konnte. Der Mediziner zeigte sich selbst bei der Ärztekammer an, quittierte seinen Job, kam aber mit seiner eigenen Schande nicht zurecht. Im März 2008 setzte der 58-Jährige seinem Leben ein Ende.

Das Gesundheitssystem hat bisher keine Methode, zumindest aber keine Strategie entwickelt, um die gefährlichen Ärzte zu erkennen und aus dem Verkehr zu ziehen. Das „Aussortieren schwarzer Schafe" sei auch nur die eine Seite seiner Initiative gewesen, sagt Matthias Rothmund, Direktor der Klinik für Viszeral-, Thorax- und Gefäßchirurgie des Universitätsklinikums Gießen und Marburg, als er vor einigen Jahren auf dem Deutschen Chirurgentag offen das Thema Behandlungsfehler ansprach. Wichtiger sei ihm das Ausmerzen „kleiner, gefährlicher Unaufmerksamkeiten" im Klinikalltag – eine falsch geschaltete Infusionsspange oder ein ignoriertes Fieber, was eine lebenslange Schädigung oder gar den Tod der Patienten nach sich ziehen kann.

Wenn Ärzte nicht wissen, was los ist – gravierende Diagnosefehler

Oft ist es purer Zufall, ob kleine Pannen, winzige Wissenslücken oder die falschen Interpretationen eines Befundes folgenlos bleiben oder in der großen Katastrophe enden. In einer Studie über die Zuverlässigkeit von Brustkrebsuntersuchungen hat Wilfried von Eiff, Leiter des Centrums für Krankenhausmanagement der Uni Münster, etwa festgestellt, dass Mediziner jedes Jahr 200 000 falsche Ergebnisse ermitteln: In der Hälfte der Fälle hätten sie „Tumore diagnostiziert, wo gar keine sind". Aber in ebenso vielen Fällen hätten sie auch „Geschwülste übersehen". Was sich hinter der nüchternen Studie von Eiff verbirgt, ist nicht weniger als die fatale Entscheidung über das Leben und den Tod eines Menschen.

Ernüchternd war auch der Bericht, den der Würzburger Pathologe Thomas Rüdiger und Kollegen 2003 in der Fachzeitschrift *Der Pathologe* veröffentlichten. 172 Pathologen hatten sich an einem Ringversuch der Deutschen Gesellschaft für Pathologie beteiligt. Die Diagnostik-Experten sollten jeweils fünf Gewebeproben untersuchen. Solche sogenannten immunhistochemischen Untersuchungen haben, wie Rüdiger schreibt, „eine entscheidende Bedeutung für die Patientenversorgung". Sie sind inzwischen ein wesentlicher Teil bei der Diagnose einer Krankheit – etwa in der Frage, ob ein Patient Krebs hat oder nicht und wenn ja, wie weit er fortgeschritten ist, und in der Frage, wo der Ausgangstumor (Primärtumor) bei einer Metastase (Tochtergeschwulst) sitzt. Nachdem sie die Proben untersucht hatten, sandten die Pathologen ihre Ergebnisse an eine hochkarätige Forschergruppe, die die Proben zuvor exakt bestimmt hatte. Das Ergebnis der Auswertung: Nur 57 Prozent der Proben waren richtig bestimmt worden, kaum mehr als die Hälfte. Bei einigen Tumoren lag der Anteil der richtigen Diagnosen sogar nur zwischen 20 und 30 Prozent, darunter sogar so häufige Fälle wie die Metastasen von Bronchialkarzinomen, die häufigste tödliche Krebsart unter Männern. Und das bei Gewebeuntersuchungen, die in der Praxis lebensrettende Bedeutung haben können. Dieses erstaunliche Ergebnis ist jedoch nur zum Teil der schlechten Arbeit der Mediziner anzulasten. Denn in der täglichen Arbeit dürfen die Pathologen aus Kostengründen oftmals viele längst zur Verfügung stehende Analyseverfahren nicht verwenden. Der Mediziner bleibt folglich dümmer, als er sein müsste. Zu bezahlen haben dies aber die Patienten, mit ihrer Gesundheit oder gar mit ihrem Leben. Und das Geheimnis dieses Skandals liegt dann unter Kränzen und Blumenbouquets.

Nicht selten ist es aber auch so, dass die Informationen zwar vorhanden sind, sie aber nicht weitergegeben oder beachtet werden. Peter R. aus Hamburg wird im April 2006 wegen eines sogenannten Bauchaortenaneurysmas, einer Aussackung der Bauchschlagader, in die Klinik des Hamburger Stadtteils Altona gebracht. Die Ärzte röntgen den 65-Jährigen routinemäßig und entdecken einen Schatten im linken Lungenflügel. Geflissentlich notieren sie in ihren Arztunterlagen, ihre Diagnose habe einen „tumorverdächtigen Rundherd" ergeben. Um das abzuklären, schlagen sie „dringend eine Durchleuchtung, eventuell auch eine Thorax-CT" vor. Doch die Computertomografie wird nicht gemacht, die Kollegen kümmern sich nur um die Aorta, auch im Brief an seine Hausärztin steht nichts von dem Verdacht auf Krebs. Und so vergeht Zeit, zuviel Zeit. 17 Monate später begibt sich der Kettenraucher wegen starken Hustens mit blutigem Auswurf erneut zum Arzt. Diesmal entdecken Ärzte im Krankenhaus des Hamburger Stadtteils Harburg einen vier Zentimeter großen Tumor, Stadium IV, unheilbar. Metastasen hatten sich bereits in der Leber festgesetzt. Das Krankenhaus Altona, das die Klärung des Tumorverdachtes offensichtlich verschlampt hatte, gibt sich zwar „sehr betroffen", bietet dem Vater von zwei Söhnen aber lediglich Schadensersatz in Höhe von 50 000 Euro an. Erst als der Fall in eine lokale Zeitung gelangt, legt die Klinik noch einmal ordentlich drauf.

Menschen, die den Krankenhaustrott nicht kennen, mag verwundern, dass Informationen scheinbar ungelesen unter den Tisch fallen, obwohl den Verantwortlichen klar sein müsste, dass jede Nachlässigkeit das Leben eines Menschen beenden kann. Nichtsdestotrotz werden Hinweise, Indizien oder eindeutige Laborwerte über viele Wochen und Monate nicht beachtet, oder niemand reagiert auf sie – wie bei Daniela Plum. Die 29-Jährige aus Lützen bei Leipzig arbeitet an der Salattheke eines Lebensmittelgeschäfts. Zunächst führt die Mutter von drei Kindern die gelegentlichen Schmerzen an den Gelenken auf die Kälte an ihrem Arbeitsplatz zurück. Doch dann bekommt sie auch noch Schwellungen an den Händen. Ihre Hausärztin schickt sie deshalb in die rheumatologische Abteilung einer Uniklinik. Dort misst man unter anderem die antinukleären Antikörper, den sogenannten ANA-Wert. Der liegt normal bei 1:80. Daniela Plum hat 1:5000. Nach drei Tagen wird sie aus der Uniklinik entlassen. Im Laufe der nächsten Woche verschlimmert sich ihr Zustand, sie bekommt Fieber, die Schmerzen nehmen zu. Sie geht erneut in die Klinik, dieses Mal ins benachbarte Kreiskrankenhaus. Dort erhält sie fiebersenkende Mittel und wird vier Tage später entlassen. Der

ANA-Wert liegt jetzt bei 1:10 240. Der Chefarzt für Innere Medizin notiert im Ärztlichen Berichtsbogen, dass an einen „sich entwickelten Lupus erythematodes gedacht werden" solle. Doch diese Information erreicht die behandelnden Ärzte nicht, obwohl unverzüglich hätte reagiert werden müssen. Zusammen mit anderen Analyseergebnissen deutet der hohe ANA-Wert auf die Autoimmunerkrankung Systemischer Lupus Erythematodes (SLE) hin. SLE ist relativ selten in Deutschland, aber auch nicht gerade exotisch. Jedes Jahr erkranken etwa 640 Menschen neu, zumeist Frauen, es gibt schätzungsweise 30 000 bis 40 000 Patienten mit SLE, der mit Medikamenten gut zu beherrschen ist.

Im Januar 2005 fühlt sich Daniela Plum hundeelend, das Fieber steigt wieder, schließlich fällt sie in einen septischen Schock. Die Ärzte in der Uniklinik können ihr Leben retten, aber sie müssen ihr beide Beine abnehmen, weil sie kaum noch durchblutet sind. Im letzten Moment nehmen sie davon Abstand, auch die extrem angeschwollenen Hände zu amputieren. Daniela Plum fällt in ein Koma, das viele Wochen anhält. Die einst lebenslustige Frau wird als Behinderte aus dem Krankenhaus entlassen, aber die wahre Ursache ihrer Krankheit steht immer noch nicht fest. Psychisch ist sie längst am Ende, und ihr körperlicher Zustand verschlechtert sich weiter. Ihre Nieren funktionieren nur noch schlecht. Daniela Plum muss erneut ins Krankenhaus. Erst jetzt, 16 Monate nach ihrer ersten Einlieferung, diagnostiziert die Uniklinik den SLE.

Daniela Plum muss im Rollstuhl sitzen, sie kann ihre Hände kaum noch gebrauchen. Der von ihr eingeschaltete Medizinische Dienst der Krankenkassen kann keinen Diagnosefehler der beteiligten Ärzte erkennen. Deshalb nimmt sie Kontakt mit der Alexandra-Lang-Stiftung für Patientenrechte auf, einer Organisation, die sich um Fälle wie ihren kümmert. Die Stiftung lässt unabhängige Gutachten erstellen und glaubt nun zu wissen, dass die Ursache der schweren Erkrankung von Daniela Plum viel früher hätte erkannt werden müssen. Im März 2008 geht Daniela Plum mit ihrer Geschichte an die Öffentlichkeit. Der *Süddeutschen Zeitung* sagt sie: „Eigentlich kotzt mich jeder Tag an. Eigentlich wär' ich lieber tot."

Irren ist menschlich – aber dürfen Ärzte irren?

Passieren diese Fehler, die Menschen die Lebensfreude, wenn nicht gar das Leben kosten, zwangsläufig in der Alltagshektik, oder kann man sie verhindern? Eines ist sicher, die weitaus meisten Fehler ließen sich einfach ausschalten, wenn Organisation und Kommunikation im Klinikalltag besser wären: Das Gekritzel des Chefarztes, das niemand lesen kann, die fehlende Weitergabe von Informationen von der Spät- zur Nachtschicht, das vergessene Eintragen eines Blutwertes in die Krankenakte – und schon ist es um die Gesundheit des Patienten geschehen.

So war es auch Vergesslichkeit, die dem kleinen Franjo zum Verhängnis wurde. Die 49-jährige Ärztin des Kinderkrankenhauses Wilhelmstift im Hamburger Stadtteil Rahlstedt galt als zuverlässige Kollegin. Im April 2006 aber musste sie einen schlechten Tag gehabt haben, als sie den vier Jahre alten Franjo zu behandeln hatte, der mit einer harmlosen Verengung der Vorhaut eingeliefert worden war. Nach der Operation sollte der Junge Glukose bekommen. Die Anästhesistin setzte eine 40-prozentige Lösung an, das Mittel sollte nur für eine kurze Zeit in den Körper des Patienten fließen. Doch dann passierte einer dieser Fehler, die überall im Berufsalltag geschehen, die aber bei der Arbeit mit kranken Menschen fatale Folgen haben können. Innerhalb einer Stunde bekam Franjo einen halben Liter der Glukoselösung injiziert, das 45-Fache der geplanten Menge und mehr als das 10-Fache der zulässigen Tagesdosis. Die

extreme Überzuckerung dörrte den kleinen Körper förmlich
aus. Das Gehirn schwoll an, Franjo fiel ins Koma und wachte
nicht mehr auf. Das Kind war tot, aber auch die Karriere der
Ärztin war vorbei. Sie wurde vom Dienst suspendiert. Im April
2008 kam der Fall vor Gericht. Es wurde deutlich, dass der Tod
des kleinen Franjo nicht nur für die Eltern eine Tragödie war, er
war auch ein Trauma für die Ärztin. Gleich zu Prozessbeginn
vor dem Amtsgericht in Hamburg-Wandsbek sagte sie unter
Tränen: „Ich habe vor 23 Jahren diesen Beruf ergriffen, weil
ich Menschen helfen wollte. Ich habe immer versucht, eine per-
fekte Arbeit zu machen. Ärzte sind auch nur Menschen, aber
Ärzte dürfen keine Fehler machen. Der Fehler, der mir unterlaufen ist, war tödlich. Vielleicht können Sie mir vergeben."
Sie habe die Infusion abstellen wollen, habe aber nicht mehr
„an diese verdammte Infusion gedacht". Doch was vor Gericht

Behandlungsfehlervorwürfe nach Fachrichtungen 2005 in Prozent

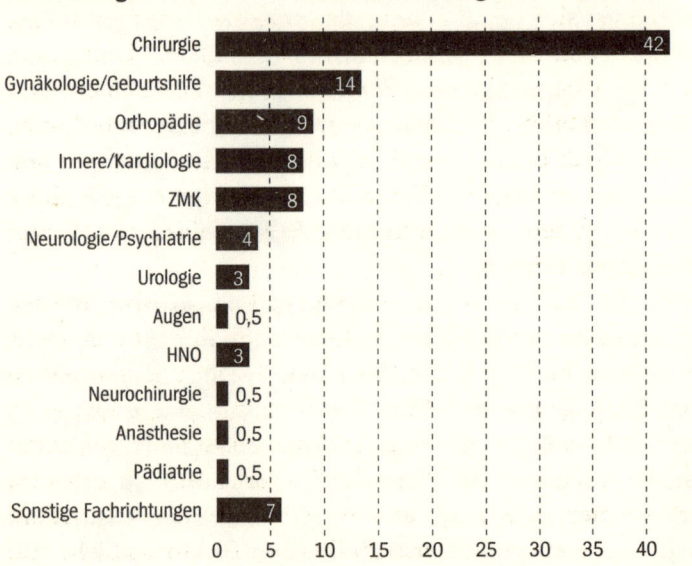

als ebenso schlimm empfunden wurde: Als Franjo zu krampfen begann, sagte die Ärztin ihren ratlosen Kollegen zunächst nichts über ihr Missgeschick, weil „es mir peinlich war". So verging wertvolle Zeit, was womöglich den Tod mit verursacht hat. Der Richter ahndete den Vorgang auf der Kinderstation mit einer in diesen Fällen ungewöhnlichen Härte. Die Ärztin wurde in dieser ersten Instanz zu einer Haftstrafe von 22 Monaten und fünf Jahren Berufsverbot verurteilt. Nach Auffassung des Richters handelte es sich „um einen ganz kapitalen und schweren Kunstfehler […] es ist von einem Arzt zu fordern, dass er so einen Fehler einräumt […] Es war ein unmögliches Verhalten, die Glucose-Gabe über Stunden zu verschweigen."

Jeder Mensch macht Fehler, und es wäre absurd, Ärzten zu unterstellen, sie würden besonders viele Fehler begehen. Aber wer mit Menschen arbeitet, muss sich stets im Klaren darüber sein, dass seine Fehler gravierende Auswirkungen haben können, er muss seine Fehler gegebenenfalls schnell korrigieren, und er muss sich bewusst sein, dass seine Fehler einer besonders kritischen Überprüfung standhalten müssen. Unter dem Druck von Überlastung und Überarbeitung können einem Arzt Dinge unterlaufen, die ihm im Normalfall niemals unterlaufen würden. Doch es fällt Angehörigen und Betroffenen schwer, die Ursache für missliche Verläufe zu akzeptieren, wenn diese dramatisch enden – wie der folgende Fall aus einem Hamburger Krankenhaus zeigt.

Am 15. Juni 2005 klagt Klaus-Michael E. über heftige Schmerzen im Bereich der Lendenwirbelsäule. Die Schmerzen werden bald so stark, dass der etwas übergewichtige Mann die folgende Nacht nur überstehen kann, indem er in seiner Wohnung auf und ab geht. Am nächsten Morgen sucht E. seinen Hausarzt auf. Wegen der Schmerzen hält er es im Wartezimmer nicht lange aus. Er wird in einen Nebenraum gelegt. Sein Hausarzt untersucht ihn. Der Doktor schließt aus, dass die Wirbelsäule Ursache der Qualen ist. Er macht einen Ultraschall des Bauches und diagnostiziert ein „infrarenales Bauchaortenaneurysma", die Körperhauptschlagader hatte sich unterhalb der Nierengefäße vergrößert, es ist ein kleiner Sack zu sehen in der Größe von 8 mal 10 Zentimetern. Weil er einen Riss der Aorta befürchtet, lässt der niedergelassene Arzt den Mann sofort per Rettungswagen in eine Klinik im Hamburger Osten bringen.

Der Klinikarzt bestätigt das Aneurysma, schließt aber aus, dass die Blutbahn schon gerissen ist. E. leidet weiterhin unter fürchterlichen Schmerzen, und sein Blutdruck pumpt im Rekord auf 200/100 mm HG. Aus dem Krankenhaus ruft er seine Schwester an und fragt um Rat. Schließlich ist die selbst Ärztin und arbeitet in der Inneren Medizin eines Krankenhauses im Norden Hamburgs. Und E. macht das Personal des Krankenhauses auf sein großes Leiden aufmerksam. Wegen der heftigen Schmerzen kontrollieren die Mediziner per Ultraschall noch einmal seinen Bauch, der Befund bleibt der gleiche.

Am nächsten Morgen wird die Schwester von E. aktiv. Sie ruft beim behandelnden Chirurgen Joachim Sch. an und erfährt von dem Kollegen, dass er den Bruder operieren müsse, er befürchte einen Riss der Aorta, zunächst wolle er aber eine Computertomografie (CT) des Bauches anfertigen lassen. Am Nachmittag ruft die Schwester wieder an. Sie erfährt, dass im CT-Scan kein Riss des Blutgefäßes entdeckt worden sei. In dem Telefonat bekommt sie dann eine Auskunft, die der Chirurg später bestreiten wird. Sch. soll gesagt haben, er habe an diesem Freitag schon mehrere Stunden im Operationssaal gestanden, er habe nicht mehr die Kraft für einen operativen Eingriff. Er wolle lieber am Montagmorgen in aller Frische operieren.

Und so wird es wieder eine grausame Nacht für E. Ein Anästhesist gibt ihm ein Mittel gegen die Schmerzen direkt in die Vene. Am Samstag klagt E. gegenüber seiner Schwester erneut über unerträgliche Schmerzen. Er habe, sagt er, mehrmals nach einem Arzt gerufen, aber es sei niemand gekommen. E. wird zu einem dieser Patienten, die niemand gern hat im Krankenhausalltag. Er meldet sich permanent beim Personal und hat zudem Angehörige, die sich kümmern und Druck machen. In seiner Krankenakte ist zu lesen:

Sonntag, 6.00 Uhr: „eine Ampulle Dipidolor als Kurzinfusion."

7.30 Uhr: „Patient windet sich vor Schmerzen – Arzt auf C10 informiert."

8.00 Uhr: „Patient klagt über Herzschmerzen, kaltschweißig."

11.00 Uhr: „Patient verlangt wieder Dipidolor-Infusion."

Montag, 9.45 Uhr: „Patient klagt über starke Schmerzen."

11.30 Uhr: „Patient hat laut geschrien vor Schmerzen."

Am Montagnachmittag wird E. endlich in den Operationssaal geschoben. Und dann geht es ganz schnell. Entgegen den ursprünglichen Befunden war die Bauchschlagader doch bereits gerissen. Beim Freilegen während der OP reißt sie vollständig auf. E. verblutet innerhalb weniger Minuten.

Die Schwester des Toten empört sich über das Verhalten ihrer Kollegen und zeigt sie wegen des Verdachts der fahrlässigen Tötung beim Landeskriminalamt an. Sie schreibt ein Protokoll der Behandlung, denn sie ist sich sicher, dass bei der Einlieferung ihres Bruders noch kein Riss in der Aorta bestanden habe. Hier hätten die Kollegen noch reagieren können, ja müssen: „Heftigste Schmerzen als warnendes Signal waren von dem Chirurgen nicht wahrgenommen worden und hatten demzufolge auch nicht zu einer sofortigen Operation geführt." Und dann fragt sie, warum ihr Bruder nicht schon am Donnerstag oder Freitag operiert worden sei, was ihn vermutlich am Leben gehalten hätte. Hatte der Chirurg wirklich nicht operiert, weil er zu ermattet gewesen war? Musste E. daher drei Tage auf die OP warten, weil am Wochenende keine Kapazitäten frei waren? Zudem seien die heftigen Schmerzen nicht angemessen behandelt worden. Die Ärztin resümiert: „Ich klage an, dass man sich um meinen Bruder unzureichend gekümmert hat."

Das Landeskriminalamt schaltet Sachverständige ein. Professor Ludger Sunder-Plassmann schreibt in einem „gefäßchirurgischen Fachgutachten": „Vereinfacht ausgedrückt: Wer bei einem akut schmerzenden Aneurysma abwartet, anstatt sofort zu operieren, spielt mit dem Leben des Patienten." Nach der CT hätte folglich dringend gehandelt werden müssen, denn dies „war die letzte Chance, den Patienten mit einem Sterblichkeitsrisiko von 1–6 Prozent zu operieren [...] denn die Alternative ist immer der sichere Verblutungstod". Auch offensichtliche Herz-Kreislauf-Probleme des Mannes lässt der Direktor der Abteilung für Gefäßchirurgie an der Universitätsklinik Ulm nicht als Grund für ein Hinauszögern gelten. Danach geht der Gutachter auf das angebliche Erschöpftsein des Arztes ein. „Die in der Aussage der Schwester des Patienten zitierte Begründung des Arztes, ‚er sei jetzt müde', ist – angesichts der Dringlichkeit der Situation – bizarr." Denn die enormen Schmerzen während des Wochenendes seien „unmissverständliche Zeichen einer stattgehabten Ruptur" gewesen, das Krankenhaus hätte also sofort eine Operation veranlassen müssen.

Dass E. vermutlich noch leben könnte, wenn die Ärzte beherzter zugegriffen hätten, ist schlimm genug. Dass die letzten Tage des Mannes eine Tortur waren, ist eine grausame Vorstellung. Aber der Fall ist bezeichnend für eine Krankenhausrealität, in der die Ausgliederung in einzelne Fachbereiche immer mehr auf Kosten der Patienten geht. Die Belegschaft der chirurgischen Station stand den Qualen des Mannes völlig hilflos gegenüber, weil kein Schmerztherapeut zugegen war. In einem „Anästhesiologisch-Schmerztherapeutischen Gutachten" für die Staatsanwaltschaft schreibt Helge Beck, eine Kapazität auf dem Gebiet der Schmerztherapie am Universitätsklinikum Hamburg-Eppendorf, dass die Versorgung von E. „mit dem Merkmal ‚Hilflosigkeit' gekennzeichnet werden muss". Da sei es schmerztherapeutisch schlichtweg drunter und drüber gegangen. Auch Beck kann nicht verstehen, dass der Mann mit diesen Beschwerden vier Tage auf die OP warten musste. Und wenn es, aus welchen Gründen auch immer, eben nicht anders zu organisieren gewesen sei, so habe zumindest ein „Verfahren der ‚Epiduralen Analgesie' eingerichtet werden müssen". Das heißt: E. hat völlig unnötig gelitten. Er hätte nahezu schmerzfrei gehalten werden können, wenn das Krankenhaus genügendes Einfühlungsvermögen und genügende Kenntnis gehabt hätte.

Und dennoch: Im September 2006 stellt die Staatsanwaltschaft Hamburg das Verfahren gegen den behandelnden Arzt ein. Denn selbst wenn die Ärzte umgehend und richtig gehandelt hätten, so schreiben die Ermittler an die Schwester des Toten, würden „etwa 6 Prozent der Patienten unter der Operation versterben. Trotz des festgestellten gravierenden Kunstfehlers ist mithin nicht nachzuweisen, dass Ihr Bruder mit der für eine Verurteilung wegen fahrlässiger Tötung erforderlichen an Sicherheit grenzenden Wahrscheinlichkeit überlebt hätte", wäre er bereits bei der Einlieferung am Donnerstag operiert worden.

Es beweist sich einmal mehr, dass die Ermittlungsbehörden oftmals überfordert sind, ärztliche Kunst zu beurteilen. Doch Dr. Susanne P., die Schwester des Toten, mag angesichts des Verlustes ihres Bruders nicht aufgeben. Sie bleibt bei ihrer Aussage, dass der Chirurg ihr am Freitag mitgeteilt habe, er könne nicht mehr operieren, weil er erstens an diesem Tag bereits sechs Stunden operiert habe, weil er zweitens am Freitagnachmittag kein Operationsteam mehr zusammengestellt bekomme und weil drittens das Wochenende bevorstehe. Susanne P. erhebt Einspruch gegen die Einstellung des Verfahrens, und in ihrer Begründung stellt sie grundsätzliche Fragen zum Selbstverständnis der Ärzteschaft: „Wie kann man als verantwortungsvoller und fürsorglicher Arzt dieses Vorgehen, im Bewusstsein, dass jede Verzögerung der Operation zum Verblutungstod des Patienten führen kann, mit seinem professionellen Selbstverständnis als Mediziner vereinbaren? Wie kann ein Arzt einen Patienten so leiden lassen und dieses Verhalten mit dem Eid des Hippokrates vereinbaren?" Und dann wird sie bitter: „Ich persönlich habe die dringende Vermutung, dass Dr. Sch. meinen Bruder gar nicht kurzfristig operieren wollte und darauf spekulierte, dass sich das Problem durch einen präoperativen Tod von selbst erledigen würde." Auch die Einschätzung der Staatsanwälte kann die Ärztin nicht teilen: „Jede unspektakuläre Blinddarmoperation birgt ein ähnlich hohes Risiko. Eine 100-prozentige Sicherheit der Schuldzuweisung bei OP-Zwischenfällen kann es daher gar nicht geben." Es dürfte deshalb in entsprechenden Fällen niemals zu Anklageerhebungen kommen. „Das hieße, ein Arzt könnte bei der Behandlung seiner Patienten absolut gewissenlos oder dilettantisch vorgehen und bliebe dennoch straffrei?!" Immerhin: Im September 2008 muss sich der Arzt vor dem Amtsgericht Hamburg-St. Georg zumindest wegen des Vorwurfs der fahrlässigen Körperverletzung verantworten.

Stress auf der Station – die Alltagshektik bedroht die Gesundheit der Patienten

Seit Jahren kämpfen die Ärzte um bessere Arbeitsbedingungen. Zu Recht argumentieren sie, dass überarbeitete Doktores nicht das leisten können, was fitte Kollegen leisten. Früher galten die überlangen Arbeitszeiten mit ihren 24-Stunden-Schichten als eine Hauptquelle für Medizinermurks. Seitdem die Bereitschaftsdienste als Arbeitszeit gelten und die überlangen Dienste zurückgingen, sind die Mediziner zwar weniger übermüdet. Doch die Patientensicherheit hat sich dadurch längst nicht überall verbessert. Einige der Krankenhäuser haben auf die Neuregelung reagiert, indem sie einfach weniger Personal beschäftigen, was wiederum zur Folge hat, dass sich die Arbeit der Ärzte weiter verdichtet und die Belastung steigt – und die Sicherheit für die Patienten abnimmt. Hinzu kommt, dass das Ausgliedern von Personal in Billigfirmen oder die Einstufung in niedrige Lohngruppen die Motivation der Krankenhausmitarbeiter dämpft. Praktiker kritisieren, dass unter dieser Misere das notwendig harmonische Zusammenspiel zwischen Ärzten und Pflegern leidet.

Ärzte des Allgemeinen Krankenhauses Celle reagierten im April 2008 mit einer ungewöhnlichen Maßnahme: Sie zeigten die Leitung des 600-Betten-Hauses beim Gewerbeaufsichtsamt an. Seit einiger Zeit müssten Ärzte dort unzulässige Tages-, Wochen- und Monatsarbeitszeiten hinnehmen. Diese Arbeitsüberlastung gefährde die Patienten. Das Direktorium der Klinik wies die Anschuldigungen indes zurück, die tariflichen Regelungen würden „jederzeit eingehalten". Für einen Sprecher des Marburger Bundes war der Vorgang in Celle nicht ungewöhnlich. Er sagte: „Oft nehmen die Kliniken eher eine Strafe hin, sie ist meist immer noch billiger als eine neue Stelle."

Was für die Ärzte und das Pflegepersonal Arbeitsalltag ist, erschüttert viele Patienten, wenn sie erstmals in ein Krankenhaus kommen. Sie sind in gesundheitlicher Not, erwarten Hilfe von Experten und geraten an Beschäftigte, die am Rande ihrer physischen und psychischen Grenze arbeiten. Patienten sind dann keine Mitmenschen, denen geholfen werden muss, sondern Fälle, die noch mehr Arbeit bedeuten. Und manchmal geht es dann eben drunter und drüber, wie offensichtlich in einem Fall in der St.-Barbara-Klinik im westfälischen Hamm.

Am 25. Februar 2005 wurde morgens um acht Uhr Ingeborg Hinze mit dem Verdacht eines Schlaganfalls eingeliefert. Die

77-jährige Frau hatte bereits einige Gebrechen: Sie litt unter Diabetes, Depressionen, Bluthochdruck, einem Leberschaden und Herzschwäche. Und sie hatte das Pech, dass es Freitag war. Ihre beiden Söhne besuchten sie und stellten fest, dass die ärztliche Versorgung mehr als dürftig war. Fünf Mal, schreibt Franz Hinze später in einem Protokoll nieder, habe er an diesem Wochenende nach einem Arzt gefragt, erfolglos. Am vierten Tag ihres Aufenthaltes hätten sich, so Hinze, „erste „Pflegevernachlässigungen" gezeigt. Zunge und Gaumen waren pelzig belegt. Am Dienstag war der Belag so dick, dass die Zunge kaum noch zu erkennen war. Sie selbst hätten dann mit einem Löffel und ein wenig Butter den Mund gereinigt. Der Arzt habe ihnen mitgeteilt, dass „der Schlaganfall etwas schlimmer gewesen sei" als angenommen. Statt aber mit der Therapie des Schlaganfalls zu beginnen, berichtete er den überraschten Söhnen, dass man beabsichtige, der Mutter eine Magensonde zu legen, weil sie Schwierigkeiten mit dem Trinken habe.

Wegen der ihrer Meinung nach „katastrophalen Zustände" wollten die Brüder ihre Mutter in das Schlaganfallzentrum des Marienhospitals Hamm verlegen. Immerhin, am 6. Tag nach der Einlieferung erschien ein Logopäde, der mit der Patientin das Schlucken üben sollte. Er gab ihr einen Schokoladenpudding. Bernd Hinze: „Man sah ihr förmlich die Freude an, als sie den ersten Löffel zu sich nahm. Ich fragte: ‚Warum denn erst jetzt?'" Die Verlegung in das Marienhospital verschob sich. Als Franz Hinze am Donnerstag gegen 15 Uhr mit seiner Tochter in das Krankenzimmer kam, habe seine Mutter „schwer und kurz atmend, mit offenem Mund und nur halb geschlossenen Augen in ihrem Bett gelegen". Hinze rief eine Schwester zur Hilfe, aber auch gemeinsam gelang es nicht, die alte Frau wach zu bekommen. Ein Arzt wurde gerufen, der mit einer Taschenlampe in die Augen leuchtete und feststellte, das sei wohl „ein weiterer Schlaganfall", man müsse ein CT machen. Nach der

Untersuchung habe er gesagt: „Ihre Mutter hatte einen weiteren Schlaganfall. Dieser ist so schwer, dass Ihre Mutter nicht überlebt. Wollen Sie noch, dass sie auf die Intensivstation kommt?" Ohne eine Antwort abzuwarten, sei die sterbende Frau „an mir vorbei in das Zimmer zurückgeschoben worden". Zwei Minuten später sei sie verstorben.

Weil sie sich nicht mit dem „natürlichen Tod" ihrer Mutter abfinden können, erstatten die Brüder Strafanzeige; sie vermuten einen Behandlungsfehler, unter anderem weil Ingeborg Hinze in der Klinik nicht die notwendigen Medikamente gegen ihre Zuckerkrankheit und ihre Herzschwäche erhalten habe. Ein Gerichtsmediziner stellt außerdem fest, dass die Frau nicht an einem Schlaganfall, sondern einer akuten Blutung aus dem Zwölffingerdarm in den Magen-Darm-Trakt gestorben sei. Man könne vermuten, schreibt die Staatsanwaltschaft an die Hinterbliebenen, dass „neben der Lebererkrankung auch der mit dem Schlaganfall und der anschließenden Krankenhausbehandlung verbundene Stress bei dem fatalen Verlauf eine Rolle gespielt" habe. Trotzdem stellen die Ermittler das Verfahren ein: „Selbst wenn es zu einzelnen Fehlern bei der medizinischen und pflegerischen Versorgung Ihrer Mutter gekommen wäre, wären diese nicht als Straftaten zu ahnden." Es müsse dafür schon gewährleistet sein, dass „der Tod des Patienten mit an Sicherheit grenzender Wahrscheinlichkeit vermieden oder verzögert worden wäre".

Die Brüder schreiben daraufhin an die Geschäftsleitung der St.-Barbara-Klinik. Sie machen die Aufregung ihrer Mutter über die schlechte Fürsorge verantwortlich für den Tod. Wenige Tage später antwortet der Chefarzt Professor Hans-Wilhelm Wiechmann, eine Fehlbehandlung schließt er aus. Und dann macht Wiechmann einige erstaunlich offene Bemerkungen zu der Situation in seinem Krankenhaus. Jährlich würden über 5000 Patienten in seiner Abteilung versorgt. Man sei bemüht, ständig die Qualität zu verbessern. „Dabei ergeben sich allerdings im Alltag häufig Probleme, die sich aus der derzeitigen Situation im Gesundheitswesen erklären und die wir nur zum Teil beeinflussen können. Dazu gehört einmal, dass wir eine immer größere Anzahl von Patienten versorgen müssen mit immer kürzerer Verweildauer. So hat sich die Anzahl der zu betreuenden Patienten in der Inneren Abteilung in den letzten Jahren praktisch verdoppelt. Hierdurch entsteht eine enorme Arbeitsverdichtung, die nicht durch eine entsprechende Personalaufstockung kompensiert wurde. Es resultieren hieraus Überbelastungen der einzelnen Mitarbeiter und zum anderen auch Belastungen für den Patienten, für den immer weniger Zeit zur persönlichen Zuwendung bleibt [...] In Anbetracht knapper Finanzmittel im Gesundheitswesen kann eine ausreichende Personalbesetzung nicht gewährleistet werden. Die Personalprobleme und die hieraus resultierende mangelnde Kontinuität der Patientenversorgung – insbesondere an den Wochenenden mit Personalausdünnung [...] – resultiert aus gesetzlichen Vorgaben [...] In diesen Bereichen sind unsere Gestaltungsmöglichkeiten stark begrenzt, so dass wir nur mit Bedauern eine hierdurch bedingte Qualitätsverschlechterung der Patientenversorgung registrieren können."

Es bleibt letztlich offen, ob Ingeborg Hinze tatsächlich an mangelnder ärztlicher oder pflegerischer Zuwendung gestorben ist. Aber es ist sicher, dass die letzten Tage im Leben dieser Frau einsam und quälend gewesen sein müssen. Und es ist sicher, dass dieses Beispiel kein Einzelfall ist.

Bernd Hinze hatte nicht nur Anzeige erstattet, sondern sich auch beim Ministerium für Arbeit, Gesundheit und Soziales des Landes Nordrhein-Westfalen beschwert. Nach fast einem Jahr, am 18. Dezember 2006, bekommt er eine Antwort von der für Hamm zuständigen Bezirksregierung Arnsberg. Hinze sei ja schon „die Überlastung des Personals, besonders in den

Nachtstunden und an den Wochenenden" mitgeteilt worden, schreibt die Sachbearbeiterin, „während des Aufenthaltes Ihrer Mutter war die Innere Abteilung an mehreren Tagen über 100 Prozent belegt. Daraus resultiert, dass die persönliche Zuwendung an solchen Tagen oftmals zu kurz kommen kann." Aber Hamm sei keine Ausnahme: „Die Diskrepanz zwischen den bestehenden Möglichkeiten aufgrund der personellen Ausstattung und dem tatsächlichen Betreuungsbedarf von Menschen in schwierigen Lebenssituationen wie dem Tod eines Angehörigen ist in der heutigen Zeit leider kein isoliertes Problem einzelner Krankenhäuser. Es ist daher nicht ausgeschlossen, dass […] die persönliche Zuwendung zu kurz kommen kann." Bei dieser Einschätzung hat die Mitarbeiterin der Bezirksregierung durchaus Recht. Aber eigentlich hatte Hinze nicht für sich als Angehörigen mehr Zuwendung eingefordert, sondern er hatte die mangelhafte Pflege seiner schwerkranken Mutter kritisiert.

Eine unangenehme Nebenwirkung der Arbeitszeitverkürzung ist, dass Ärzte ihre Patienten häufiger an ihre Kollegen übergeben müssen, da sie nun im Schichtdienst arbeiten. Und bei diesem Wechsel kann schon einmal die Weitergabe einer lebenswichtigen Information unter den Tisch fallen. Gefahr in Verzug ist außerdem auch dann gegeben, wenn sich Patienten in die Hände eines Belegarztes begeben, der als Externer auf Betten in einem Krankenhaus zugreifen kann. Oft kommt es zu Missverständnissen zwischen Klinikärzten, Belegärzten und dem Pflegepersonal – wie im Fall von Janina aus der Nähe von Bad Segeberg. Das Mädchen ließ sich in einem Kieler Krankenhaus die Mandeln entfernen. Nach der Operation bekam Janina hohes Fieber. 40,5 Grad schrieben die Krankenschwestern in die Akte. Die Krankenhausärzte gaben fiebersenkende Tropfen. Immerhin. Am nächsten Morgen schaute der Belegarzt offenbar nur einmal kurz vorbei und unternahm nichts Weiteres. So steht es jedenfalls in der Krankenakte. Der Arzt bestritt nachher, nichts unternommen zu haben. Spätestens zu diesem Zeitpunkt hätte er nämlich eingreifen müssen, da Janina immer schwächer wurde. Ihre Haut war schon an vielen Stellen blutunterlaufen. Und noch immer reagierte niemand entschlossen. Erst gegen Abend wurde der Teenager endlich in eine Kinderklinik verlegt – jetzt per Hubschrauber. Denn da rang das Mädchen schon mit dem Tode. Aus der harmlosen Mandeloperation wurde ein Kampf ums Überleben: Janina musste künstlich beatmet werden, lag danach wochenlang auf der Intensivstation.

Was niemand bemerkt hatte, war eine typische Krankenhauskomplikation: Eine Infektion, die zu einem septisch-toxischen Schocksyndrom führte. Dabei infizieren sich nach Angaben des Berliner Robert-Koch-Institutes jährlich 600 000 Patienten im Krankenhaus mit Bakterien, Viren, Pilzen oder Parasiten. Bei Janina dachte niemand daran. Zu spät behandelt, zerfiel das Gewebe an Armen und Beinen regelrecht. Janina wird als Erinnerung an die lebensbedrohende Untätigkeit ihrer Ärzte ewig grässliche Narben behalten. Und als es endlich zu einem Prozess vor dem Landgericht Kiel gegen den Belegarzt und die Klinik kam, war es wie so häufig in diesen Fällen: Beide Parteien versuchten, sich gegenseitig die Schuld in die Schuhe zu schieben.

Menschen werden zu Behinderten oder sie sterben, weil das medizinische Personal nicht gut aufeinander eingespielt ist. Jede professionelle Fußballmannschaft trainiert täglich feste Laufwege ein, Spielzüge und Kombinationen. Und die Bemühungen dienen dem Zweck, zu gewinnen und das Publikum mit einer bestmöglichen Show zu fesseln. Doch im Klinikalltag, dort, wo es nicht darauf ankommt, die bestmögliche Unterhaltung zu bieten, sondern Menschenleben zu retten, weiß oft die rechte Hand nicht, was die linke macht. Dort müssen häufig Profis zusammenarbeiten, die sich erst seit kurzem kennen.

Und dann passieren Dramen wie das vor 16 Jahren in der Universitätsklinik Marburg. Fehler wie der damals geschehene können jeden Tag erneut vorkommen. Die 39-jährige Sportlehrerin und Handballtrainerin Ulrike Schmidt hatte Schmerzen im rechten Knie. Sie wollte eine Arthroskopie machen lassen – ein Routine-Eingriff. Die Patientin entschied sich für eine Vollnarkose; die sei, so die Ärzte, stressfrei. Eine verhängnisvolle Entscheidung. Die Patientin Schmidt sollte die Klinik Marburg nicht mehr lebend verlassen.

Der Anästhesist Matthias R. hatte erst vor drei Wochen seine Stelle angetreten, und von diesen drei Wochen war er eine krank gewesen. Der erfahrene Kollege, der ihm zur Seite stehen sollte, Facharzt für Anästhesie, betreute nebenan die Ehefrau eines ehemaligen Chefs und hetzte zwischen den Behandlungsräumen hin und her. Die Schwester musste sogar in drei Operationssälen zugleich Dienst tun. Und die Maschinen, die das Desaster wohl verhindert hätten, waren irgendwo, nur nicht im Operationssaal 9.

Um 14.45 Uhr leitete der junge Kollege, der rund 2000 Narkosen hinter sich hatte, die Narkose ein: 150 Milligramm Propofol sowie zur Muskelentspannung 100 Milligramm Succinylcholin, alles wie immer, tausendfach erprobt. Der Blutdruck der Patientin lag bei 130 zu 80, normal also. Dann wollte er den Beatmungsschlauch in die Luftröhre schieben. Er konnte die Stimmritze jedoch nicht erkennen, brach den Versuch ab und bettete Ulrike Schmidt mit Kissen um. Er bestückte den Tubus mit einem Führungsstab, versuchte es erneut.

Wenig später nahm die Schwester plötzlich keine Lungengeräusche mehr wahr. Sie hörte stattdessen ein Blubbern im Magen: Offensichtlich strömte der Sauerstoff durch die Speiseröhre und nicht durch die Luftröhre der Patientin. Der Anästhesist brach die Narkose erneut ab. „Das war ihm peinlich", sagen Kollegen später. Er führte den Beatmungsschlauch ein drittes Mal ein. Wenig später hörte die assistierende Schwester „spastisch brodelnde" Atemgeräusche, und im Rachen der Sportlerin sah der junge Arzt eine klare Flüssigkeit. Er ließ den Oberarzt zu Hilfe holen; den Chefarzt verständigte er nicht, und die Fehlintubationen verschwieg er. Als die Operateure zur Tat schritten, war die Patientin schon blau angelaufen. Der Anästhesist wagte es nicht, den Eingriff abzubrechen. Um 19.18 Uhr war Ulrike Schmidt offiziell tot. Ein Arzt füllte das entsprechende Formblatt aus, Diagnose: „Natürlicher Tod."

Die Angehörigen wollten sich mit dieser Diagnose nicht abfinden, und es begann ein quälender Prozess um Schuld oder Nicht-Schuld. Gutachten Nummer fünf, erstellt vom Mannheimer Anästhesie-Professor Jens Peter Striebel, hielt schließlich eine Fehlbeatmung für wahrscheinlich, die Behandlung sei dilettantisch gewesen: „Ohne sensible Überwachungsgeräte hätte die Narkose mit auf unsicherer Hypothese aufgebauten Erklärungen für die ungewöhnlichen Geräusche nicht fortgeführt werden dürfen." Narkosen müssten abgebrochen werden, sobald etwas Zweifelhaftes auftauche: „If in doubt, take it out." Zwei Ärzte wurden schließlich zur Zahlung von Geldbußen verurteilt.

Tot, weil das OP-Team nicht aufeinander eingespielt ist? Für immer gezeichnet, weil das Personal nicht miteinander redet? Lebenslang ein Krüppel, weil Kleinigkeiten nicht funktionieren? Die mangelhafte Absprache in deutschen Kliniken ist jedenfalls keine Ausnahme. Die Hektik und eingefahrene Abläufe würden die Fehlerhaftigkeit geradezu beschleunigen, sagt Wilfried von Eiff von der Universität Münster, der für die Gütersloher Bertelsmann-Stiftung diese auf den ersten Blick banalen Mängel im Krankenhaus untersuchte. Ein immer wiederkehrendes Manko: das Durcheinander technischer Geräte verschiedener Hersteller. Im Ernstfall, wenn alles ganz schnell gehen müsse, wisse das Personal dann nicht, ob es den Schalter links oder rechts herum drehen müsse. Die Folgen: Im harmlosen Fall vergeht wichtige Zeit, im schlimmsten Fall wird dem Patienten der Sauerstoff abgedreht.

Im Universitätsklinikum Hamburg-Eppendorf starb nach Angaben des Ärztlichen Direktors 2005 ein fünf Monate altes Kind nach einer harmlosen Herzkatheteruntersuchung. Zwei Infusionsflaschen, die ähnlich aussahen, waren vertauscht worden. Seitdem müssen die Flaschen mit den verwechselbaren Inhalten verschiedene Formen und Farben haben. Es seien, sagt der Direktor, neue Leitlinien erarbeitet und das Vier-Augen-Prinzip in heiklen Bereichen erweitert worden.

Aber manchmal geht es im Krankenhausalltag noch schlimmer zu. In einer Klinik im sächsischen Hoyerswerda starben 2004 mindestens drei Frauen im Kreißsaal. Zunächst gaben die Ärzte an, Lungen- oder Fruchtwasserembolien hätten zu diesen tragischen Ereignissen geführt. Später ermittelte die Staatsanwaltschaft jedoch, dass ein Techniker die Schläuche verwechselt hatte. Die werdenden Mütter, die ihre Kinder mit einem Kaiserschnitt zur Welt bringen sollten, atmeten keinen Sauerstoff ein, sondern Distickstoffoxid, ein Narkosemittel, auch Lachgas genannt. Zwei Jahre später akzeptierte der Techniker einen Strafbefehl über 4500 Euro.

Der Fall war typisch für den Umgang mit Missgeschicken: Hätten nicht schon nach dem ersten Tod eines jungen Menschen eine intensive Fehleranalyse betrieben und danach Änderungen durchgesetzt werden müssen? Und war wirklich, wie behauptet, vor allem eine mangelhafte technische Ausrüstung an den Todesfällen schuld? Nein, sagt der Hersteller des Narkosegerätes. Sein Produkt sei so konstruiert, dass Verwechslungen nahezu unmöglich seien, zudem seien laut Betriebsanleitung bei Wartungen regelmäßig Prüfungen fällig, und: Es gebe optische und akustische Signale, wenn statt Sauerstoff das in hohen Mengen gefährliche Lachgas aus dem Gerät strömt.

Ein ordentliches Sicherheitskonzept, sollte man meinen. Wenn es denn den hektischen Klinikalltag nicht gäbe. In der Praxis würden die Sicherheitssignale, wie Praktiker berichten, schon mal ausgeschaltet, weil es oft Fehlalarm gebe. Zudem war auch im Fall Hoyerswerda die Mannschaft im Kreißsaal offensichtlich nicht so gut aufeinander eingestellt, wie es sein sollte. Es war zum Beispiel ein sogenannter Reisearzt beteiligt, ein Anästhesist, der als Springer in Kliniken aushilft.

Mangelnde Absprache mag einmal als Erklärung dafür dienen, warum es zu einem Todesfall kommen kann. Aber dreimal hintereinander? In Hoyerswerda waren schon mindestens zwei Frauen auf ungeklärte Weise gestorben, als in der Nacht des 18. August 2004 Kathrin D. in den Kreißsaal geschoben wurde. Die 23-Jährige bekam ihren Sohn Niklas per Kaiserschnitt, aber dann fiel auch sie ins Koma und wachte nie wieder auf. Danach nahm die Staatsanwaltschaft die Ärzte ins Visier. Sie ermittelte insgesamt gegen vier Beteiligte wegen des Verdachts der fahrlässigen Tötung. Zu einem öffentlichen Prozess kam es indes nie. Zuletzt akzeptierte der Narkosearzt einen Strafbefehl wegen fahrlässiger Tötung.

Laut einer Studie der Medizinischen Universität Innsbruck gehen zehn Prozent der tödlichen Zwischenfälle in der Anästhesie darauf zurück, dass Patienten statt lebenswichtiger Sauerstoffgaben das Lachgas einatmen. Aber offen gesprochen werde nicht darüber. Würde in der Fachwelt darüber diskutiert, sagt Professor Volker Wenzel, einer der Autoren, „dann könnte mancher Patient noch leben".

Ein dauerhaftes Problem, das in Zeiten allgegenwärtiger Computer reiner Anachronismus ist, sind auch die zum Teil immer noch katastrophal geführten Krankenakten. Jeder Mediziner hasst die Bürokratie, die ihm zunehmend aufgebürdete Last, Formulare ausfüllen und Berichte verfassen zu müssen. Auf der anderen Seite seien viele Patientenkarteien kaum

mehr als „Ansammlungen von Schriftzeichen längst unter-
gegangener Kulturen", wie es der Hamburger Anwalt Jürgen
Schacht ausdrückt. Unmöglich ist es dann in Situationen, in
denen es sehr schnell gehen muss, die wichtigen Informationen
zusammenzubekommen. Fehler sind so fast zwangsläufig.

Melinda Lyons von der Universität Cambridge hat die Kommunikation der Ärzte untersucht und stellt kein gutes Zeugnis
aus. Der Medizinbetrieb leide darunter, „immer mehr in kürzerer Zeit ausdrücken zu wollen", sagt die Wissenschaftlerin,
„der medizinische Jargon wird aber nicht vereinfacht". Lebens-
gefährliche Folgen ergäben sich aus ganz banalen Verwechslungen. Das Vertauschen von inter (dazwischen) und intra
(innerhalb) könne ebenso Irritationen auslösen wie das von
ante (davor) und anti (dagegen). Auch in deutschen Kliniken
kann der Fehlerteufel zuschlagen. IU steht im Medizinerjargon
für „International Unit", internationale Einheiten, mit der die
Dosierungen von Medikamenten angegeben werden. IV sieht
in der Schriftform fast genauso aus und bedeutet intravenös.

Ein ebenso immer wiederkehrender Quell gravierender
Fehler ist der nachlässige Umgang mit älteren Menschen: Sie
werden schnell zu schutzlosen Opfern. Oft verwirrt, mit vielen unterschiedlichen Gebrechen und mit ungünstigen Hei-
lungschancen sind sie eine Belastung für jeden Klinikalltag.
Läppische Dinge können dann schnell in die Tragödie führen.
Die orientierungslosen Senioren verirren sich auf den langen
Fluren der Klinik und fallen erschöpft zu Boden. Sie stürzen
aus dem Bett oder trinken nicht genug und trocknen förmlich
aus. Manchmal werfen sie ihre Tabletten weg, was den Behand-
lungserfolg gefährdet.

Dabei geht es auch anders. Ein Modellkrankenhaus, mit
dem der Krankenhauswissenschaftler von Eiff im Münster-
land zusammenarbeitete, stellte eigens einen Betreuer für die
Senioren-Klientel ein. Mit Erfolg: Die Komplikationen sanken

drastisch, die Klinik sparte Folgekosten in Höhe von 50 000 Euro pro Fall.

Der zunehmende Patientendurchfluss im Reparaturbetrieb Krankenhaus bürdet besonders dem Pflegepersonal eine oftmals kaum noch zu bewältigende Last und Verantwortung auf. Marie-Luise Müller, Präsidentin des Deutschen Pflegerates, berichtete für das Aktionsbündnis Patientensicherheit von einem eigenen einschneidenden Erlebnis. Sie hatte auf der Intensivstation nach einer gynäkologischen Totaloperation eine hektische und aggressive Frau zu beobachten, musste sich aber auch um andere Patienten kümmern. In einem unbeobachteten Moment klebte sich die aufgeregte Frau ein Fixierpflaster über die Öffnung der Atmungskanüle, die in der Luftröhre steckte, und erstickte. Marie-Luise Müllers Lehren aus dem Fall: „Bei der Patientenversorgung geht es um mehr als nur das formale, technische Arbeiten von Gelerntem. Die Stimmungslage des Patienten, seine emotionalen Botschaften dürfen, auch wenn es hektisch wird, nicht ignoriert werden." Eine Binsenweisheit – sollte man meinen.

Tatsächlich aber hat das Krankenhauspersonal kaum Zeit, sich um die Stimmungslage aller Patienten zu kümmern. So kommt es dann zu so dramatischen Fällen wie im Januar 2008 in der Klinik des thüringischen Bad Berka. Dort sollte ein 68-jähriger Mann am Herzen operiert werden, doch bevor die Ärzte das Skalpell ansetzen konnten, stürzte der Mann vom OP-Tisch. Die Chirurgen operierten den Herzkranken dennoch, aber nach dem Eingriff verschlechterte sich sein Zustand dramatisch. Eine Computertomografie zeigte, dass er sich beim Sturz schwere innere Blutungen zugezogen hatte, eine Nebenniere und die Leber wiesen Risse auf. Den notwendigen zweiten Eingriff überlebte der Frischoperierte nicht. Hätte man nicht mit der Herzoperation warten können und erst exakt abklären müssen, ob eine ernsthafte Verletzung vorlag? Oder hätte dieser Zeitverlust die gesamte Organisation durcheinandergebracht? Es ist jedenfalls kein Zufall, dass die Bedürfnisse des Menschen im Krankenhausalltag keine Rolle spielten.

Allzu häufig gibt der Patient an der Pforte des Krankenhauses seine Individualität ab. Im günstigen Fall sieht das Personal ihn als Kunden, der ein Recht auf eine vernünftige Dienstleistung hat. Im schlechtesten Fall ist er ein lästiges Wesen, das Ärzten wie Pflegern nur Arbeit macht. So erging es auch einem 73-jährigen Mann, der im September 2001 in ein Krankenhaus in Rheinland-Pfalz eingeliefert wurde, weil er Probleme mit seinem Herzen hatte. Er bekam vier Bypässe gelegt. Nach der Operation litt er unter Rückenschmerzen und Bauchkrämpfen, und in seiner Unterhose bemerkte er Blut. Acht Tage lang hielten die Beschwerden an, und weil er auch unter Luftnot und Erstickungsgefühlen litt, rief er nachts seine Ehefrau und seinen Sohn an. Doch sein Sohn steckte in einer Zwickmühle, denn die Ärzte hatten ihm erzählt, sein Vater habe ein „psychisches Problem". Die Mediziner nahmen die Schmerzen des alten Mannes offensichtlich nicht ernst. Die Beschwerden, sagten sie, bilde er sich nur ein. Der Mann würde den ganzen Tag nur „herumjammern", sie hätten ihn im Bauchbereich untersucht, es sei alles in Ordnung. Und deshalb nahm auch der Sohn „die höllischen Schmerzen", über die sein Vater klagte, irgendwann nicht mehr ernst. Man verlässt sich eben auf das Urteil der Fachleute im weißen Kittel. Die hatten ihm sogar empfohlen, seinen Vater „zurechtzuweisen", er solle sich nicht so anstellen.

Acht Tage lang musste der 73-Jährige die Qualen ertragen und dazu miterleben, wie ihn seine engsten Angehörigen als Simulanten behandelten. Dann war er tot. Erst als er auf dem Tisch des Pathologen lag, stellte sich heraus, worunter er wirklich gelitten hatte. Ein bis zu diesem Zeitpunkt nicht erkanntes Magengeschwür war durchgebrochen. Ein eingeschalteter Gutachter sagte später aus, die Untersuchung der Bauchschmerzen sei „in jedem Fall zu spät" erfolgt, und ein Facharzt hätte den Mann gründlich untersuchen müssen. Die Kollegen hätten auch überprüfen müssen, woher das Blut gekommen sei. Wäre die Abklärung erfolgt, „hätte man die gedeckte Perforation entdecken und behandeln müssen". Der behandelnde Professor war sich indes keiner Schuld bewusst. Der Krankheitsverlauf bis zum Tode sei schicksalhaft gewesen.

Der Fall kam vor Gericht. Und dieses Mal mochten die Richter der Argumentation des Arztes nicht folgen. Das Oberlandesgericht Koblenz fällte ein für deutsche Verhältnisse ungewohntes Urteil: Es sprach den Erben des angeblich eingebildeten Kranken ein Schmerzensgeld in Höhe von 15 000 Euro zu. Dabei berücksichtigten die Richter nicht nur die „tatsächlich erlittenen Schmerzen, sondern auch die seelische Beeinträchtigung, die Not und die Todesangst sowie die Genugtuungsfunktion". Der angebliche Simulant „war schwer erkrankt, er hatte eine große Operation überstanden und über seine fortlaufenden Beschwerden ständig geklagt" (Aktenzeichen 5 U 1508/07).

Dass im Fall des angeblichen Simulanten wieder einmal kein Arzt die Schuld tragen wollte, kann jedoch nicht weiter überraschen. Mediziner nennen es lakonisch Systemfehler, wenn niemand von ihnen verantwortlich für eine miese Behandlung oder ein schlechtes Ergebnis sein will. Dabei ist gerade die Eitelkeit der Götter in Weiß häufig Ursache für Katastrophen am Krankenbett. Wegen der strengen Hierarchie in den Häusern wagen es Schwestern und Geburtshelferinnen nicht, den Arzt zu rufen. Da traut sich der Assistenzarzt nicht, den Oberarzt um Rat zu fragen, und der Oberarzt will den Chefarzt nicht behelligen. In vielen Hospitälern gilt die Bitte um Hilfestellung noch immer als Makel. Wer etwa „bei einer Geburt dreimal den Oberarzt aus dem Bett ruft, der kann seine

Karriere vergessen", sagt der Bonner Rechtsanwalt Roland Uphoff, ein Fachmann für Medizinschäden.

Wahrscheinlicher ist, dass OP-Neulinge im Zweifelsfall lieber nicht fragen werden. In einem Krankenhaus in Norddeutschland etwa operierte ein junger Chirurg einen jungen Mann an der Leiste. Er war unsicher, wo er sein Messer ansetzen sollte. Er hatte Angst, den Samenstrang zu durchtrennen. In seiner Not entschloss er sich, einen erfahrenen Kollegen herbeizurufen, der gerade im OP-Saal nebenan beschäftigt war. Der erkannte den Samenstrang sofort. Der junge Facharzt operierte danach ohne Hilfe zu Ende und ohne die delikate Röhre in Mitleidenschaft zu ziehen. Anschließend konnte der Patient zwar Papa werden, doch der Arzt bekam in der nächsten Besprechung einen schweren Rüffel vom Vorgesetzten. Ein guter Chirurg, so die Weißkittel-Weisheit, handle immer eigenverantwortlich. Nachfragen beim Kollegen dokumentiere Schwäche, und das gehöre sich nicht.

Weil das Macho- und Obrigkeitsdenken immer noch weit verbreitet ist und viele Ärzte es verinnerlicht haben, passieren Dramen wie das von Maria Y. Zwölf Stunden bemühten sich zwei Hebammen in einem rheinischen Krankenhaus vergeblich, ihr Kind aus dem Bauch zu holen. Das CTG, ein Kardiogramm, das die Herztöne des Kindes überwachte, verharrte immer länger im roten Bereich. Weinend bat die Frau um einen Kaiserschnitt. Sie war am Ende ihrer Kräfte.

Doch auch die endlich herbeigerufene Ärztin griff zunächst nicht ein. „Das Gerät spinnt mal wieder", sagte die Ärztin und klopfte auf den Apparat. „Ein Dammschnitt", dachte der immer nervöser werdende Vater, „oder die Saugglocke! Warum tut denn niemand etwas?"

Dann endlich ließ die Ärztin doch den Oberarzt anrufen. Er hatte die Klinik bereits verlassen. Der Vorgesetzte brauchte eine halbe Stunde bis zur Klinik. Und obwohl er dann keine weiteren zwei Minuten benötigte, um das Kind mit der Saugglocke zu holen, war es zu spät. Es wurde durch den langen Sauerstoffmangel schwerstbehindert und wird niemals allein laufen können – ein Leben ist verpfuscht, bevor es richtig begonnen hat.

Keine Angst vor bösen Keimen – der laxe Umgang mit der Hygiene

Eine der häufigsten Ursachen für Komplikationen ist die mangelhafte Hygiene im Krankenhaus – und es ist eine der am wenigsten zu verstehenden Ursachen in einer Zeit, in der selbst die Wurstverkäuferin hinter der Fleischtheke Gummihandschuhe trägt.

Rund 600 000 von über 16 Millionen Krankenhauspatienten im Jahr infizieren sich in der Klinik. An diesen sogenannten Nosokomialinfektionen sterben nach Schätzung von Professor Axel Kramer von der Deutschen Gesellschaft für Krankenhaushygiene jährlich bis zu 50 000 Menschen in Deutschland. Klaus Dieter Zastrow, der die Leitlinien der Gesellschaft für Krankenhaushygiene koordiniert, geht davon aus, dass es seit 1990 rund 12 Millionen Krankenhausinfektionen mit 160 000 Toten gegeben hat: „Das sind echte Skandale, keine Kavaliersdelikte." Kramer hält ein Drittel der Sterbefälle für vermeidbar. Die meisten Infektionen entstehen in den Harnwegen, zumeist durch das Legen von Kathetern, am zweithäufigsten sind die Atemwege betroffen, dann kommen die Wundinfektionen nach Operationen.

Doch die Keime fallen nicht einfach vom Himmel ins Krankenhausbett. Oft ist es schiere Faulheit, vielerorts ist es mangelndes Problembewusstsein, manchmal eine arge Nachlässigkeit, bisweilen auch ganz einfach fehlende Konzentration, wenn unerwünschte Viren und Bakterien bei ohnehin geschwächten Patienten fatale Folgen zeitigen. Im niedersächsischen Oldenburg war es eine Gemengelage aus all diesen Ursachen, weshalb zwei Menschen ihr Leben verloren.

Elke von Grabowski war 59 und eine sportliche Frau. Ihr zwei Jahre jüngerer Ehemann Hans-Uwe hatte als Chemiedirektor eines Lebensmittelinstituts Altersteilzeit beantragt, um mehr Zeit für sie zu haben. Dem Ehepaar stand ein unbeschwerter Lebensabend wie aus der Kukident-Werbung bevor. Nur ein Zipperlein am Rücken, das Elke von Grabowski das Tennisspiel vermieste, nervte die Bankkauffrau; immerhin war sie mal Oldenburger Stadtmeisterin. Sie folgte dem Rat ihres Orthopäden Josef Sch., die Schmerzen mit drei Spritzen bekämpfen zu lassen – medizinisch ein Klacks. Am Freitag, dem 20. Juli 2003, setzte der niedergelassene Arzt, der mit Privatpatienten zur Schmerztherapie ins Klinikum Oldenburg kommt, gegen 14.20 Uhr die dritte Spritze an. Erst träufelte er das Kontrastmittel Imeron in den Rücken der Frau; ein Radiologe der Klinik wachte an einem Computertomografen darüber, dass die Nadel richtig saß. Dann injizierte er das Cortisonpräparat Volon A 40.

Sieben Tage später, am 27. Juli, war Elke von Grabowski tot. Sie starb, weil das Personal bei der Hygiene schlampte. Acht Tage lang hatten ein Chefarzt, eine Oberärztin und niedergelassene Ärzte insgesamt 41 Patienten Imeron aus derselben 75-Milliliter-Flasche gespritzt – obwohl der Rest einer angebrochenen Flasche dieses Mittels sofort vernichtet werden muss, damit sich keine gefährlichen Keime bilden können. Die Flasche Imeron, aus der Elke von Grabowski versorgt wurde, war hochgradig mit dem Erreger Pseudomonas aeruginosa verseucht. Die in Kliniken weit verbreitete Bakterienart, die gegen viele Antibiotika resistent ist, drang über das Rückenmark ins Gehirn ein und verursachte eine tödliche Meningitis.

Ein paar Tage zuvor war Holger Ahrenholtz, Vizebezirkschef einer Versicherung, mit nur 37 Jahren ebenfalls an einer Hirnhautentzündung gestorben. Auch er bekam vom Orthopäden Sch. eine Spritze aus der verseuchten Flasche. Er war bis auf einen Bandscheibenvorfall kerngesund, die Behandlung überlebte er dreieinhalb Tage.

Erst nach den Todesfällen kam heraus, dass die beiden Toten nicht die einzigen Opfer waren. 39 Patienten waren mit dem verseuchten Kontrastmittel behandelt worden. Die Staatsanwaltschaft ermittelte deshalb gegen den Arzt Sch. und drei an der Schmerztherapie beteiligte medizinisch-technische Röntgenassistentinnen wegen Verdachts der fahrlässigen Tötung in zwei Fällen. Und auch die Chefs der Radiologie gerieten ins Visier der Ermittler. Die Staatsanwaltschaft führte zudem Verfahren gegen den fristlos entlassenen Chefarzt Andreas St. und die ebenfalls gefeuerte Oberärztin Susanne Sch. sowie gegen drei niedergelassene Orthopäden wegen des Verdachts der fahrlässigen Körperverletzung.

Der Oldenburger Fall zeigte beispielhaft, was passieren kann, wenn der Schlendrian in eine ganze Abteilung eingezogen ist. Es war nicht ein einzelner Chirurg, der ein Operationstuch im Bauch vergaß, es war kein Gynäkologe, der einen Tumor im Röntgenbild übersah – in Oldenburg versagte ein ganzes Team. Es kam einem Wunder gleich, dass nur zwei von 41 Patienten starben, die mit dem verseuchten Kontrastmittel behandelt wurden. Die 39 Frauen und Männer, die nicht an Meningitis erkrankten, hätten „einfach nur Glück gehabt", sagte Michael Friedrich, Chef des Oldenburger Gesundheitsamts.

Das Drama nahm seinen Anfang am Freitag, dem 13. Juli, im Durchleuchtungsraum der Radiologie. Dort war in einer 75-Milliliter-Flasche Imeron ein Rest übrig geblieben, und diese Flasche wurde in die Computertomografie weitergereicht – eine Klinik muss auf die Kosten achten, das Zeug ist teuer, einfach zu schade wegzuwerfen. Dabei druckte der Hersteller Byk Gulden ausdrücklich auf jede Flasche: „Nach Anbruch sofort verwenden. Reste verwerfen." Aber die Ärzte und Röntgenassistentinnen ignorierten das strikte Gebot. Drei Tage war die Imeron-Flasche schon offen, als am Montag, dem 16. Juli, gleich 11 Patienten daraus bedient wurden. Am Dienstag erhielten 13 Patienten das Kontrastmittel, spätestens da war die Flasche kontaminiert. Denn an diesem Tag wurde Holger Ahrenholtz behandelt und infizierte sich. „Vielleicht hat jemand gehustet und den Keim übertragen, vielleicht berührte jemand mit einem unsterilen Finger die sterile Kanüle", sagt ein Chefarzt. Ahrenholtz hatte nur noch dreieinhalb Tage zu leben.

Die Ärzte spritzten weiter: acht Patienten am Mittwoch, zwei am Donnerstag. Da hatte Ahrenholtz schon früh am Morgen rasende Kopfschmerzen und konnte kaum sprechen. Er wurde ins Oldenburger Evangelische Krankenhaus gebracht. Diagnose: Hirnhautentzündung. Und dann geschah das zweite, folgenschwere Missgeschick, denn in der Radiologie des Klinikums Oldenburg erfuhr offenbar niemand von Ahrenholtz' Erkrankung, weil niemand im Evangelischen Krankenhaus einen Zusammenhang mit der Schmerztherapie im Nachbarhospital erkennen konnte. Am Freitag, dem 20. Juli, wurden dort sechsmal mit der Spritze Keime verteilt, auch an Elke von Grabowski. Erst als die Frau ebenfalls mit einer Meningitis ins Evangelische Krankenhaus gebracht wurde, fiel dem Oberarzt der Neurologie auf, dass auch sie Schmerzpatientin der Nachbarklinik war. Er alarmierte schließlich das Gesundheitsamt.

Danach herrschte große Erschütterung. Niemand fand eine Erklärung für das Verhalten der Mediziner und ihrer Helfer. Das Öffnungsdatum des Mittels stand unübersehbar in zwei Zentimeter großen roten Ziffern auf der Imeron-Flasche. Kaum jemand konnte nachvollziehen, warum Oberärztin Sch., die von einem Chefarzt als „außerordentlich penible, zuverlässige Kollegin mit hohem Berufsethos" beschrieben wurde, allein 34 Spritzen aus der verseuchten Flasche setzte. Niemand verstand, warum die Röntgenassistentinnen schwiegen, als sie die Flasche holten und zurückstellten – bei 41 Behandlungen 82 Handgriffe, die großen roten Ziffern des Öffnungsdatums stets vor Augen. Fehlte ihnen der Mut, die Ärzte auf fatale Fehler hinzuweisen? Und die niedergelassenen Ärzte waren wohl davon ausgegangen, dass das von der Klinik bereitgestellte Kontrastmittel „in Ordnung" sei, als sie ihre Privatpatienten im Rahmen eines Kooperationsvertrags dort behandelten. Aber auch sie hatten die Pflicht, das Verfallsdatum zu prüfen. Es ist kaum zu glauben: Am Sonnabend, dem 21. Juli, als Holger Ahrenholtz schon tot war und Elke von Grabowski mit starken Schmerzen aufwachte und ins Krankenhaus gebracht wurde, war es ausgerechnet Chefarzt St., der seinem Privatpatienten F. die letzte Spritze aus der Flasche gab.

Elke von Grabowski starb am Freitag, dem 27. Juli. Um 12.23 Uhr trat der Hirntod ein, das Beatmungsgerät wurde abgestellt. Einige Tage später brachte der Postbote einen Brief der Klinik an die Hinterbliebenen, darin stand, die Geschäftsleitung sei „bestürzt und betroffen". Auf dem Kondolenzschreiben prangte, in feiner Kursivschrift, die Eigenwerbung der Krankenanstalt: „Immer in besten Händen". Fünf Jahre nach der Tragödie von Oldenburg ist der Fall immer noch nicht abgeschlossen. Die drei medizinischen Hilfskräfte kamen mit geringen Bußgeldern davon. Gegen die verantwortlichen Ärzte wird weiter ermittelt.

„Aus Fehlern lernen" – sind Krankenhäuser wirklich bereit, etwas zu ändern?

Was den Ärztepfusch so unerträglich macht: Es sind die immergleichen Ereignisse und die immergleichen Missgeschicke, die sich tagtäglich ereignen. Kaum jemand spricht im Chaos des Klinikalltags offen über die Ursachen. Was die behauptete Unfehlbarkeit der Chefs angeht, werden Kliniken wohl nur noch von der katholischen Kirche übertroffen. Selbst in den meisten Armeen dieser Welt gibt es längst Stellen, an die sich die Untergebenen wenden können, wenn etwas schiefläuft. Obwohl jeder Praktiker es besser wisse, herrsche in Deutschlands Krankenanstalten noch immer „die Null-Fehler-Mentalität", klagte der ehemalige Chirurgen-Chef Rothmund. Arroganz und Überheblichkeit verhindern eine neue Fehlerkultur, die es in anderen Branchen und in anderen Ländern längst gibt.

Statt sich modernen Methoden wie regelmäßigen Morbiditäts- und Mortalitätskonferenzen zu öffnen, verharren viele Doktoren in ihrer Betonstrategie. Immerhin gibt es an einigen Kliniken inzwischen im Rahmen von Pilotprojekten Fehlerberichtssysteme für Pfleger und Ärzte. Aus den Berichten über Fehler oder die „Beinahe-Ereignisse" sollen dann Schlüsse gezogen werden, um auf diese Weise eine neue Fehlerkultur und letztlich mehr Patientensicherheit zu erreichen. An der Universität Göttingen wurden in den vergangenen Jahren in den beiden Pilotabteilungen Anästhesiologie und operative Intensivmedizin mehr als 220 Berichte über ungeplante Vorfälle abgegeben.

Als das Aktionsbündnis Patientensicherheit „Aus Fehlern lernen" Anfang 2008 eine neue Kampagne startete, folgte in der *Ärztezeitung* eine juristische Diskussion über die Frage, ob der Arzt wirklich Fehler zugeben sollte. Zunächst warnte das Blatt ausdrücklich mit der Überschrift: „Fehlergeständnis kann Versicherungsschutz kosten". Es hieß in dem Text zwar auch, Staatsanwaltschaften hätten kein Interesse, kleine Missgeschicke zu verfolgen. Deshalb müsse man nicht mauern. Aber die Botschaft an die Ärzte war eindeutig: „Das größte und sicherste Eigentor, das Mediziner mit einem offenen Geständnis schießen können, ist der Verlust des Versicherungsschutzes bei der Berufshaftpflicht. Ein Schuldeingeständnis wird von den Versicherern in der Regel als Obliegenheitsverletzung gesehen, ‚weil die außergerichtliche Regulierung von Schadensfällen Sache der Versicherung ist‘, erklärte Rechtsanwalt Dr. Philip Schelling von der Kanzlei Ulsenheimer und Friederich in München. Die Folge: ‚Durch das Schuldeingeständnis kann es zum Verlust der Deckung kommen.‘ Es ist also nichts mit Glasnost in der Ärzteschaft. Und aus einem weiteren Grund warnte die Autorin die Ärzte vor allzu viel Transparenz: „Angestellte Ärzte sollten übrigens nicht ohne Absprache mit dem Arbeitgeber über Fehler reden. Denn wenn durch die Offenherzigkeit das Image zum Beispiel eines Krankenhauses beschädigt wird, kann das arbeitsrechtliche Konsequenzen haben."

Einige Wochen später durften die Versicherer in der *Ärztezeitung* erklären, wie sie es gerne hätten. Ärzte sollten durchaus offen mit den Patienten darüber reden, was ihnen nicht gelungen ist. Das helfe, Verfahren zu verhindern und Kosten zu sparen. Es gebe schließlich viele Fehler, die passieren, ohne dass eine Haftung entsteht, weil sich der Gesundheitsschaden nicht eindeutig auf den Behandlungsfehler zurückführen lässt. Was Ärzte aber nicht dürften, sagte der Leiter der Schadensabteilung der Ecclesia-Gruppe, einer der größten deutschen Krankenhaus-Versicherungen, sei, „rechtliche Schlüsse" zu ziehen. Dies könne zu finanziellen Ansprüchen oder Schadensersatzzahlungen führen. Auch wenn die Versicherer also eine „offene Kommunikation" einfordern, die möglichen rechtlichen Folgen dürften eher dazu führen, dass die Münder der Ärzte weiterhin fest verschlossen bleiben.

So wie es in der Vergangenheit schon immer war. Vor fünf Jahren beschwerten sich mehrere Patienten über den Hannoveraner Augenarzt Hans-Hinrich P., der sie unter anderem am Grauen Star operiert hatte. Erst waren es nur einige wenige, dann wurden es immer mehr. Auch andere Augenärzte und Optiker munkelten über die umstrittene Arbeit des Kollegen. Einige ältere Patienten büßten nach Operationen sogar ihr Augenlicht ein, weil offenbar bei der Nachsorge geschlampt wurde. Bei einigen stimmte wohl die Narkose nicht. Sie hatten bei Operationen an der Linse entsetzliche Schmerzen. „Ich dachte, mir fliegt das Auge aus dem Kopf", sagte ein Rentner. Die Rentnerin Irene Hunsdorff gab zu Protokoll: „Ich habe das ganze Krankenhaus zusammengeschrien. Ich wurde ohne Betäubung operiert."

Aber selbst als einige Patienten die Ärztekammer wegen der Methoden von P. einschalteten, passierte zunächst nichts. 2004 wurde der Fall P. dann jedoch zum Politikum. Die SPD-Fraktion des niedersächsischen Landtages wollte Aufklärung über die Behandlungsfehler. Die Oppositionspartei kritisierte die Ärztekammer, weil sie auf die Beschwerden nicht reagiert habe, und meinte, deren Schlichtungsstelle habe wohl kein Interesse an Aufklärung. Und die Verbraucherzentrale legte noch einen drauf: „Patientenschutz wird mehr proklamiert als praktiziert. Es geht primär um die Standesinteressen der Ärzteschaft." Die Ärztekammer rechtfertigte sich, es habe persönliche Gespräche mit dem Augenarzt gegeben. Mehr könne sie nicht tun.

Doch die Diskussion war nur ein kurzes Aufflackern. Irgendwann verebbte das Interesse an P. Und die betroffenen Patienten mussten wieder den mühsamen Weg gehen, ihre Ansprüche vor Gericht durchzudrücken. Nach und nach gewannen einige ihre Verfahren und bekamen zumindest in der ersten Instanz Schmerzensgeld zugesprochen. Aber Geld floss damit immer noch nicht. Erst drei Jahre nach den verpfuschten Operationen lenkte die Versicherung ein und stellte insgesamt 300 000 Euro zur Verfügung; damit sollten 19 der von P. Geschädigten bedient werden.

Aber der Fall P. nahm eine weitere eigenartige Wendung. Anfang 2006 meldete P., gegen den wegen der Behandlungsfehler inzwischen auch die Staatsanwaltschaft ermittelte, seine Praxis ab. Er hatte eine neue Stelle in Österreich gefunden. Im Osttiroler Lienz hatte sich P. in einem Bewerbungsverfahren gegen einen österreichischen Konkurrenten durchgesetzt. Von der Vorgeschichte des Mannes in Deutschland, sagte die Tiroler Ärztekammer, habe sie nichts gewusst.

Fehler vertuschen oder kleinreden – die Schwierigkeiten, Behandlungsfehler zu bestrafen

Tatsächlich gelingt es den meisten Ärzten weiterhin mühelos, ihre Fehler zu vertuschen. Oder sie sind schnell mit Ausflüchten bei der Hand, die ein medizinischer Laie schwer kontern kann. So behauptete ein Gynäkologe aus Niedersachsen, dem während einer Gebärmutteroperation ein Taststab abgebrochen war, allen Ernstes, bei dem gefundenen Teil handele es sich um Reste eines Vibrators. Genauso grotesk die Ausrede eines nachlässigen Kollegen aus Schleswig-Holstein. In der Nähe von Elmshorn verbrannte er einer Frau das Gesäß mit den falsch angebrachten Elektroden seines elektronischen Skalpells. Die Frau habe sich durchgelegen, „weil sie so dick" sei, erklärte der Arzt nachher.

Viele solcher Erklärungen könnten einfach als Unsinn entlarvt werden, wenn es eine klare Verständigung darüber gäbe, was eindeutig Murks, was ein unerwünschtes Ereignis und was ganz einfach Schicksal ist. Kritiker verlangen deshalb seit vielen Jahren genaue Leitlinien für jedwedes ärztliches Tun. Doch die meisten Ärzte lehnen dieses Instrument zur Kontrolle und Bestrafung ab. Die Bundesärztekammer nörgelt, eine Vermehrung der Leitlinien sei „nicht sachgerecht". Es ist die Abneigung gegen eine angeblich daraus resultierende stupide Fließbandarbeit am Patienten. Deshalb predigen die Ärzte das hohe Lied von der Therapiefreiheit und wenden sich gegen eine „Kochbuch-Medizin", die dem kranken Menschen nicht gerecht werden könne. Vor allem fürchten die Mediziner aber eine Masse von Trittbrettfahrern, die bei jedem nicht hundertprozentig erfolgreichen Eingriff die Hand aufhalten könnten – so wie das in den USA längst der Fall ist.

Wie mühsam es aber ist, die Erklärungen schludriger Ärzte zu widerlegen, weiß derjenige zu berichten, der einmal in den Strudel von Gutachten und Gegengutachten gekommen ist, wer die Lügen und Ausreden der Ärzte und die Schwerfälligkeit der Gerichte ertragen hat.

Vermutlich hätte sich auch Albrecht Wedel, der Vater der jungen Fußballspielerin Carolin Wedel, die infolge zu hoher Morphindosen nach einer Operation starb, irgendwann mit dem Tod seiner talentierten Tochter als Schicksalsschlag abgefunden – doch das konnte er nicht, weil ihm am Totenbett Ungewöhnliches widerfahren war. Als er nämlich seine Tochter in ihren letzten Stunden besuchte, berichteten ihm Ärzte, was in der anderen Abteilung der Klinik in Hellersen geschehen sei, hätte nie passieren dürfen. Es sei skandalös, dass sich im Aufwachraum kein Mediziner eingefunden habe.

So wollte sich Wedel auch nicht damit zufriedengeben, als das Amtsgericht in Lüdenscheid das Verfahren mit dem Strafbefehl gegen den Anästhesiepfleger beendete. Schließlich hatte der Gutachter Helmut Sonntag, ein renommierter Professor am

Zentrum für Anästhesiologie, Rettungs- und Intensivmedizin der Universität Göttingen, zuvor festgestellt, dass in Hellersen die Kommunikation zwischen „Aufwachraum und aufsichtführenden Ärzten mangelhaft" gewesen sei. Nicht nur das: Der Pfleger hätte niemals eigenmächtig Morphin verabreichen dürfen.

Erst als Wedels Anwalt Matthias Teichner beim Amtsgericht Beschwerde gegen die lasche Aburteilung einlegte, rührte sich die Anklagebehörde noch einmal. Die Leitende Oberstaatsanwältin teilte mit, dass ihre Behörde nunmehr auch gegen die beteiligten Ärzte ein Ermittlungsverfahren eingeleitet habe – sie bedauere, dass dieser Schritt „nicht unmittelbar im Anschluss" an die Strafanzeige Wedels erfolgt sei. Es kam zwar zu keinem Gerichtsprozess, aber das Verfahren endete zumindest mit einem Strafbefehl für die betroffenen Ärzte. Es war für den Vater wenigstens eine kleine Genugtuung, dass sie nicht ganz ungeschoren davongekommen waren.

Es ist schon eine bizarre Situation, wenn Richter ein verpfuschtes Leben oder den Tod mit Geldbeträgen aufzuwiegen versuchen, die bisweilen nahezu lächerlich sind. Im ostfriesischen Leer verurteilte ein Amtsrichter den 53-jährigen Chefarzt einer Klinik zu einer Geldstrafe von 12 600 Euro, weil dieser durch sein fahrlässiges Handeln für den Tod eines 66-jährigen Patienten verantwortlich war. Der Chirurg hatte ein OP-Tuch im Bauch des Patienten vergessen. Erst zehn Monate nach der Operation war das Tuch von Medizinern einer anderen Klinik entdeckt worden. Doch da war es schon zu spät, das vergessene Tuch hatte zu einer Vergiftung geführt, an der der Mann schließlich zwei Wochen später verstarb. Der Chefarzt hatte erklärt, er habe die Tücher nach seinem Eingriff noch gezählt, es habe keines gefehlt. Der Richter vertrat jedoch die Ansicht, der Chirurg habe nach der Operation selbst noch einmal die Bauchhöhle kontrollieren müssen, ob das Handwerkszeug komplett entfernt worden sei. Zu der Entlastung des Arztes trug bei, dass anschließend auch andere Kollegen die Ursache für die Beschwerden des operierten Mannes nicht sofort entdeckt hatten.

12 600 Euro als Strafe sind für einen Chefarzt leicht zu verschmerzen. Aus Sicht der Juristen ist die Schuld der Ärzte eben meist sehr klein. Deshalb haben die Strafbefehle nicht mehr als einen symbolischen Charakter. Für die Opfer und Hinterbliebenen sind sie dennoch wichtig, weil es für sie unerträglich ist, dass Fehler mit dramatischen Folgen ungesühnt bleiben. Aber nicht immer kommen Ärzte ungeschoren davon. Ein 49-jähriger Anästhesist in Hannover sollte einen Strafbefehl über 12 000 Euro erhalten, nachdem er bei einem zehn Wochen alten Säugling die Narkose „entgegen den Regeln der ärztlichen Kunst" eingeleitet hatte. Das nur 2850 Gramm schwere Baby hatte einen eher harmlosen Leistenbruch. Für die Korrektur dieser Ausstülpung des Bauchfells bedarf es nur eines minimalen Routineeingriffs, er wird in Deutschland jährlich über 200 000 Mal vorgenommen. Bei der Operation in einer angesehenen Tagesklinik hatte der Narkosearzt offenbar die Dosierung zu hoch gewählt. Der Kreislauf sackte weg. Es kam zu einem Herzstillstand, der 20 Minuten andauerte. Zudem verrutschte auch noch die Sauerstoffmaske. Die erlittenen Hirnschädigungen waren nicht mehr zu heilen. Intensivmediziner konnten das Leben des kleinen Leon zwar zunächst retten, aber rund eineinhalb Monate später starb er dann doch. Vier Gutachter gaben Stellungnahmen zu diesem Fall ab. Das Amtsgericht Hannover war sich danach sicher, dass „der Tod mit an Sicherheit grenzender Wahrscheinlichkeit vermieden worden wäre", wenn der Anästhesist „nach den Regeln der ärztlichen Kunst" vorgegangen wäre. Die Eltern waren mit dem Strafbefehl nicht einverstanden, sie bestanden auf einem Gerichtsverfahren.

15 000 Euro sollte Winfried W., Direktor der Orthopädischen Universitätsklinik Münster, im September 2006 zahlen.

Nach Eingang dieses Betrages stellte die Staatsanwaltschaft W.s Verfahren wegen fahrlässiger Tötung nach Paragraf 153 a ein. Was war geschehen? Professor Wilfried König, langjähriger Institutsleiter des Werkzeugmaschinenlabors an der Rheinisch-Westfälischen Hochschule Aachen, starb im Sommer 2001 mit 72 Jahren im Universitätsklinikum Münster. Er hatte sich dort ein Chondrosarkom entfernen lassen. Der Knochentumor wurde komplett herausoperiert, doch dann kam es noch in der Klinik zu Komplikationen, die Operationswunde entzündete sich. König starb. Ein Dutzend Gutachter nahm sich des Falls an. Der von der Staatsanwaltschaft bestellte Sachverständige stellte fest, dass W., ein angesehener Tumorexperte, Professor König zwar optimal operiert habe. Es sei aber fehlerhaft gewesen, die „sich abzeichnende Wundinfektion" zu spät untersucht und „dann auf das Ergebnis nicht reagiert" zu haben. Nach der Operation war der Mediziner aus Münster für einige Tage zu einem wissenschaftlichen Kongress gereist.

Professor M., ehemaliger Vorstand des Institutes für angewandte Nephrologie in Aachen, fasste in einem Schreiben an die Staatsanwaltschaft zusammen: „Alle Gutachter sind sich darüber einig, dass der Tod von Professor König durch ein Multiorganversagen bei fehlerhafter und gegen die Regeln der ärztlichen Kunst der Diagnose und Therapie des septischen Krankheitsbildes verursacht wurde (unterlassene mikrobiologische Untersuchungen, unterlassene Gabe eines wirksamen Antibiotikums, unterlassene Entfernung eines Implantates). Alle Gutachter vertreten einhellig die Meinung, dass die Krebserkrankung nicht Todesursache [...] ist. Die völlig unzureichende intensivmedizinische Versorgung ist unwidersprochen [...] Diese in jeder Hinsicht mangelhafte und unsachgemäße Diagnostik und aufgrund willentlicher Entscheidungen des verantwortlichen, leitenden Arztes unterlassene, absolut indizierte Therapie haben den vorzeitigen Tod des Patienten herbeigeführt." Der Beschuldigte erklärte hingegen, der „tiefe Wundinfekt" sei nicht zu beherrschen gewesen. Zu einer erneuten Operation „habe der Patient sich nicht entschließen können".

Die Staatsanwaltschaft wollte daraufhin das Verfahren nicht weiter betreiben. Und auch die Kinder des verstorbenen Patienten hatten offensichtlich kein Interesse an einer Fortführung. So kam es eben, wie häufig in vergleichbaren Fällen, zu einer Einstellung wegen geringer Schuld. Doch der Fall war in vieler Hinsicht erstaunlich. Denn selbst ein ungewöhnlich direkt gehaltener Brief von Profesor Günter S., einem ehemaligen Leitenden Staatsanwalt und Honorarprofessor für Medizinrecht an der Medizinischen Fakultät der RWTH Aachen, konnte die Ermittler nicht mehr beeindrucken. S. appellierte nämlich an die Anklagebehörde, in diesem Fall nicht den Weg einer „verurteilungslosen Friedensstiftung" einzuschlagen. Die Schwere der Schuld sei so groß, dass sie § 153 a entgegenstehe. „Denn Prof. W. hat weder seine persönlichen Fehler eingeräumt, geschweige denn sein ärztliches Versagen bedauert, noch sich seiner Verantwortung persönlich in irgendeiner Weise gestellt. Es ist auch nicht ersichtlich, dass sich in der unter seiner Leitung stehenden Klinik irgendetwas geändert hat [...] Deshalb, und auch, weil die besonders gravierenden ärztlichen Fehler sich über Tage hinzogen, verbietet sich eine Verfahrensbeendigung."

Für viele Opfer von Behandlungsfehlern ist es eine Hilfe, die Täter oder die vermeintlichen Täter noch einmal vor Gericht zu sehen. Auch kleine Strafen können deshalb eine große Genugtuung sein. Doch der juristische Weg ist lang, zermürbend. Und es ist ein kalter Weg. Während die Betroffenen meist aufgewühlt in die Verfahren gehen, schauen die Juristen mit nüchternem Blick auf die Fälle. Und deshalb wiegt am Ende die enttäuschte Hoffnung über den Ablauf des Verfahrens manchmal sogar noch schwerer als der eigentliche Behandlungsfehler – im Strafverfahren, aber auch in Zivilverfahren.

Martin Orlovic litt seit seiner Geburt unter einem Fehler im Gehirn. Er hatte spastische Anfälle, seit seinem 17. Lebensjahr war er auf den Rollstuhl angewiesen. In unregelmäßigen Abständen wurde er deshalb zur Therapie in die Kinderklinik Schömberg im Schwarzwald eingewiesen, so auch im März 2003. Da war der junge Mann aus Hannover 22 Jahre alt. In Telefonaten merkten die Eltern bald, dass diesmal etwas nicht in Ordnung war. Martin klagte über starke Schmerzen und konnte deshalb nachts nicht schlafen. Einige Tage später wurde er geröntgt. Die Ärzte stellten fest, dass sein Bein am Oberschenkelhals gebrochen war. Die Eltern erkundigten sich, was in der Klinik vorgefallen war. Danach erhoben sie schwere Vorwürfe: Ohne ihr Wissen und ohne medizinischen Grund habe die Klinik die Dosis von Michaels Medikamenten reduziert, so dass es zu einem epileptischen Anfall gekommen sei. Außerdem hätten die Therapeuten ihren Sohn auf dem Fahrradergometer bewegt. Es sei vermutlich dort zu dem Oberschenkelhalsbruch gekommen, der auch noch viel zu spät entdeckt worden sei.

Die Kinderklinik bot zunächst als Ausgleich 5000 Euro an. Die Anwälte der Orlovics, eine mit Arztsachen betraute Kanzlei aus Hennef bei Bonn, rieten zur Annahme des Geldes, denn die „Beweissituation" sei „durchaus schwierig". Doch die Familie aus Hannover wollte die 5000 Euro nicht, und so kam es zum Prozess. Die Richter des Landgerichts Tübingen stellten fest, die Behandlung in der Klinik sei „fehlerhaft" gewesen, weil der Beinbruch zu spät erkannt worden sei, ansonsten sei an der Therapie aber nichts zu beanstanden gewesen. Sie sprachen Martin ein Schmerzensgeld von 750 Euro zu. Zwar habe die Reduzierung der Arzneimittel mit einer 75-prozentigen Wahrscheinlichkeit zu einem erneuten Krampfanfall geführt, aber es sei nicht bewiesen, dass dieser Krampfanfall bei kor rekter Medikation verhindert worden wäre. Vier Monate später bestätigte das Oberlandesgericht Stuttgart das Urteil, anders als die Tübinger Kollegen schlossen die Richter auch aus, dass für Martin Orlovic in Zukunft noch materielle Schäden durch die Fehlbehandlung zu erwarten seien. Die zähen Bemühungen der Eltern, die erreichen wollten, dass ihr Sohn für sein Leid angemessen entschädigt wird, hatten sich nicht ausgezahlt.

In den vergangenen Jahren hat die juristische Aufarbeitung von Kunstfehlern oder vermeintlichen Kunstfehlern erheblich zugenommen. Das ist eine Folge der Tatsache, dass sich die Patienten nicht mehr alles gefallen lassen. Es ist aber teilweise auch die Folge überzogener Erwartungen. Viele Menschen hegen allzu große Hoffnungen gegenüber dem ärztlichen Handwerk. Dabei ist es nicht immer ein Beweis für einen Behandlungsfehler, wenn der Erfolg einer Heilmaßnahme ausbleibt. Manchmal ist auch der gelehrteste und gewissenhafteste Mediziner machtlos gegen den schicksalhaften Verlauf einer Krankheit, gegen das Nichtanschlagen einer Therapie.

Die juristische Bearbeitung der zweifelhaften Fälle hat eine gute und eine schlechte Seite. Die gute Seite ist, dass es unfähigen Medizinern immer schwerer gemacht wird, Pfusch unter den Teppich zu kehren. Die potentielle Gefahr, dass sich der Kunde beschwert oder die Hinterbliebenen klagen, kann durchaus die Qualität der Behandlung steigern. Die schlechte Seite: Aus Angst vor den Folgen, vor allem aber aus Angst vor dem Diktat der Versicherungen, sich nicht zu den Fällen zu äußern, ziehen sich auch die gutwilligen Mediziner in einen Kokon zurück. Dabei wollen viele Patienten, deren Angehörige und Hinterbliebene oft gar keine Bestrafung des Arztes. Sie wollen wissen, was schiefgelaufen ist. Sie wollen Aufklärung und würden dabei durchaus auch akzeptieren, dass jedem Menschen im hektischen Krankenhausalltag Fehler unterlaufen können.

Seit 1975 haben die Ärztekammern Gutachterkommissionen und Schlichtungsstellen eingerichtet. Die bieten, so die Eigenwerbung, eine „unabhängige Expertenbegutachtung und außergerichtliche Streitschlichtung bei Behandlungsfehlervorwürfen". 10 967 Patienten haben sich im Jahr 2008 an diese Stellen gewandt, rund 500 mehr als ein Jahr zuvor. In 7133 Fällen erstellten die Kommissionen dann auch tatsächlich Gutachten. Nachweisbare Fehler haben die Mediziner danach aber nur in 1695 Fällen gemacht. Am 3. Juni 2008 hatte Andreas Crusius, der Vorsitzende der Ständigen Konferenz der Gutachterkommissionen und Schlichtungsstellen, in Berlin die Statistik für das Jahr 2007 vorgestellt. „Wir sind stolz auf unsere Erfolge", sagte Crusius, es gebe „im internationalen Bereich wenige vergleichbare Daten von außergerichtlich tätigen Gremien im Bereich der Patientensicherheit". Man habe systematische Fehler erkannt und abgestellt. Die Analysen immer wiederkehrender Fehler würden in die Weiterbildung der Ärzte fließen. Mit dem Einzug von Namensschildchen in den Kliniken etwa gebe es kaum noch Verwechslungen, und auch bei der Verbesserung der Brustkrebsdiagnose sei viel erreicht worden.

Gerade für Patienten, die keine Rechtsschutzversicherung haben, sind die kostenlos arbeitenden Schlichtungsstellen beliebte erste Ansprechpartner. Zudem sind sie mit einer Bearbeitungszeit von durchschnittlich 13 Monaten (in Norddeutschland) wesentlicher schneller als die Gerichte. Aber ein bisschen sind diese Organisationen auch ein PR-Instrument der Ärzteschaft. Sie helfen mit, die Probleme beim Umgang mit Ärztepfusch zu verniedlichen. Die Schlichter beanspruchen für sich, die beste Übersicht und die besten Daten über Fehler zu haben. Aber die gut 10 000 anhängigen Fälle sind in Wahrheit nur ein Bruchteil der tatsächlichen Vorfälle in den Hospitälern. Jedes Jahr gebe es rund 17 Millionen Behandlungsfälle in den Krankenhäusern, sagte Crusius auf der Jahrespressekonferenz in Berlin, aber nur in 0,06 Prozent aller Fälle gehe etwas gründlich schief: „Für die viele Arbeit ist das ein gutes Ergebnis. Wir machen gute Behandlung, aber wir reden nicht so drüber." Wer sich auf diese Weise selbst auf die Schultern klopft, hat wohl nicht zuerst die Patientensicherheit im Sinn. Und: Die Schlichtungsstellen sind Organisationen der Landesärztekammern, und die sind nun einmal die beruflichen Vertretungen aller Doktoren. Sehen so unabhängige Einrichtungen aus? Zudem sitzen in den Gutachterkommissionen und den Schlichtungsstellen – muss man sagen: natürlich? – neben einem Juristen wieder Ärzte. Das ist kein probates Mittel gegen das Krähenprinzip.

Entwicklung der an die Ecclesia gemeldeten Arzthaftungsschäden 1982–2005

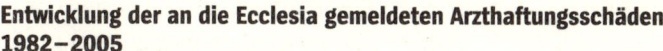

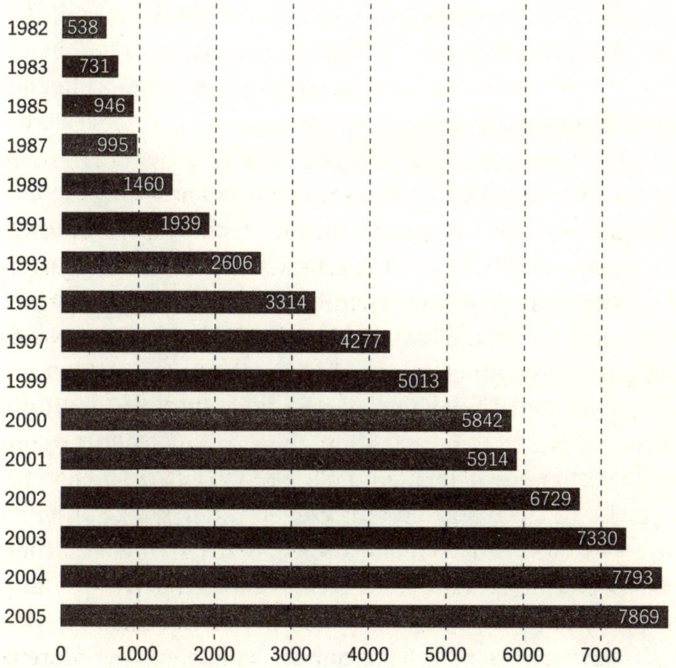

Jahr	Wert
1982	538
1983	731
1985	946
1987	995
1989	1460
1991	1939
1993	2606
1995	3314
1997	4277
1999	5013
2000	5842
2001	5914
2002	6729
2003	7330
2004	7793
2005	7869

0   1000   2000   3000   4000   5000   6000   7000

Die härtesten Auseinandersetzungen über die Beurteilung ärztlicher Arbeit finden deshalb nicht in Kommissionen der Ärztekammern statt, sondern vor Gericht. Gerade in Fällen verpfuschter Geburtshilfen verdonnerten in den vergangenen Jahren Gerichte Krankenhäuser zur Zahlung von Schadenersatz und Schmerzensgeld in sechsstelliger Höhe. In den USA sind die Entschädigungskosten so immens geworden, dass einige Haftpflichtversicherungen keine Ärzte mehr aufnehmen oder den Preis für die Prämien in unbezahlbare Höhen treiben. In Deutschland steht diese Versicherungskrise möglicherweise auch bevor: Schon jetzt haben sich eine Reihe von Versicherungsunternehmen aus der Haftpflicht für Krankenhäuser zurückgezogen. Und wer im Geschäft bleibt, hat seine Preise auch hier drastisch erhöht: „Die Prämien haben sich innerhalb kurzer Zeit vervielfacht", sagt Matthias Schrappe, früher Ärztlicher Direktor des Uniklinikums Marburg und heute Generalbevollmächtigter des Klinikums der Johann-Wolfgang-Goethe-Universität Frankfurt am Main. Es gebe bereits Häuser, die keine Assekuranz mehr fänden.

Besonders Geburten gelten als hochriskante Behandlung und Geburtshelfer als unkalkulierbare Hochrisikogruppen. Beiträge von bis zu 20 000 Euro sind keine Seltenheit mehr, auch Chirurgen müssen mit solchen Jahreskosten rechnen. Zwar machen diese Fachärzte nicht unbedingt mehr Fehler als andere Mediziner, doch im Schadensfall übersteigen die Haftungssummen schon mal die Millionengrenze, denn ein Kunstfehler kann zur Folge haben, dass die Versicherung jahrzehntelang für ein schwerstbehindertes Kind aufkommen muss.

Manche Ärzte geben deshalb ihren Job auf, einige arbeiten gar ohne Versicherungsschutz. Auch Dr. F., 49, Frauenarzt aus Unterfranken, wollte nicht mehr weitermachen. 66 000 Euro Prämie für ein Jahr verlangte seine Arzthaftpflichtversicherung, eine Erhöhung um satte 200 Prozent. Dem Mediziner waren binnen kurzer Zeit zwei Pannen unterlaufen. Obwohl er nicht direkt schuld war, entschied das Gericht zu seinen Ungunsten. Er hatte es versäumt, Patientinnen über bestimmte Geburtsrisiken ausreichend aufzuklären. Um seine Versicherung bedienen zu können, hätte der niedergelassene Arzt fortan mehr als 490 von ihm geleitete Geburten betreuen müssen. Denn nur etwa 134 Euro ist die Leistung der Mediziner bei einer problemlosen Entbindung den Krankenkassen wert. Also strich der Mann die Geburtshilfe von der Praxistafel und gab seine Belegbetten auf.

Das Problem hat sich auch beim ärztlichen Nachwuchs herumgesprochen. Während die einen wegen der hohen Versicherungssummen aussteigen, fangen die anderen erst gar nicht mit dem Entbinden der Babys an. „Schon jetzt habe ich Probleme, ärztliche Führungspositionen zu besetzen", sagt Klaus Friese, Direktor der Frauenklinik an der Ludwig-Maximilians-Universität München, „da kann das gesamte Fach Frauenheilkunde Schaden nehmen."

Auch Krankenhäuser leiden unter den hohen Prämien für den Haftpflichtschutz. Bis zu fünf Prozent des Gesamtbudgets einer Klinik können heute für Versicherungen nötig werden. Vor 25 Jahren kostete die Haftpflicht gerade einmal 50 Mark pro Bett, heute werden dafür in Deutschland zwischen 450 und 1200 Euro verlangt. Universitätskliniken zahlen nicht selten sogar mehrere tausend Euro pro Bett und Jahr. Besonders risikoträchtige Abteilungen wie Neugeborenen-Intensivstationen oder neurochirurgische Operationssäle sind wegen ihrer potenziellen Millionenschäden ein Gräuel für Versicherungsgesellschaften, entsprechend sehen die von den Kliniken zu zahlenden Prämien aus. Die Folge der Kostenexplosion: Ähnlich wie einige niedergelassene Ärzte haben nach Schätzungen von Fachleuten bis zu hundert Krankenhäuser in Deutschland gar keinen Versicherungsschutz.

Verteilung des Schadensaufwands auf die Disziplinen

73715 Fälle

Disziplin	getätigte Zahlungen	Rückstellungen
Zahn-, Kiefer-HK, Kieferchirurgie	2 249 850,80 €	2 596 948,47 €
Augenheilkunde	2 357 073,79 €	2 751 215,36 €
Plastische Chirurgie	2 604 998,02 €	3 122 917,56 €
Strahlenheilkunde	4 875 353,76 €	3 704 723,86 €
Sonstige	4 423 631,00 €	7 495 990,00 €
Hals-, Nasen-, Ohrenheilkunde	8 030 156,70 €	6 550 015,07 €
Neurologie	4 980 522,91 €	10 503 731,37 €
Allgemeine Psychiatrie	4 615 164,79 €	11 017 469,67 €
Urologie	9 587 238,89 €	10 353 718,28 €
Gefäßchirurgie	14 237 558,12 €	15 136 918,40 €
Neurochirurgie	21 671 816,86 €	18 036 524,50 €
Kinderheilkunde	11 950 624,00 €	31 879 794,00 €
Orthopädie	31 576 220,39 €	32 798 940,41 €
Innere Medizin	31 722 351,00 €	45 235 098,00 €
Anästhesie	62 860 515,00 €	47 328 487,00 €
Allgemein-, Unfall-, Herz-, Thoraxchirurgie	117 735 912,00 €	103 886 751,00 €
Gyn.-Geburtshilfe	146 351 670,00 €	163 716 809,00 €

in Mio. 0   50   100   150

Rückstellungen   getätigte Zahlungen

© Peter Palm, Berlin

Quelle: Ecclesia

Und die Kostenspirale dreht sich immer weiter, befeuert von einigen spektakulären und teuren Präzedenzfällen. Der bislang kostspieligste Kunstfehler in Deutschland verschlang über fünf Millionen Euro. Ein in den USA tätiger Manager des Münchner Elektronikkonzerns Siemens schnarchte nachts und hatte dabei Atemaussetzer. Bei einem Eingriff durch eine Hals-Nasen-Ohren-Ärztin und einen Anästhesisten wurde das Gehirn des Managers 15 Minuten lang nicht mit Sauerstoff versorgt. Offenbar hatten sich die beiden Ärzte nicht auf Komplikationen bei dieser Routineoperation eingestellt. Der damals 43-jährige Mann fiel ins Wachkoma. Sein Gehirn wurde irreversibel geschädigt. Die eingeschalteten Anwälte verlangten zunächst neun Millionen Euro. In einem Vergleich einigten sich die Parteien schließlich auf fünf Millionen Euro Entschädigung – das war die Höchsthaftungssumme der Versicherungen der beiden behandelnden Ärzte.

Inzwischen sehen neuere Versicherungspolicen Haftungsobergrenzen von zehn Millionen Euro vor. Nicht zuletzt deshalb sind überhaupt nur noch sechs Anbieter auf dem Markt, die Ärzte im beruflichen Haftpflichtbereich versichern. Und diese Konzentration fördert nicht unbedingt die Konkurrenz und damit die Preisgestaltung.

Wie kostspielig kleine Fehler werden können, bekommen auch renommierte Häuser wie das Universitätsklinikum Göttingen zu spüren. Dort war 1997 eine Frau mit Verdacht auf eine Entzündung der Bauchspeicheldrüse eingeliefert worden. Die junge, damals erst 36 Jahre alte Frau musste künstlich ernährt werden, doch dabei war offensichtlich die Versorgung mit dem lebenswichtigen Vitamin B1 unterblieben. Die Pharmareferentin bekam neurologische Ausfälle, die nicht mehr zu heilen waren. Sie litt unter sprachlichen Aussetzern und einer sogenannten Ataxie, einer schweren Störung des Bewegungsablaufes, weshalb sie sich nur noch mit Hilfe eines Rollators fortbewegen kann. Die Klinik wies die Schuld an diesem körperlichen Zustand von sich. Gutachter sahen dies jedoch ganz anders. Schließlich, fast zehn Jahre danach, schlug das Landgericht Göttingen im Januar 2006 eine Entschädigungssumme von zwei Millionen Euro vor, womit der erlittene Schmerz, der Verdienstausfall, die zukünftigen Pflege- und Behandlungskosten sowie der behindertengerechte Umbau ihrer Wohnung abgegolten werden sollten.

Zunehmend müssen sich die Krankenhäuser darauf einstellen, dass gerade bei jüngeren Patienten der zu erwartende Verdienstausfall den größten Posten bei der Begleichung von Schadensfällen ausmacht. 1993 hatte sich ein damals 18-jähriger Fußballer aus der Jugendmannschaft des Bundesligisten DSC Arminia Bielefeld einen Meniskusabriss und einen Kreuzbandanriss zugezogen. Nach der Operation entzündete sich das Knie – eine normale Infektion, die kein Arzt zu verantworten hatte. Doch die Mediziner behandelten die Infektion erst Wochen später. Viel zu spät, was Gutachter als groben Behandlungsfehler bewerteten. Der junge Mann musste weitere Operationen über sich ergehen lassen, sein Außenmeniskus wurde völlig entfernt. Die Karriere des ehrgeizigen Sportlers war damit beendet, bevor sie richtig begonnen hatte. Ihm sei eine verheißungsvolle Laufbahn als Profi verbaut worden, behauptete der Fußballer, und verklagte die Klinik daraufhin auf Schadenersatz in Höhe von 3,9 Millionen Euro. Es war für deutsche Verhältnisse ein bisher einmaliger Prozess. Gutachter schlossen nicht aus, dass der Kicker bei ordentlichem Verlauf der Behandlung tatsächlich sein altes Leistungsvermögen wieder erreicht hätte. Und das Landgericht Bielefeld folgte diesen Sachverständigen. Die Richter errechneten, dass die Karriere eines Fußballprofis im Durchschnitt 13 Jahre dauere, und sprachen dem inzwischen 33-Jährigen in erster Instanz Anfang 2008 einen Schadenersatz in Höhe von 1,36 Millionen Euro zu. Doch die Gegenseite präsentierte ein neues Gutachten, mit dem sie in die Berufung ging.

Auch Politiker haben mittlerweile erkannt, dass Kunstfehler keine Kollateralschäden sind, die ein Gesundheitssystem einfach hinzunehmen hat. Es war ein Durchbruch von historischer Dimension, als die grüne Bundesgesundheitsministerin Andrea Fischer die Krankenhäuser im Rahmen der Gesundheitsreform 2000 verpflichtete, Operationsverläufe und Komplikationen bei den wichtigsten Eingriffen zu dokumentieren und die Daten einer unabhängigen Kontrollstelle zuzuleiten.

Im letzten dokumentierten Berichtsjahr 2006 der Bundesgeschäftsstelle Qualitätssicherung (BQS) registrierten die Prüfer etwa, dass

• große Kliniken bei manchen Operationen offenbar die bessere Wahl sind. Der prozentuale Anteil „auffälliger Krankenhäuser", in die sich pro Jahr weniger als 20 Patienten zum Auswechseln einer Hüftprothese begeben hatten, war mit 25 Prozent viermal so hoch wie bei den größeren Kliniken. In einer Klinik mussten sechs von 21 Wechseloperationen revidiert werden.

• etliche Krankenhäuser für Risikogeburten nicht gewappnet sind. Noch immer können 162 von 721 kleinen Kliniken die geforderte Zeit von weniger als 20 Minuten pro Notgeburt per Kaiserschnitt nicht in jedem Fall einhalten. 277 der dokumentierten Geburten dauerten länger.

Wie niemand sonst in der Republik können die Qualitätsprüfer aus der Düsseldorfer Zentrale und den Geschäftsstellen in den Bundesländern systematischen Pfusch erkennen. Allein: Bisher haben es die Kranken schwer, von diesen angesammelten Daten zu profitieren. So hätten Patienten einer großen renommierten Klinik sicher gern gewusst, warum die Bauchchirurgen bei der Behandlung von verstopften Gallengängen in jedem zweiten Fall gleich mit der Operation loslegten, ohne vorher zu klären, wodurch diese Verstopfung überhaupt verursacht wurde. Da sich die notwendigen Therapien aber erheblich voneinander unterscheiden, ob Gallensteine, Zysten, Leberegel oder ein Krebsgeschwür die Ursache bilden, halten nicht nur die Fachleute der BQS eine differenzierte Diagnostik vor jedem Eingriff für unverzichtbar. Welche Klinik diese wichtigen Voruntersuchungen durchführt und welche nicht, wird von der BQS aber nicht öffentlich gemacht.

Der Grund für die Nachrichtensperre gegenüber den Patienten: Vor allem die Deutsche Krankenhausgesellschaft wollte keine Veröffentlichung. „Die fürchten einen schweren Imageschaden für Häuser, deren Operationsergebnisse unter dem Referenzwert liegen", sagte ein führender Qualitätssicherer.

Das schamhafte Schweigen von Kliniken, deren Operateure eher zu den Minderbegabten des Berufsstandes zählen, nehmen aber nicht mehr alle Krankenkassen hin. Einige machen inzwischen ihren Versicherten auch den Zugang zu BQS-Daten zugänglich. Auf diese Weise geraten schlechtere Häuser dann auch öffentlich in ein schlechteres Licht. Achim Kleinfeld, bei der Barmer für die Qualitätssicherung zuständig, plädiert für noch mehr Transparenz: Man habe „Teile der Black Box geöffnet", aber man müsse für noch mehr Transparenz sorgen, weil „der Versicherte viele Angaben gar nicht verstehen kann". Das könnte allerdings die Mogler unter den Medizinern in Versuchung bringen, stärker als bisher ihre Ergebnisse zu schönen.

Es gibt viele Wege in eine bessere Zukunft. Die Kampagne der Profis aus dem Aktionsbündnis Patientensicherheit vom Februar 2008 ist einer davon. Doch der Weg ist weit. Sehr weit. Im April 2004 fand etwa in Saarbrücken der erste deutsche Kongress zur „Patientensicherheit bei medikamentöser Therapie" statt. Die Atmosphäre des Kongresssaals war trist, aber unter den anwesenden Ärzten herrschte dennoch so etwas wie Aufbruchsstimmung. Die 500 Fachleute aus dem In- und Ausland bildeten eine fortschrittliche Elite, hatten sie doch schon erkannt, dass sie ihren Patienten auch schaden können.

Über die Brisanz waren sich alle Teilnehmer bewusst. Denn ständig sind 9000 Krankenhausbetten in Deutschland von Patienten belegt, die unter unerwünschten Arzneimittelwirkungen leiden. Rund die Hälfte dieser Einweisungen wäre vermeidbar, denn nicht das Medikament selbst ist gefährlich, sondern der Arzt, der das Medikament falsch anwendet. Das Fachblatt *Klinik-Management Aktuell* beschrieb das „Russische Roulette" in deutlichen Worten: „Die Lässigkeit, mit der manche Stationen Medikamente handhaben, erinnert an die eines Barbetriebs: Da wird auf Zuruf verordnet, und hochpotente Infusionen stehen ohne präzise Kennzeichnung verlassen im Spritzenraum."

Doch die Teilnehmer begnügten sich bei der Zusammenkunft in Saarbrücken mit gegenseitigen Bestätigungen, sie hätten das Problem erkannt und müssten nun erst einmal forschen, bis der Arzt Jan Erikssen von der Uniklinik Oslo ans Mikrofon trat und die Stimmung trübte. Erikssen hatte 14 000 Patienten untersucht, die in einer Klinik stationär behandelt wurden. 732 Patienten starben während des Aufenthalts. Sie wurden obduziert und ihr Gewebe auf Medikamente analysiert. „Das Ergebnis war furchteinflößend", trug Erikssen vor. 133 Menschen waren durch Pharmaka gestorben, oft weil die Ärzte Fehler bei der Verordnung machten. „Das war mein Bericht aus der Steinzeit", endete Erikssen.

In Deutschland geht es noch steinzeitlicher zu. Hier gibt es nicht einmal solche Untersuchungen, weshalb der Münchner Professor Joerg Hasford ans Mikro stürzte: „Wir sind hier 25 Jahre zu spät! Warum dauert das so lange?", fragte er fast verzweifelt. Hasford versucht seit Jahren, die Sicherheit von Arzneimitteln zu verbessern, aber Forschungsgelder würden zu diesen Themen kaum bewilligt, sagte er.

Inzwischen gibt es einige Initiativen, die den Schutz vor unerwünschten Wirkungen der Arzneimittel verbessern wollen. Die AOK bemüht sich um mehr Aufklärung vor der Medikamentengabe, da falsch verabreichte Pillen, die krank machen, die Kasse viel kosten. Bei einem Symposium im Januar 2006 hatte die Kasse durch eine Studie erfahren, dass in 37 Prozent aller untersuchten Fälle die Wechselwirkungen zwischen einzelnen Medikamenten missachtet worden waren. In 21 Prozent der Fälle beachtete der Arzt oder Apotheker nicht, dass die Mittel wegen anderer Gesundheitsbeeinträchtigungen der Patienten eher ungeeignet für diese waren. Im Sommer 2008 stellte schließlich das Bundesgesundheitsministerium einen neuen Aktionsplan vor, mit dem die Sicherheit der Arzneimitteltherapien zumindest langfristig verbessert werden soll. Im ersten Schritt hat eine Koordinierungsgruppe ihre Arbeit aufgenommen.

Andere Branchen haben gezeigt, wie erfolgreich Bemühungen um mehr Sicherheit sein können. In der Luftfahrt etwa sind die Unfallzahlen in den vergangenen Jahrzehnten drastisch reduziert worden. Anders als in der Medizin „können wir Katastrophen nicht verbergen", sagte Manfred Müller, Leiter der Flugsicherheit bei der Lufthansa.

Müller ist ein gefragter Mann bei Ärzten und Krankenhausmanagern. Vieles aus der Luftfahrt, sagt er, sei „eins zu eins auf die Medizin übertragbar". In Vorträgen und Seminaren erzählt Müller, was Krankenanstalten sofort ändern könnten. So müsse

• das Aussprechen von Kritik positiv besetzt sein. Schwestern und Assistenten dürfen keine Scheu haben, Vorgesetzte auf Fehler anzusprechen;

• es eine zentrale Stelle geben, wo Fehler anonym und ohne Angst vor Strafe gemeldet werden können. Nur so könne man Schwachstellen erkennen und beseitigen;

- es Standardverfahren mit Checklisten für bestimmte Situationen geben. Zum Beispiel das Markieren kranker, zur Amputation vorgesehener Körperteile mit nicht abwaschbarem Stift. Und das vor der OP, wenn der Patient noch bei Bewusstsein ist;
- die Auswahl der Ärzte besser werden. Angehende Chirurgen müssten besonders begabt in der Hand-Auge-Koordination und im räumlichen Vorstellungsvermögen und außerdem besonders stressresistent sein;
- die technische Ausrüstung narrensicher werden, unter anderem durch leicht ablesbare Anzeigen und unverwechselbare Schalter.

Im März 2008 meldete sich im *Hamburger Abendblatt* Professor Jörg Debatin, der ärztliche Direktor des Universitätskrankenhauses Hamburg-Eppendorf (UKE), zur öffentlichen Debatte über Behandlungsfehler zu Wort. Das UKE ist eine der größten und renommiertesten Kliniken Deutschlands. Selbst bei schlimmen Todesfällen, schrieb Debatin, gelte es, „der emotional naheliegenden Versuchung zu widerstehen, den Fehler unter den Teppich zu kehren, wie wir es in der Vergangenheit zu häufig getan haben. Nur durch konsequentes Einstehen konnten Konsequenzen gezogen werden […] Eine Medizin ohne Fehler gibt es nicht – weder heute noch morgen. Für die qualitative Weiterentwicklung unserer Gesundheitsversorgung ist eine Diskussion über Fehler zwingend erforderlich. Sie gehört weder unter den Teppich gekehrt noch in die sensationslüsterne Öffentlichkeit gezerrt. Das schadet schließlich uns allen." Als Leandra Nieuwenhuizen den Beitrag las, empfand sie es als Chuzpe, erzürnt schrieb sie an den Professor und seine Kollegen: „Da ich hoffe, dass sechs Jahre Mut zu sammeln ausreicht, zu Ihrem Fehler zu stehen, bitte ich um ein persönliches Gespräch, damit Sie über den Behandlungsfehler bei meinem Sohn sprechen können und endlich zugeben […]

dass das UKE einen groben Fehler gemacht hat. Da die angeblich neue Verhaltensweise des UKE es nicht mehr erlaubt, den Fehler unter den Teppich zu kehren, wo er aber schon seit sechs Jahren liegt."

Am 2. Dezember 2001 hatte der 15 Monate alte Sohn der Hamburgerin heftige Bauchschmerzen bekommen, Valerio musste sich mehrmals erbrechen. Gegen Abend rief Leandra Nieuwenhuizen eine Notfallärztin zur Hilfe, die einen Infekt des Magen-Darm-Traktes vermutete. Doch die verordneten Zäpfchen gegen die Schmerzen und das Erbrechen halfen nicht. Gegen vier Uhr morgens entdeckte die Mutter im Stuhl ihres Sohnes Blut und entschloss sich daraufhin, ins UKE zu fahren. Zwei Ärzte untersuchten Valerio, ohne etwas Bedenkliches zu finden, und nahmen ihn auf der Säuglingsstation auf. Um zehn Uhr wurde eine Röntgenaufnahme gemacht, ohne Befund, um 12.24 Uhr dann ein Ultraschall, bei dem eine große Anschwellung des Darmes entdeckt wurde. Doch erst um 15.05 Uhr wurde der kleine Kerl operiert. Es hatte sich eine sogenannte Invagination gebildet, eine gefährliche Einstülpung verschiedener Darmabschnitte, die zum Darmverschluss und unbehandelt auch zum Tod führen kann.

Zehn Tage nach der Operation wurde Valerio entlassen. Der Fall wäre längst im Aktenarchiv gelandet, wenn Leandra Nieuenhuizen nicht eine so resolute Frau wäre. Ihr kam es komisch vor, dass die UKE-Ärzte die gefährliche Erkrankung nicht sofort erkannt hatten. Und sie hatte sich über die Behandlung geärgert. Fünf, sechs Mal habe sie nachfragen müssen, was mit ihrem Sohn sei, sagt sie, stundenlang sei nichts geschehen. Sie wollte den Ärzten ihre Meinung sagen, dass etwas in dem Alltagsablauf der Klinik nicht in Ordnung sei. Sie wollten den Ärzten Bescheid geben – ganz im Sinne des Direktors Debatin –, dass sich im UKE etwas „ändern müsse, damit nicht noch andere Kinder leiden". Immerhin: behandelnde Ärzte und zwei Professoren waren zum Gespräch bereit. Doch die Ärzte seien „arrogant" gewesen, sagt sie, es habe die „Menschlichkeit gefehlt".

Leandra Nieuwenhuizen entschloss sich, gegen das UKE zu klagen. Es war ein langer Weg, er dauerte sechs Jahre, und wenn sie nicht so zielstrebig und ausdauernd gewesen wäre, hätte sie schnell verloren. Mehrmals sprach sie persönlich im UKE vor, sie verlangte die Krankenunterlagen, Röntgenbilder und Ultraschallaufnahmen. Einmal nervte sie offenbar so sehr, dass sie, wie sie selbst sagt, Hausverbot bekam. Sie brachte den Fall beim Medizinischen Dienst der Krankenversicherung (MDK) vor. Der ließ ein Gutachten erstellen, und das war eindeutig: Es habe „mit Sicherheit Verzögerungen" bei der Behandlung gegeben, die nicht zu erklären seien. Spätestens morgens um 9 Uhr hätten die Ärzte eine Ultraschalluntersuchung bei Valerio vornehmen müssen. Den Ärzten hätte „klar sein müssen, dass sich der Patient in akuter Lebensgefahr befand". Hätten die Ärzte sofort reagiert, hätte womöglich eine Spülung des Darms ausgereicht. Auf das Herausschneiden eines großen Stückes Darm hätte man dann verzichten können.

Aber das UKE hielt weiter dagegen. Es gebe keinen Fehler in der Diagnose. Und selbst wenn die richtige Diagnose früher gestellt worden wäre, hätten man auf eine Operation nicht verzichten können. Vor Gericht bestätigte dann ein weiterer Sachverständiger den Behandlungsfehler. Das Gericht wies die Klage der Familie dennoch ab. Es liege zwar ein Fehler in der Befundung vor, sagte das Landgericht, einige Symptome hätten auf die Invagination gedeutet. Aber es sei nicht bewiesen, dass bei einer schnellen und richtigen Diagnose die Operation vermieden worden wäre.

Leandra Nieuwenhuizen erfuhr, wie schwer es ist, gegen Krankenhaus-Giganten wie das UKE einen Prozess zu gewinnen. Der Film mit den Ultraschallbildern war plötzlich verschwunden, möglicherweise sei dieser „beim Aufräumen des OP [...] versehentlich falsch einsortiert worden", lautet die Erklärung. Die Krankenakte weist eigenartige Ergänzungen oder Erklärungen auf, als sei nachträglich etwas hinzugefügt worden, und manchmal wird von Medizinprofessoren schlichtweg etwas behauptet, was den Leitlinien der Deutschen Gesellschaft für Kinderchirurgie widerspricht. Doch die Mutter von Valerio gab nicht auf. Und dann erhielt sie vor dem Hanseatischen Oberlandesgericht doch noch Recht. Bei „rechtzeitiger Behandlung" wäre die Einstülpung eines Darmabschnitts „früher diagnostiziert und mittels einer konservativen Behandlung geheilt worden, so dass ihm eine Operation mit Entfernung von Teilen des Darms erspart geblieben wäre", erklärten die Richter. Sie verurteilen das UKE im April 2008, 5000 Euro Schmerzensgeld an den Jungen zu zahlen.

In seiner Antwort auf das Schreiben von Leandra Nieuwenhuizen sagt UKE-Direktor Debatin, dass auch er die „Historie des UKE bezüglich Fehlerkultur sehr kritisch" sehe. „Damit steht das UKE allerdings nicht allein – leider war diese Vorgehensweise in der deutschen Medizin weit verbreitet. Eine solche ‚Unkultur' lässt sich leider nicht auf Knopfdruck verändern." Auf die Mitarbeit ihrer Kundschaft „auf dem Weg zu einer angemessenen Fehlerkultur" scheinen die Krankenhäuser aber weiter verzichten zu wollen. Debatin: „Da der Fall Ihres Sohnes bereits vor Gericht abschließend geklärt worden ist, halte ich eine erneute Aufarbeitung für wenig sinnvoll."

Es bleibt noch abzuwarten, ob die großen Worte und die bislang kleinen Schritte hin zu mehr Patientensicherheit wirklich zu entscheidenden qualitativen Veränderungen führen. Auch für niedergelassene Ärzte gibt es seit ein paar Jahren Angebote zur Verbesserung der Qualität. Am Uniklinikum Frankfurt hat Ferdinand Gerlach, Professor für Allgemeinmedizin, ein Fehlerberichtssystem für Hausärzte eingerichtet. Unter www.

jeder-fehler-zählt.de können sie über ihre Reinfälle berichten. Gerlachs Team bestimmt dann den „Fehler der Woche", den Ärzte anschließend im Internet anonym diskutieren können.

Ein Fehler, der dort beschrieben wird, endete tödlich. Ein typischer Fehler. Ein Hausarzt behandelte einen rheumakranken Mann mit starken Medikamenten. Zunächst kontrollierte er anschließend regelmäßig Blutbild, Leber- und Nierenwerte. Dann vernachlässigte er die Tests, und auch der Patient meldete sich nicht mehr. Als er einige Monate später zu dem Mann gerufen wurde, hatte der Mann schon eine Panzytopenie, eine gefährliche Blutarmut. Zehn Tage nach der Visite war er tot.

Nun war der Arzt untröstlich: „Der liebenswürdige Patient ist durch meine Schuld verstorben. Noch heute betreue ich die schwerkranke Ehefrau und den nun erkrankten Sohn. Wenn ich das Haus betrete, legt sich ein Schleier um mein Herz. Ich habe nach dem Tod lange an Suizid gedacht."

Im Diskussionsforum diskutieren Ärzte, wie sie solche Kunstfehler verarbeiten können. „Gerade die sensiblen, auch mal von Selbstzweifeln geplagten Kollegen werden dringend gebraucht", schreibt ein Mediziner, denn leider habe ja „jeder Arzt seinen Friedhof".

2 Warum immer wieder Patienten leiden müssen – Quellen systematischer Behandlungsfehler

Es gibt Fehler im Krankenhaus, weil der Arzt einen schlechten Tag gehabt oder die Krankenschwester einmal nicht aufgepasst hat. Es gibt systematische Fehler in Krankenhäusern, etwa weil es Lücken oder Schwachstellen in der Organisation der Arbeitsabläufe gibt. Häufig sind solche Defizite schwer abzustellen, weil zunächst die Ursachen erforscht werden müssen. Aber es gibt auch eine andere Kategorie von Pfusch: Fehler im Medizinsystem, die den meisten Fachleuten oftmals seit Jahren bekannt sind und die selbst Laien ziemlich schnell ins Auge fallen. In diesem Kapitel werden Menschen vorgestellt, die um den eigenen Leib, um ihr Leben oder das ihrer Angehörigen fürchten mussten: weil ein neuer Krankenhausträger schlampte, weil eine neue Operationsmethode neue Kundschaft und damit mehr Einnahmen versprach, weil Krankenhäuser

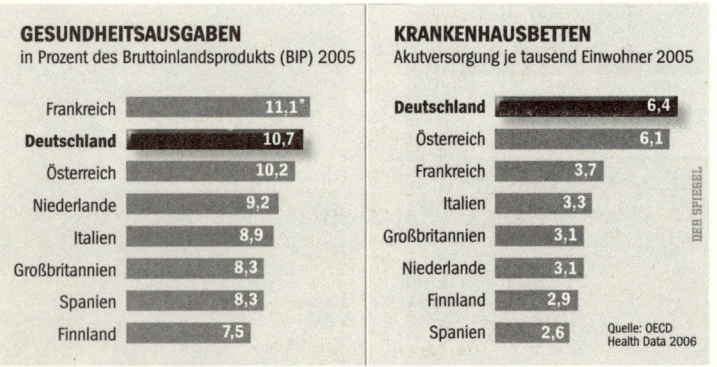

GESUNDHEITSAUSGABEN
in Prozent des Bruttoinlandsprodukts (BIP) 2005

Frankreich	11,1*
Deutschland	10,7
Österreich	10,2
Niederlande	9,2
Italien	8,9
Großbritannien	8,3
Spanien	8,3
Finnland	7,5

KRANKENHAUSBETTEN
Akutversorgung je tausend Einwohner 2005

Deutschland	6,4
Österreich	6,1
Frankreich	3,7
Italien	3,3
Großbritannien	3,1
Niederlande	3,1
Finnland	2,9
Spanien	2,6

Quelle: OECD
Health Data 2006

DER SPIEGEL

auf lukrative Einnahmen nicht verzichten wollten oder weil Überwachungsorganisationen einfach nicht so funktionieren, wie sie funktionieren sollten. Die Ursachen für das Leid der Patienten sind sehr unterschiedlich, eines aber haben die Fälle gemeinsam: Sie hätten leicht abgestellt werden können, wenn die Verantwortlichen allein nach medizinischen Gesichtspunkten gehandelt hätten. Patienten werden zu Opfern, weil sich Menschen Ärzte nennen, in Wahrheit aber bisweilen skrupellose Abzocker sind.

Die Privatisierung der Krankenhäuser und deren Folgen – das Beispiel Wegberg

Ende April 2008 stand in der „Braunschweiger Zeitung" einer dieser Krisenartikel, die man neuerdings überall in deutschen Lokalzeitungen lesen kann. „Krankenhaus-Chefs schlagen Alarm", lautete die Überschrift, und in der Unterzeile stand: „Versorgung wird schlechter, Betten auf dem Flur – Klinikvertreter aus der Region warnen vor neuen Sparrunden". Heinz-Otto Nagorny von den Harzkliniken wird im Text mit den Worten

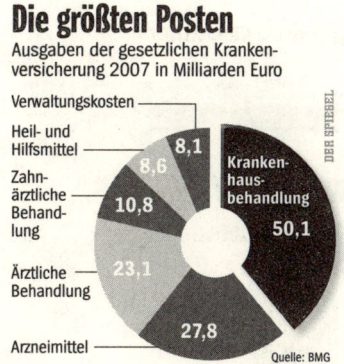

Die größten Posten
Ausgaben der gesetzlichen Krankenversicherung 2007 in Milliarden Euro

Verwaltungskosten — 8,1
Heil- und Hilfsmittel — 8,6
Zahnärztliche Behandlung — 10,8
Ärztliche Behandlung — 23,1
Arzneimittel — 27,8
Krankenhausbehandlung — 50,1

DER SPIEGEL

Quelle: BMG

zitiert: „Wir haben bei den Ausgaben eine Marktwirtschaft, bei den Einnahmen eine Planwirtschaft." Die Folge sei, dass eine „Rationalisierungswelle auf die nächste" folge. Einige Tage zuvor hatten sich auch die Manager der sogenannten Schwerpunktkrankenhäuser aus Rendsburg, Neumünster, Heide und Itzehoe symbolträchtig mit einer roten Laterne ablichten lassen. „Unsere Mitarbeiter tun ihr Bestes. Aber an manchen Tagen mussten wir den Notarztwagen bitten, ein anderes Krankenhaus anzufahren", berichtete Martin Wilde vom Kreiskrankenhaus Rendsburg über die Situation in seinem Hospital.

Keine Frage: Den deutschen Krankenhäusern geht es nicht gut. Viele von ihnen müssten längst auf die Intensivstation. Der Krankenhausreport des Institute for Healthcare Business, einer Tochter des Rheinisch-Westfälischen Instituts für Wirtschaftsforschung (RWI) in Essen und der Admed GmbH, kommt zu dem Ergebnis, dass jede dritte Klinik in Deutschland bald insolvent sein könnte. Nach einer Stichprobe von 471 Klinikjahresabschlüssen aus den Jahren 2005/2006 hatten 18 Prozent der Häuser eine erhöhte Insolvenzgefahr, 16 Prozent schrieben Verluste. 66 Prozent hatten zumindest schwarze Zahlen vorzuweisen. Um eine wirtschaftliche Auslastung

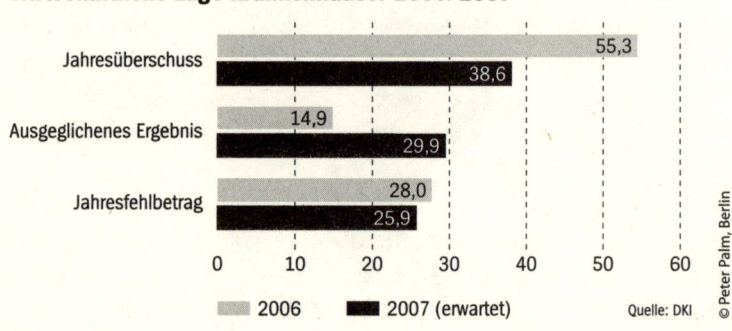

Wirtschaftliche Lage Krankenhäuser 2006/2007

Jahresüberschuss: 55,3 (2006), 38,6 (2007 erwartet)
Ausgeglichenes Ergebnis: 14,9 (2006), 29,9 (2007 erwartet)
Jahresfehlbetrag: 28,0 (2006), 25,9 (2007 erwartet)

2006   2007 (erwartet)   Quelle: DKI

© Peter Palm, Berlin

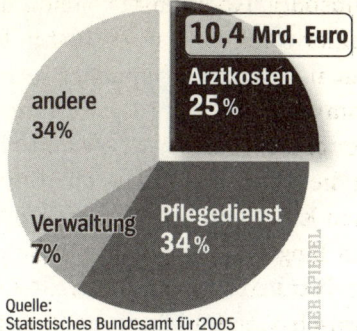

Personalkosten
in deutschen Krankenhäusern

41,0 Mrd. Euro
für **1,07** Mio. Beschäftigte

10,4 Mrd. Euro

Arztkosten
25%

andere
34%

Verwaltung
7%

Pflegedienst
34%

Quelle:
Statistisches Bundesamt für 2005

der deutschen Kliniken zu erreichen, so die Wissenschaftler, müssten in Deutschland zehn Prozent der Krankenhäuser vom Markt verschwinden.

Die meisten Krankenhäuser haben längst auf die schwierige Lage reagiert: Sie haben die Investitionen heruntergefahren, sie haben Personal eingespart, sie haben Mitarbeiter in untere Lohngruppen eingruppiert, sie haben Stationen zusammengelegt, um leere Betten besser verteilen zu können. All diese Maßnahmen mögen die wirtschaftliche Lage etwas entkrampft haben. Die Qualität der Leistung haben sie nicht gesteigert. Im Gegenteil: Unerfahrenes, schlecht ausgebildetes, demotiviertes und ständig hin und her geschobenes Personal macht mehr Fehler. Es ist keine gute Zeit, um Behandlungsfehler in der Medizin zu bekämpfen.

Die Träger einiger Krankenhäuser haben sich vor diesem Hintergrund zu einem radikalen Schnitt entschlossen. Sie wollen nicht sanieren, sie wollen das Haus gleich ganz loswerden. Manche Kliniken wurden deshalb bereits geschlossen. Zudem hat es in den vergangenen Jahren eine Welle von Privatisierungen gegeben.

Anfang 2006 wurde auch die St.-Antonius-Klinik im kleinen Städtchen Wegberg im Rheinland bei Mönchengladbach verkauft. Bürgermeisterin Hedwig Klein übergab das Haus nebst einem gutgehenden Altenheim an den Chirurgen Dr. Arnold Pier – für lächerliche 26 000 Euro. Dabei ist das Wegberger Krankenhaus eigentlich ein Schmuckstück. Rund fünf Millionen Euro hatten Stadt und Land noch im Jahr 2000 in den neuen OP-Saal und die Intensivstation mit sechs Betten investiert. Der Anbau strahlt in frischem Apricot, die große Cafeteria „Leonies's" lädt zu Eis und Kuchen ein. Das Haus liegt in einem kleinen Park mitten im Ort, der 30 000 Einwohner zählt und in dem schmucke Einfamilienhäuser mit dunkelroten Backsteinfassaden das Stadtbild prägen.

Namensgeber des Krankenhauses ist Sankt Antonius, den Kranke auf der ganzen Welt um Genesung bitten. Eine Statue des Heiligen steht im Park. Seine rechte Hand, die früher Patienten gesegnet hat, ist ihm vor längerer Zeit abgefallen.

Mit der Privatisierung begann eine Geschichte, die einmalig in Deutschland ist. Sie dreht sich um einen selbstherrlichen Mediziner, eine rätselhafte Serie von Toten und einen Komplott von Mitwissern, die schweigen oder die Augen vor der Realität verschlossen halten.

Dr. Arnold Pier war kein Unbekannter. Erst hatte er als Gastarzt im Wegberger Krankenhaus operiert, dann wurde er Berater der Bürgermeisterin. Er sollte gegen ein Entgelt von 10 000 Euro den Klinikalltag begutachten und Sanierungsvorschläge erarbeiten. Das mit 93 Betten eher kleine Hospital rechnete sich nicht, man befürchtete Millionenverluste in den kommenden Jahren.

Schon bald machte Pier mit seinem Insiderwissen ein Kaufangebot. Im späteren Vertrag wurde vereinbart, dass die

Öffentlichkeit von den Einzelheiten nichts erfahren sollte. „Wir sollen hier zustimmen, ohne umfassend informiert zu werden", schimpfte Markus Gross, Ratsherr der Grünen. CDU-Bürgermeisterin Klein, die dem Verwaltungsrat des Krankenhauses vorsaß, war stolz auf ihren weißen Ritter: ein Medicus mit eigener Homepage, der in Saudi-Arabien, Argentinien, Brasilien, Peru und Indonesien gearbeitet hatte. Ein Mann aus einem Dorf bei Aachen, der nach der Fachoberschule Kraftfahrzeugmechaniker gelernt und ein Diplom als Flugzeugbauer erworben hatte, bevor er sein Medizinstudium begann. Ein Arzt, der stets weltmännisch zur Stelle war, wenn Fernsehteams ein paar Sätze über Sodbrennen benötigten oder über sein selbst propagiertes Spezialgebiet, die minimal-invasive Chirurgie.

Allerdings hätte der Bürgermeisterin und allen anderen Entscheidungsträgern auffallen können, dass Pier zur Aufschneiderei neigte. Der Rheinländer bezeichnete sich selbst als „Pionier der minimal-invasiven Chirurgie". Kollegen staunten deshalb schon immer über den Werdegang dieses forschen Mannes. Pier war noch gar nicht Arzt, als er schon damit prahlte, was aus ihm einmal werden würde. „Ich mache eine Karriere, von der alle nur träumen können", erinnert sich eine ehemalige Vorgesetzte an knallige Prophezeiungen. Sie war damals Oberärztin der Chirurgie, er Student im Praxisjahr. „Junge, du musst noch viel lernen", habe sie damals gedacht, Pier habe nämlich von allem „null Ahnung" gehabt. Umso überraschter war die Ärztin, als sie Pier nur wenige Jahre später auf einem Chirurgenkongress in Berlin wieder traf – als selbstbewussten Experten der neuen „Schlüsselloch-Operationstechnik", der Laparaskopie.

Noch bevor Pier Eigentümer in Wegberg wurde, kapitulierten erste Mitarbeiter vor den eigenwilligen Methoden des neuen Mannes. Christiane Ulrich arbeitete 15 Jahre im OP, aber so einen wie Pier hatte sie noch nicht erlebt: „Da kam es zu Blutungen, wie ich sie noch nicht gesehen habe. Wie ein Schlächter, habe ich mir gedacht." Einmal sei ein Fernsehteam dabei gewesen, um bei einer Magenband-Operation zu filmen. Doch dann habe Pier bei dieser Schlüsselloch-Chirurgie offenbar ein großes Gefäß verletzt. „Es blutete und blutete. Da musste ich die Kameraleute rauswerfen", erinnert sich Christiane Ulrich. Pier fand dies nicht außergewöhnlich: „Der Chefarzt entscheidet auch in solchen Fällen alleine darüber, ob im OP gefilmt werden darf. Wenn Komplikationen auftreten, behält er sich in jedem Fall das Recht vor, die Aufnahme abzubrechen."

Doch weil der neue Mann an der Klinikspitze in Wegberg als Messias galt, drangen kritische Stimmen nicht an die Öffentlichkeit. Deshalb sorgte sich niemand ernsthaft, wenn er in dieses Hospital eingewiesen wurde. Auch Christel Lenzen nicht, die eine umsichtige Frau war. Sie hatte Schmerzen in der Brust, und weil sie deshalb ins Krankenhaus musste, quartierte sie ihre Hündin Susi beim Tierarzt ein. Auch um ihren pflegebedürftigen Ehemann kümmerte sich die 67-Jährige. Damit er gut versorgt war, ließ sie ihn ins selbe Hospital einweisen. Alles schien perfekt vorbereitet, als Christel Lenzen am 4. Dezember 2006 in die St.-Antonius-Klinik von Wegberg einzog. „Angina pectoris instabil" hatte ihr Hausarzt diagnostiziert, einen drohenden Herzinfarkt.

Auf dem Röntgenbild sahen die Krankenhausärzte einen Schatten, alle anderen Untersuchungswerte waren indes im Normbereich. Drei Tage später wurde Christel Lenzen aus dem OP-Saal gerollt – sie hatte jetzt keine Gallenblase mehr. Für die OP gab es keinen Anlass, wird ein Gutachter später feststellen. Danach begann für Christel Lenzen ein sechswöchiges Martyrium. Erst klagte sie über starke Schmerzen, dann deuteten die Blutwerte auf einen schweren Entzündungsherd hin, und als nach knapp einem Monat endlich ein CT gemacht wurde, lag sie bereits im künstlichen Koma. Das CT-Bild zeigte einen Infarkt, nicht des Herzens, sondern von Milz und rechter Niere, die abgestorben waren. Die linke Niere und Teile der Leber waren in Mitleidenschaft gezogen, in der Lunge war Flüssigkeit zu erkennen.

Mit diesem Befund war die Rentnerin ein klarer Fall für ein speziell qualifiziertes Krankenhaus, am besten eine Universitätsklinik. Wegberg hatte keine urologische Fachabteilung, das Haus war weder für Nieren- noch für große Brustkorboperationen eingerichtet. Doch Christel Lenzen wurde nicht verlegt, und das war wohl ihr Todesurteil. Am 10. Januar lag sie zum zweiten Mal im OP. Jetzt nahm sich Arnold Pier ihrer an, der Chefarzt und Inhaber der Klinik. Bei der „sehr blutreichen Operation", wie es im OP-Bericht heißt, entnahm er der Frau Teile der Lungenhaut, sägte dafür eine Rippe heraus, eine Methode aus der ersten Hälfte des vergangenen Jahrhunderts.

Die abgestorbene Niere beließ Pier im Körper der Rentnerin. Neun Tage später war Christel Lenzen tot, auf dem Totenschein notierte ein Oberarzt „akuter Herzinfarkt". Ihr Sohn Gerhard erstattete Anzeige und erfuhr durch die von der Staatsanwaltschaft angeordnete Obduktion, dass seine Mutter an einer eitrigen Nierenentzündung gestorben war. Alle anderen Eingriffe, die an ihr vorgenommen wurden, sagt der Sohn, „waren unnötige Quälerei".

Christel Lenzen gehörte zu den rund zwei Dutzend Todesfällen an der Wegberger Klinik, die von der Staatsanwaltschaft Mönchengladbach untersucht wurden. Insgesamt sollen über 20 Menschen in dem kleinen Krankenhaus innerhalb eines Jahres gestorben sein, weil, so lautete die Ermittlungsrichtung der Strafverfolger, falsch, unnötig oder stümperhaft operiert wurde; weil der neue Inhaber, so die Vermutung, mit möglichst großen und komplizierten Eingriffen viel Geld verdienen wollte; weil an lebensnotwendigen Medikamenten gespart und stattdessen versucht wurde, große Bauchwunden mit frisch gepresstem Zitronensaft zu desinfizieren.

Arnold Pier wies diese Vorwürfe kategorisch von sich, er gab sich als Opfer einer „Rufmordkampagne" durch „interessierte Personen", die seine „persönliche und fachliche Integrität" zerstören wollten. Er habe stets das Angemessene getan und glaubte, das in Gegengutachten belegen zu können. Doch bald verdichteten sich die Vorwürfe, und die ersten Gutachten, auch im Fall Lenzen, legten nahe, dass es sich in Wegberg um einen der größten Krankenhausskandale Deutschlands handelte. Der Fall steht geradezu exemplarisch für Zustände, die im Klinikwesen täglich Menschenleben kosten: die Selbstherrlichkeit von Chefärzten, die sich immer noch für Halbgötter in Weiß halten, die Servilität der Untergebenen, die Kritik und Courage für ein Karrierehindernis halten. Und ein Gesundheitssystem, das die Freiheit der Ärzte über den Qualitätsanspruch und die Sicherheit der Patienten stellt.

Wegberg offenbarte aber auch, dass keine Schutzmechanismen greifen und dass Patienten auf Gedeih und Verderb dem Krankenhausbetrieb ausgeliefert sind: Niemand schlug Alarm, als in der St.-Antonius-Klinik plötzlich immer mehr Menschen starben – die Pathologen nicht, die Krankenversicherungen nicht, auch keine Amtsärzte. Ortsansässige Mediziner lästerten beim Stammtisch zwar über die Klinik und ihren neuen Chef, auf die Idee, ihr Insiderwissen der Polizei zu offenbaren, kamen sie jedoch nicht. Dieses Kartell des Schweigens und der Ignoranz ließ zu, dass jeden Monat neue Patienten zu Opfern wurden.

Dabei war Pier durchaus kein Unbekannter. Erste Zweifel an Piers Befähigung hatte es bereits zu seiner Zeit als Gastarzt gegeben. Im Mai 2005 wollte er einem angeblich 200 Kilogramm schweren Patienten ein Magenband einsetzen. Übergewichtige sollen nach so einem Eingriff nur noch kleine Mengen essen können, was beim Abnehmen helfen soll. Konstantin Valsamidis, der damalige Chef der Anästhesie, lehnte den Eingriff ab, weil der OP-Tisch nur für eine Last von höchstens 130 Kilogramm zugelassen war. „Wenn der Tisch zusammenbricht, stirbt der Patient, das konnte ich nicht verantworten", regt sich der 60-Jährige noch heute über den Leichtsinn des Kollegen auf. Pier hingegen sah „keine Gefahr für den Patienten", der nach seiner Erinnerung nur 160 Kilogramm gewogen habe. Er führte die Operation zwei Tage später aus, mit einem anderen Anästhesisten, der Tisch hielt die Last. Nach einem weiteren heiklen Vorgang versuchte Valsamidis, Bürgermeisterin Klein zu informieren, drang aber nie zu ihr vor. Auch Harald Wolf, der damalige Chefarzt der Chirurgie, äußerte sich schon früh kritisch über Piers Arbeit. Doch offenkundig wollte niemand zwei Chefärzten zuhören, die mit der Privatisierung der Klinik ihre Stellung verlieren würden. Die Kündigung der alten Abteilungsleiter hatte sich Pier bei den Übernahmeverhandlungen ausbedungen.

Arnold Pier, der standesgemäß im VW Phaeton vorfuhr, sorgte zunächst für Aufbruchstimmung in der niederrheinischen Provinz. Er versprach sichere Arbeitsplätze, eine bessere Auslastung der Betten und dass sich künftig auch Scheichs aus dem Orient in Wegberg behandeln lassen würden. „Der kann Dreck zu Gold reden", sagt Christiane Merz, stellvertretende Betriebsratsvorsitzende und langjährige Intensivschwester. Wie sehr auch die Mitarbeiter an den Retter glauben wollten, zeigte sich an ihrer Bereitschaft zum Gehaltsverzicht: Sie stimmten Lohnkürzungen von zehn Prozent zu, außerdem sollte das Urlaubs- und Weihnachtsgeld in den folgenden drei Jahren gestrichen werden. Die ersparten rund vier Millionen Euro sollten den Fortbestand des Hauses sichern.

Doch es dauerte nur ein paar Wochen, bis sich die Euphorie des Neuanfangs verflüchtigt hatte. Ende Februar 2006 begab sich Liselotte Gerhardus zur Darmspiegelung in die Wegberger Klinik. Sie war 75 Jahre alt, eine lebenslustige, deutlich jünger wirkende Frau mit Spaß an modischer Kleidung, immer gut frisiert und dezent geschminkt. Doch dann eröffneten ihr die Ärzte, sie habe einen Tumor im Darm. „Das mache ich selbst", sagte Pier, „ich nehme Ihre Frau als Letzte in den OP, damit ich Zeit habe zu operieren." So erinnert sich Ehemann Richard Gerhardus, 82, an die dramatischen Stunden im Krankenhaus. Ob der schwere Eingriff denn wirklich sein müsse, habe er damals gefragt. Seine Frau sei Diabetikerin und herzkrank; und er ärgert sich noch heute über die arrogante Antwort des Arztes: „Er habe alles im Griff, man müsse ihm vertrauen."

Elf Tage nach der Operation blieb das Herz von Liselotte Gerhardus stehen. Auch ihr Tod ist einer jener Vorfälle, die von der Staatsanwaltschaft Mönchengladbach untersucht wurden. Zu klären war dabei unter anderem die Frage, ob im Vorfeld eine Computertomografie hätte gemacht werden müssen. Womöglich hätte damit eine derart umfangreiche Operation vermieden werden können. Das Wegberger Krankenhaus verfügt jedoch über keinen Computertomografen. Die Patienten müssen im Krankenwagen in ein anderes Hospital transportiert werden. Und das ist teuer, weshalb man diese Diagnosetechnik unter Pier, so behaupteten Schwestern und Ärzte später, gescheut habe. Eine Einschätzung, die Pier bestritt.

Dass die St.-Antonius-Klinik kein CT-Gerät hat, ist typisch für das Ausstattungsgefälle in deutschen Hospitälern. Mögen kleinere Krankenhäuser bei Patienten – etwa wegen der Nähe zum Wohnort – beliebt sein: Ihre medizinische Qualität ist oft lausig. Je kleiner Kliniken sind, die der Grund- und Regelversorgung dienen, desto seltener wird über Behandlungserfolge, Fehler und Sterblichkeitsraten gesprochen. Besonders in Ostdeutschland, sagt der SPD-Gesundheitsexperte Karl Lauterbach, „werden immer wieder Menschen zu Tode operiert, weil es dort Chefärzte gibt, die sich viel zu viel zutrauen". Daran gekoppelt sei ein weiteres Problem: „Gute Ärzte gehen leider dorthin, wo sie viele Privatpatienten haben und gut verdienen."

Lauterbach hat Pier vor ein paar Jahren selbst kennengelernt, 2002 bei einem Treffen mit dem Hürther SPD-Politiker Klaus Lennartz. Der Arzt gab vor, interessierte Investoren für einen 50 Millionen Euro teuren Klinikneubau im Erftkreis an der Hand zu haben. Lauterbach warnte damals seinen Parteifreund vor dem in seinen Augen inkompetenten Aufschneider. Heute sagt Gesundheitsökonom Lauterbach, er wäre „nie auf die Idee gekommen, dass jemand diesem Mann ein Krankenhaus anvertrauen könnte".

Etwa zwei Wochen nach Liselotte Gerhardus vertraute sich Margarethe Wilms, 80, der medizinischen Kunstfertigkeit des Arnold Pier an. Auf der Inneren Station wurden Polypen im Darm entdeckt, doch auf die Operation wurde die herzkranke Frau in der Klinik offenbar weder mit Kreislaufmedikamenten noch mit Antibiotika vorbereitet. Später urteilte der Gutachter: „Der Zeitpunkt der Operation war übereilt. In der Vorbereitungsphase wurde oberflächlich hinsichtlich der Risikoabklärung vorgegangen." Fünf Tage nach der OP hatte sich die Bauchwunde von Margarethe Wilms entzündet, sie war voller Eiter. Nekrotisch nennen es Mediziner, wenn Gewebe abstirbt. Irgendwann sei die Wunde „ein großes klaffendes Loch" gewesen, berichtete der Intensivpfleger Helmut R. bei seiner polizeilichen Vernehmung. Und der Krankenpfleger überraschte die Ermittler mit weiteren Details. Die Wunde von Frau Wilms sei mit Zitronensaft ausgespült worden. Pier habe während der Behandlung nach Zitronen verlangt, die aus der Küche geholt werden mussten und vom Pfleger ausgepresst wurden. In seiner Vernehmung sagte R. weiter, dass dieser Saft mit dem Fruchtfleisch in einer Spritze aufgezogen und Pier übergeben worden sei. Dieser habe dann den Saft in diese Wundhöhle gespritzt.

Der verblüffte Pfleger habe nach der OP von Pier wissen wollen, wozu diese seltsame Methode diene. Der Chefarzt habe ihm geantwortet, dass „er das zur Desinfizierung des Bauchraumes machen würde, in Peru mache man das immer so". Die Frau, gab R. bei der Kripo zu Protokoll, sei fortan mehrfach täglich auf diese Weise „behandelt" worden. Der Monitor für die Herzfrequenz habe jedes Mal enorm ausgeschlagen, wenn Pier den Zitronensaft in die entzündete Wunde gespritzt habe. Pier entgegnete, von ihm eingeholte Gegengutachten würden ihn entlasten. Und „soweit Zitronensaft eingesetzt wurde", würden drei ärztliche Zeugen „die erstaunlichen Erfolge bestätigen".

Mit Zitronensaft Wunden zu desinfizieren und diese Säure im sensiblen Bauchraum anzuwenden, urteilt dagegen Martin Exner, Bonner Ordinarius für Hygiene, sei „ein extremer Behandlungsfehler", wie er ihn in seiner über 30-jährigen Praxis noch nie erlebt habe. Bei offenen Bauchwunden sei „absolute Sterilität" notwendig, Zitronensaft aber sei nicht steril, außerdem verätze und schädige er das Gewebe. Nach Exners Überzeugung hatte die Applikation von Zitronensaft eine „explosionsartige Infektionsausbreitung mit einer massiven Blutvergiftung" zur Folge.

Natürlich nahmen Ärzte und Pflegepersonal wahr, was in Wegberg alles schieflief – und reagierten mit Zynismus. „Noch 72 Stunden" gab etwa ein junger Assistenzarzt einer Patientin nach der Operation, weil sie postoperativ nicht die richtigen Arzneimittel bekam. Später erzählte er nicht ohne Stolz: „Ich hatte recht, nach 72 Stunden war die Frau tot." Doch dürfen Ärzte, die den Eid des Hippokrates geschworen haben, zuschauen, wie Menschen sterben, deren Leben man leicht hätte retten können? Das Wegberger Personal ging mit dem „täglichen Horror" unterschiedlich um. Ein Assistenzarzt hatte Angst um seine Karriere („Den Chef anzuschwärzen, so was spricht sich rum"), ein Kollege informierte telefonisch und anonym das zuständige Gesundheitsamt, das jedoch bei einem Kontrollbesuch „nichts finden" konnte.

Der Notarzt Richard Adler legte sich offen mit dem Klinikchef an. Pier, sagt Adler, „liebte es, über Leben und Tod zu herrschen". Doch auch Adler konnte nicht verhindern, dass in den folgenden Monaten weitere Patienten starben. Etwa Georg S., 67, der einer Blutvergiftung erlag, weil Pier laut Gutachten eine notwendige zweite Operation unterlassen und S. tagelang kein Antibiotikum gegeben habe. S. wurde eingeliefert, weil sein Hausarzt den Verdacht auf Darmkrebs hatte. Bei der OP stellten die Ärzte in Wegberg tatsächlich Krebs fest, das befallene Darmstück wurde korrekt herausoperiert. Drei Tage nach der OP wurde eine „routinemäßige Second-Look-OP" angesetzt, also der Bauch noch einmal aufgemacht, um nach dem Rechten zu sehen. Bei diesem Eingriff stießen die Operateure auf „übel riechende Flüssigkeit" – nekrotisches Darmgewebe. Eine fürchterliche Infektion war die Ursache. S. wurde ein künstlicher Darmausgang gelegt. In den Tagen danach stellten die Pflegekräfte immer wieder „übel riechende und eitrige Flüssigkeit" beim Verbandswechsel fest. S. war kalt, er klagte über entsetzliche Schmerzen. Die Entzündung im Bauchraum zerfraß ihn regelrecht. Doch statt massiv Antibiotika zu verordnen, wurden laut Krankenakte die Entzündungshemmer, die er bis dahin bekommen hatte, abgesetzt. Niemand kam auf die richtige Idee: eine sofortige Nachoperation. Eines Nachts verließ S. in Panik sein Bett, dabei stürzte er und die Bauchwunde platzte auf. Er starb. Im Arztbrief steht etwas von einem „nicht erwarteten, schicksalhaften Tod, bei einem Patienten, der keinen Lebensmut mehr" hatte. Hätte man die aufkommende Sepsis jedoch richtig behandelt, stellte der Gutachter nachher fest, dann wäre der Patient, der so um sein Leben gebangt hat, nicht gestorben. Was in Wegberg passiert sei, so der Sachverständige, habe gegen „bewährte ärztliche Behandlungsregeln und gesicherte medizinische Erkenntnisse" verstoßen.

Und dann gab es den Fall Herbert D., 68, der an den Folgen einer Lungenembolie zu Tode kam. Ihm wurde offenbar kein Heparin verabreicht, das Standardmedikament zur Abwehr von Thrombosen. Die Pflegekräfte auf der Intensivstation hielten auf dem Krankenblatt fest, dass sie dem Patienten das Medikament nicht geben durften. „Kein Heparin!!!" stand dort täglich, rot unterstrichen. Erst 14 Tage nach der zweiten OP bekam der Patient erstmals Heparin. Doch es ging ihm immer schlechter. Wegen des Verdachts einer Lungenembolie wurde jetzt die Heparindosis hochgefahren. Zu spät. Auch D. starb.

Wie Roswitha K., 55, die mit einer akuten Blinddarmentzündung eingeliefert wurde und nach der Operation, wie der Pfleger R. später aussagte, „nicht ausreichend mit Eiweiß, Heparin und Antibiotika versorgt" wurde. Roswitha K. quoll in ihren letzten Tagen am ganzen Körper auf, eine typische Folge von Eiweißmangel. Dagegen helfen Eiweißmedikamente, doch die sind teuer. K. bekam hohes Fieber, deshalb mussten die Angehörigen bei McDonalds große Beutel mit Eis besorgen – für eine „Ganzkörperkühlung". Die Pfleger redeten den Angehörigen zu, die Frau in ein anderes Krankenhaus verlegen zu lassen. Auf dem Transport starb die Patientin.

Unter den Ärzten herrschte bald ein Kommen und Gehen. Vermutlich wäre diese immense Fluktuation für die Verwaltung anderer Krankenhäuser ein Alarmsignal gewesen. Nicht aber in Wegberg: Dort war Pier Eigentümer, Geschäftsführer, Ärztlicher Leiter und Chefarzt in Personalunion. Vor allem, so urteilen ehemalige und noch angestellte Mitarbeiter, sei er Unternehmer gewesen. Auffällig häufig soll er gewöhnliche Darmoperationen ausgeweitet haben, indem ein künstlicher Darmausgang gelegt oder zusätzlich die Gallenblase entfernt wurde. Blinddarmoperationen seien bei ihm fast immer „kompliziert" gewesen, selbst bei Kindern. Für das Martyrium der Roswitha K. soll Pier 95 000 Euro in Rechnung gestellt haben. Auf die enorme Summe „schien er stolz zu sein", sagte der Pfleger R. gegenüber Kripo-Beamten.

Ärzte berichteten, dass sich der Klinikchef ihre Rechnungen angeschaut und nachträglich hochgeschraubt habe. Pier entgegnete dem, die Behauptungen der Zeugen seien „frei erfunden", er habe sich auch nie darüber ausgelassen, „welche Einnahmen das Krankenhaus aus der Behandlung von Patienten erziele".

So manches Leben wäre in Wegberg womöglich gerettet worden, wenn sich bei der Gesundheitsreform 2004 Ministerin Ulla Schmidt und ihr damaliger Berater Karl Lauterbach durchgesetzt hätten: Sogenannte Mindestfallzahlen sollten damals vorgeschrieben werden, um zu gewährleisten, dass anspruchsvolle Operationen ausschließlich von geübten Chirurgen vorgenommen werden. Am erbitterten Widerstand der Deutschen Krankenhausgesellschaft (DKG) war dies jedoch gescheitert.

Als hätte sie geahnt, dass es sich in Wegberg offenbar um ein Risikokrankenhaus handelte, hatte sich Lucia Westerhuis, 43, eigentlich woanders behandeln lassen wollen. Aber als sie im September 2006 wegen großer Schmerzen einen Rettungswagen rief, erklärte ihr der Fahrer, er dürfe sie nur in die St.-Antonius-Klinik bringen. Bei der Operation fand Chefarzt Pier neben entzündetem Darmgewebe einen „Tumor im Unterbauch", der „pampelmusengroß" sei und „verwachsen mit der Gebärmutter". Er schnitt die Gallenblase, einen Teil der Gebärmutter und große Stücke des Darms heraus und legte der Frau einen künstlichen Ausgang. Pier erklärte nachher, er habe bei der OP eine „nicht einzuordnende Gewebsgeschwulst" gesehen und diese entfernt. Die Kritiker sagten dagegen, Pier operiere viel zu voreilig und zu großflächig. Ein bloßer Streit unter Fachleuten?

Tage später, Pathologen hatten die entnommenen Gewebeteile untersucht, stand fest: keine Spur von Krebs. Als Lucia Westerhuis nach zwei Wochen zu sich kam, schrie sie vor Schmerzen – und vor Wut. Mit dem künstlichen Darmausgang würde sie nie wieder ihren Beruf als Köchin ausüben dürfen. Sie wurde schwach und zunehmend depressiv. Vier Wochen nach der Einlieferung brach sie mit einer Thrombose zusammen. Ihrem Bruder Robert wurde von der Klinik als Todesursache eine Lungenembolie genannt. Erst danach fiel ihm auf, dass seine Schwester nie Thrombosestrümpfe getragen hatte, wie sie von allen bettlägerigen Patienten getragen werden müssen, erst recht, wenn sie so übergewichtig waren wie seine Schwester.

Ein paar Wochen nach diesem Vorfall und einige Tote später schickte ein Unbekannter einen siebenseitigen Brief über die Zustände in der St.-Antonius-Klinik an die Staatsanwaltschaft Mönchengladbach: „Ich bitte Sie inständig, dem Treiben des Dr. Pier ein Ende zu setzen." Am 19. Dezember 2006 landete die Anzeige mit grausigen Details von einem Dutzend Todesfällen bei der Kripo, drei Tage später durchsuchten Beamte die Klinik, stellten Unterlagen sicher. Während unten Akten hinausgetragen wurden, rang oben auf der Intensivstation eine Frau mit dem Tod: Christel Lenzen.

In drei Fällen stellte der anerkannte Düsseldorfer Chirurgieprofessor Bernwald Ulrich gravierende Behandlungsfehler fest, mindestens zwei davon hätten zum Tod der Patienten geführt. Seit Bekanntwerden der ersten vier Gutachten durfte Pier nicht mehr als Arzt praktizieren. Die Bezirksregierung Köln ordnete das Ruhen seiner Approbation an. Die Begründung für diese Maßnahme: Es bestünden Zweifel an Piers „grundlegenden medizinisch-chirurgischen" Kenntnissen. Weitere Patienten müssten vor einer unsachgemäßen Behandlung durch Pier „bewahrt werden".

Aber auch danach fuhr Arnold Pier jeden Tag in seine Klinik, so als wäre nichts geschehen; operieren durfte er nicht mehr, aber er war immer noch Inhaber. Als Mitarbeitern auffiel, dass Pier und seine Getreuen Akten hinaustrugen und angeblich auch die OP-Bücher umschrieben, alarmierten sie die Kriminalpolizei. Die Information erreichte auch die Staatsanwaltschaft, doch die sah keinen Anlass einzugreifen. Für den Bochumer Strafrechtler Klaus Bernsmann ist es „unverständlich, dass die Staatsanwaltschaft nicht die Gelegenheit genutzt hat, dieses mögliche Beweismaterial zu sichern – dies könnte den Verdacht der Rechtsbeugung und der Strafvereitelung im Amt begründen". Der Oberstaatsanwalt Lothar Gathen erklärte jedoch, Pier habe nur Kopien der Patientenakten verladen, auch habe er bestritten, „OP-Berichte verändert" zu haben. Dem Mönchengladbacher Rechtsanwalt Karlheinz Rabe, der die Familie Lenzen vertritt, fiel indes auf, dass beschlagnahmte Akten nicht vollständig waren: „In den begutachteten Fällen wird immer das Fehlen wichtiger Unterlagen bemängelt."

So geriet der Krankenhausskandal allmählich auch noch in die Nähe eines Justizskandals. Im Gegensatz zu den Hinterbliebenen bekam Pier schnell Einsicht in die inzwischen tausend Seiten umfassenden Ermittlungsakten. Er las die belastenden Aussagen seiner Mitarbeiter und reagierte prompt: mit der Kündigung einer Kritikerin. Ansonsten gebe es aber keine Konsequenzen „gegenüber Mitarbeitern, die bei der Polizei ausgesagt" hätten, ließ Pier ausrichten. Aber Arnold Pier bekam zusätzlich Ärger mit der Steuerfahndung, die glaubte, dass er rund 800 Eingriffe unversteuert vorgenommen hatte, überwiegend zu Preisen von 5000 bis 10 000 Euro. Pier dementierte diesen Vorwurf ebenfalls.

Auch in der Klinik versuchte er mit Hilfe seiner Anhänger jede Kritik im Keim zu ersticken. Bei einer Versammlung, in der der Betriebsrat über die Ereignisse in Wegberg diskutieren wollte, kam es fast zu tumultartigen Szenen, weil Pier-Getreue skandierten: „Wir sind der Betrieb, und wir reden jetzt!"

Im April 2008 wurde es dann aber ganz ungemütlich für Pier. Trotz der zunächst lässigen Ermittlungsarbeit hatte die Staatsanwaltschaft in Düsseldorf ihre Anklage fertig: Sie legte Pier 69 Straftaten von „Fehlbehandlungen" an 17 Patienten zur Last. In drei weiteren Fällen wurde er der Körperverletzung mit Todesfolge angeklagt. Zudem habe er sich bei zehn weiteren Patienten für insgesamt 61 strafbare Handlungen wie fahrlässige, vorsätzliche, schwere oder gefährliche Körperverletzung zu verantworten. Aus „purem Gewinnstreben" habe Pier falsche Diagnosen gestellt und unnötige Operationen durchgeführt.

Zwar kam die anonyme Anzeige gegen Pier mit einiger Sicherheit aus dem Kreis des Ärzte- oder des Pflegepersonals. Dennoch machten einige Mediziner über viele Monate mit und deckten sogar noch Piers Methoden. Deshalb klagte die Staatsanwaltschaft acht Ärzte wegen Beihilfe zur Körperverletzung an.

Aber nur der Chef selbst musste sofort in den Knast. Wegen der „hohen Strafandrohung" und wegen der „Fluchtgefahr" hatte das Landgericht auf Antrag der Staatsanwaltschaft einen Haftbefehl gegen den fürchterlichen Mediziner erlassen. Im Juni 2009 hat das Landgericht Mönchengladbach die Anklage gegen Pier zugelassen. Er wird sich unter anderem wegen sieben Todesfällen in seiner Klinik verantworten müssen.

Für das Krankenhaus Wegberg hat das Intermezzo mit Pier indes gravierende Folgen. Mit der Übergabe an den zwielichtigen Mediziner hat die Klinik im Konkurrenzkampf mit benachbarten Häusern ihren Ruf eingebüßt. Sie muss nun heftiger denn je um das wirtschaftliche Überleben bangen.

Neue Behandlungsmethoden aus Marketinggründen – das Beispiel des OP-Computers Robodoc

Im deutschen Gesundheitswesen ist vieles reglementiert. Zu Recht, wie Fachleute meinen, weil die Gesundheit und das Leben der Menschen keine Ware seien, die man allein einem ungezügelten Markt überlassen dürfe. Zu Unrecht, wie andere Fachleute dagegenhalten, denn die Reglementierungen führten allenfalls zu Bürokratismus und trügen dazu bei, dass viele Arbeitsstunden zum Ausfüllen von Formularen verloren gingen, die man besser in die Behandlung der Patienten investieren solle. Reglementierungen würden zudem den Fortschritt in der Medizin hemmen und damit letztlich dem Patientenwohl schaden.

Die Kritiker des ausufernden Überwachungs-, Kontroll- und Dokumentationswesens hätten sicherlich Recht, wenn sich im Gesundheitsbetrieb nur Gutmenschen aufhalten würden, die ihre gesamte Schaffenskraft allein dem Patientenwohl opfern würden. Doch auch im Geschäft mit der Gesundheit arbeiten nicht bessere und nicht schlechtere Menschen als in anderen Branchen, und deshalb gibt es auch dort Menschen, die zuerst die eigenen Interessen befriedigt sehen wollen: Ärzte, die aus Eitelkeit oder Gewinnsucht Behandlungsmethoden anwenden, die sehr umstritten sind; Ärzte, die sich zur eigenen Profilierung und zur Verbesserung ihrer Einnahmen mit der Industrie verbrüdern; Ärzte, die versuchen, besser dazustehen als die Konkurrenz, weil sie als besonders fortschrittlich und innovativ gelten möchten.

Ein Paradebeispiel, wie durch solche Aktivitäten Dutzende von Menschen geschädigt werden können, war die Einführung der Robodoc-Operationen, an deren Folgen viele noch heute zu leiden haben. Eva-Maria Götz ist eine dieser Patientinnen. Von der neuen Wunderwaffe hatte sie sich zunächst sehr viel versprochen. Götz kannte einen jungen Mann, der angeblich schon wenige Wochen nach dem Eingriff mit der neuen Operationsmethode wieder Sport hatte treiben können. Das wollte die agile Frau, die seit vielen Monaten unter argen Hüftschmerzen litt, auch. Guten Mutes ließ sie sich deshalb in der Berufsgenossenschaftlichen Unfallklinik (BGU) Frankfurt am Main ein neues Hüftgelenk einsetzen. Das Besondere dabei: Ein Roboter fräste ihre Knochen aus. Die Ärzte hatten das Gerät, das ursprünglich in den USA für die Autoindustrie entwickelt worden war, in höchsten Tönen gelobt.

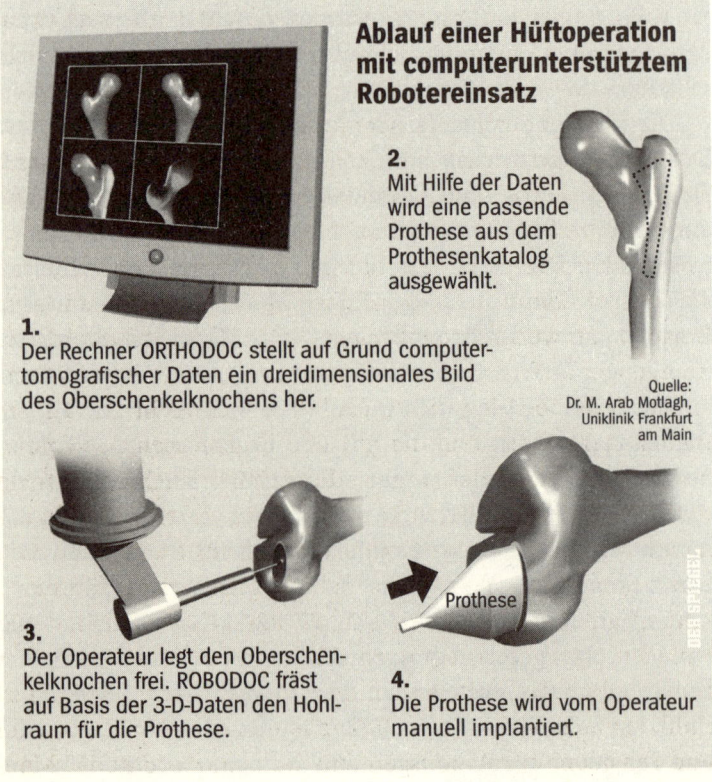

Ablauf einer Hüftoperation mit computerunterstütztem Robotereinsatz

2.
Mit Hilfe der Daten wird eine passende Prothese aus dem Prothesenkatalog ausgewählt.

1.
Der Rechner ORTHODOC stellt auf Grund computertomografischer Daten ein dreidimensionales Bild des Oberschenkelknochens her.

Quelle:
Dr. M. Arab Motlagh,
Uniklinik Frankfurt
am Main

DER SPIEGEL

Prothese

3.
Der Operateur legt den Oberschenkelknochen frei. ROBODOC fräst auf Basis der 3-D-Daten den Hohlraum für die Prothese.

4.
Die Prothese wird vom Operateur manuell implantiert.

Noch heute verflucht Götz den Tag, an dem die Maschine namens „Robodoc" in ihr bohrte. Die ehemalige Gemeinderätin aus dem badischen Gundelfingen hat Jahre qualvoller Schmerzen hinter sich. Sie kann sich nur noch mühsam fortbewegen und ist zu 50 Prozent schwerbehindert. Wie sie erst sehr viel später erfuhr, hatte der Roboter zwar wie geplant ihren Hüftknochen ausgehöhlt. Durch die Operation hatten sich jedoch Teile der Gesäßmuskulatur abgelöst. Als sich Götz beim Ärztlichen Leiter beschwerte, reagierte der nicht, stattdessen schickte die Klinik die Adresse ihrer Haftpflichtversicherung.

Mitte der neunziger Jahre hielten auch in der Medizin sogenannte Operationscomputer Einzug. Die Maschinen versprachen sauberes Arbeiten, grandiose Präzision und Sicherheit. Und deshalb waren sie für so manche Klinik, die sie einsetzten, ein wichtiges Marketinginstrument im Konkurrenzkampf um lukrative Eingriffe. Und wie Robodoc werden bis heute auch andere neue Produkte ausländischer Firmen in Deutschland eingesetzt, obwohl sie in ihrer Heimat noch gar nicht zugelassen sind. Die Hersteller nutzen dabei deutsche Patienten als Versuchskaninchen, um dann mit den Ergebnissen zum Beispiel die wesentlich strengere US-Zulassungsbehörde zu überzeugen – falls die Ergebnisse denn positiv sein sollten.

Bei Robodoc ging dieses Kalkül jedoch nicht auf. Es gab immer mehr Patienten, die mit den Ergebnissen der Operationen nicht zufrieden waren, die sich im Nachhinein nicht richtig aufgeklärt fühlten und falsch behandelt sahen. Auch namhafte Mediziner beklagten die Euphorie über den OP-Computer. „Robodoc ist völlig unsinnig und gefährlich", schimpfte etwa Rudolf Kleining, langjähriger Leiter der Unfallchirurgie der Paracelsus-Klinik in Marl. Die Vorteile der Roboterchirurgie seien einfach „nicht erkennbar", so Wolfhart Puhl, seinerzeit Chef der Orthopädie an der Uniklinik Ulm und Präsident der Arbeitsgemeinschaft Endoprothetik. Manche Kollegen würden den Kranken mit dem schönen Schein der Hightech auch Unfug andrehen, und es sei „deprimierend zu sehen, wie leicht Patienten zu verführen sind". Das waren starke Worte in einer Medizinerwelt, in der es untereinander zwar große Animositäten gibt, die aber mit öffentlichen Aussagen auffallend zurückhaltend ist, wenn es um das Gesamtbild einer Fachgemeinschaft geht.

Aber Robodoc forderte die Kritiker zu sehr heraus. Allein in der Frankfurter BGU operierte der Roboter, dessen Anschaffungskosten rund 500 000 Euro betrugen, etwa 6000 Patienten. Republikweit half die Maschine nach Schätzungen bei über 10 000 Operationen mit. Ärzte kritisierten vor allem, dass mit dem Computer aus den USA munter gearbeitet werde, ohne dass ausreichende wissenschaftliche Daten vorlägen. Niemand wisse, wie viele Operationen schon schiefgelaufen sind. „Wir probieren quasi die Methode für die Amerikaner aus", klagte Götz von Foerster, damals Ärztlicher Leiter der Hamburger Endo-Klinik.

Der Computer war Ende der achtziger Jahre vom US-Giganten IBM in Kalifornien entwickelt worden. 1990 erfolgte die erste Hüftoperation – sie wurde an den Gliedmaßen eines Hundes angewandt. Die Forscher erhielten daraufhin eine vorläufige Genehmigung von der amerikanischen Zulassungsbehörde Food and Drug Administration (FDA), das Gerät auch an Menschen auszuprobieren. Nachdem die Testphase vielversprechend gelaufen war, beantragten Wissenschaftler 1993 eine reguläre Zulassung, die sie freilich niemals erhalten sollten.

Doch die Amerikaner kamen auf die Idee, ihr Produkt einfach zu exportieren, schließlich sind viele Europäer ganz wild auf Computer-Innovationen aus den USA. Und es dauerte nicht lange, da setzten die Deutschen das Gerät ein, allen voran Martin Börner, der Ärztliche Direktor der Frankfurter BGU. 1994 schob er Robodoc zum ersten Mal an den OP-Tisch. Und tatsächlich war der Erfolg da, zumindest beim Publikum. Die Medien überschlugen sich geradezu mit hymnischen Berichten. Sie heizten die Nachfrage bei den Patienten an und machten so die Anschaffung und den Einsatz des Roboters in Kliniken attraktiver – es entbrannte ein Kampf um lukrative Hüft-patienten.

Robodoc sieht aus wie einer dieser Roboter, die im Werk von VW wie von fremder Hand geführt die Blechteile zusam-menschweißen. Nur noch filigraner. Bevor der Roboter anfängt zu fräsen, ermittelt ein Arzt mit einem Computertomogramm die Daten des Oberschenkelknochens. Ein Rechner (Orthodoc) entwirft daraufhin ein dreidimensionales Bild. Anschließend sucht der Operateur eine passende Prothese aus einem Katalog aus. Mit einem Tastarm fährt Robodoc dann an den Knochen und höhlt ihn aus.

Einige Orthopäden beäugten den massenhaften Einsatz im Klinikalltag von Anfang an skeptisch. Kollegen hätten „immer wieder dokumentierte Studien gefordert", sagt Joachim Has-senpflug, Chef-Orthopäde der Uniklinik Kiel. Mit dem Argu-ment, das sei Rasterfahndung, würden hierzulande Studien zur Qualitätssicherung abgeblockt, schimpft Puhl, damals auch Leiter einer Arbeitsgruppe zur Computerassistierten Orthopä-dischen Chirurgie. Doch der Frankfurter Börner wehrte alle Kritik ab: „Ich bin keiner Diskussion aus dem Weg gegangen." Seine Kollegen hätten gar nicht fachlich diskutieren wollen, ihnen sei es allein „um die grundsätzliche Ablehnung einer Technologie" gegangen.

Robodoc entfachte einen grundsätzlichen Streit über den Einsatz von Technik in der Medizin. Anders als in den USA, wo Unternehmen bei der Zulassung neuer Produkte „knallharte Auflagen erfüllen müssen", sagt Martin Engelhardt, Ortho-pädie-Chef des Klinikums Osnabrück, „lässt sich in unserem Fachgebiet jemand etwas einfallen und bastelt dann munter" damit herum. Wenn es sich bei den Patienten statt um Menschen „um Albinokaninchen handeln würde", so Puhl, „müsste sich eine Ethik-Kommission um diese Fälle kümmern".

Dabei war es nicht das erste Mal, dass sich Orthopäden mit offenbar mangelhaften Neuerungen herumschlagen mussten. Eine Zeit lang wurde zum Beispiel mit künstlichen Kreuzbändern aus Gore-Tex experimentiert, die deutsche Mediziner Patienten mit Schlotterknien ins Bein operierten. Während US-Behörden strengste Kriterien für die OP forderten, hätten sich „hier genügend unseriöse Leute gefunden, die das einsetzten", kritisiert der Marler Chirurg Kleining. Die Rechnung kam später: Dutzendweise lösten sich die Kunstbänder, viele Patienten mussten nachoperiert werden. Auch mit künstlichen Kreuzbändern aus Carbonfasern experimentierten deutsche Orthopäden herum – mit dramatisch schlechten Ergebnissen, wie sich später herausstellte. Wie schnell aber vermeintliche Verkaufsschlager zur Gefahr werden, zeigte besonders der Schweizer Hüftprothesenhersteller Sulzer Medica. Sein Marketing-Hit: die Kombination einer Knochenzementbefestigung mit einem Titanschaft. Über 100 000-mal wurde die Innovation allein in Deutschland verkauft – mit fatalen Folgen: Bei Patienten lockerten sich Prothesen, weitere Operationen waren notwendig.

Den Preis für allzu forschen Forschergeist haben in der Regel die Kranken zu zahlen. Eine davon war Monika Jansen, 64. Die Inhaberin eines Antiquitätengeschäfts aus Kronberg bei Frankfurt ließ sich 1997 in der BGU von Robodoc eine Endoprothese einbauen. Nach einigen Monaten schrumpfte der Oberschenkelmuskel, Muskelstränge rutschten regelrecht vom Knochen ab. Erst eine komplette Rekonstruktion des Muskels in der Hamburger Endo-Klinik linderte ihre qualvollen Schmerzen. Börner, sagt Jansens Freiburger Anwalt Jochen Grund, habe den Robotereinsatz „übertrieben positiv dargestellt". Auch das bestritt der Mediziner vehement.

Der große Vorteil der neuen Technik sollte die höhere Passgenauigkeit der neuen Hüfte sein. Hüftgelenkimplantate, hieß es in einer Pressemitteilung der BGU euphorisch, würden zu „99 Prozent exakt in den Knochen eingepasst"; mit der Hand würden Operateure dagegen nur 30 bis 35 Prozent erreichen. Dadurch sollte die Zahl der gefürchteten späteren Lockerungen der Implantate gesenkt werden, die nach etwa sechs Jahren auftreten können und eine erneute Operation nötig machen. Doch ob das so modern anmutende Verfahren wirklich so große Vorteile bringen konnte, war vollkommen ungeklärt. Denn als Preis für eine theoretisch höhere Passgenauigkeit musste der Patient Muskel- und Nervenschäden befürchten. „Damit der Roboter den Oberschenkelknochen fassen kann", erklärt Ludwig Zichner, zwischen 1992 und 2007 Ärztlicher Direktor der Orthopädischen Uniklinik Frankfurt, „muss man die Muskulatur weiträumig abschälen." Patienten würden auf diese Weise regelrecht ausgebeint. Auch dies hielt Börner für eine boshafte Kritik, der Zugangsweg sei „nicht größer als bei herkömmlichen Operationen, er beträgt zurzeit im Mittel 15 cm".

Geübte Operateure, sagt Fritz Uwe Niethard, Direktor der Orthopädischen Klinik an der Rheinisch-Westfälischen Technischen Hochschule in Aachen, könnten „leicht um die Ecke" raspeln, der primitive Industriecomputer habe jedoch geradeaus gefräst. Das sei eben schon mal ins Fleisch gegangen. Der Hamburger Orthopäde Foerster hat schon Robodoc-Patienten nachbehandelt, bei denen der „mittlere Gesäßmuskel einfach weggefräst war". Unzufriedene Patienten habe es nur zu Beginn gegeben, verteidigte sich hingegen Börner, für spätere Operationen seien über 100 Nachbesserungen vorgenommen worden. Der Chirurg verweist auf eigene „strenge Nachuntersuchungen". 2001 habe die BGU die ersten Robodoc-Patienten gecheckt, „spezifische Komplikationen" hätten danach nicht mehr vorgelegen. Außerdem kündigte Börner noch an, er wolle auch „der immer wieder gestellten Forderung nach einer Langzeitstudie nachkommen".

Doch dazu sollte es nicht mehr kommen. 2004 wurde Robodoc aus dem Verkehr gezogen. Viele Patienten, an deren Hüfte Robodoc versagte, so versichern Orthopäden, seien mühelos auf der Straße zu identifizieren – wegen ihres eigentümlichen Watschelgangs. Neulich, erzählt Monika Jansen, habe ihr eine andere Hüftoperierte mit der Krücke zugewinkt: „Hallo Robodoc".

Aus dem medizinischen Streit über Sinn und Unsinn wurde bald eine juristische Auseinandersetzung. Die Betriebswirtin Eva-Maria Götz war eine der Ersten, die den Klinikchef Börner zur Rechenschaft ziehen wollte. Und nicht nur dies: Sie war auch eine der Ersten, die den Roboterhersteller Integrated Surgical Systems (ISS) in den USA auf Schadensersatz und Schmerzensgeld verklagen wollte. Es gab bald viele Patienten, die sich ebenfalls als Opfer des Robodoc fühlten und sich ihr anschließen wollten. Doch nicht alle Geschädigten hatten das gleiche Durchhaltevermögen. Eines Nachts im Sommer 2001 erwachte Gisela Lenzen, sie war von Geräuschen aus der Küche geweckt worden. Doch da war es bereits zu spät. Sie hörte nur noch, wie ihr Mann schrie: „Ich halte es nicht mehr aus." Dann fiel der Schuss. Ihr Ehemann Willi Lenzen hatte kapituliert vor den entsetzlichen Schmerzen und sich mit einer Pistole selbst getötet. Alle Hoffnung, dass es jemals wieder besser würde, hatte ihn verlassen. Nach einer Hüftoperation im Mönchengladbacher Krankenhaus Bethesda war der 55-jährige Kraftfahrer nie wieder auf die Beine gekommen.

Gisela Lenzen schloss sich als Hinterbliebene den Klägern an: über 250 Menschen, die überzeugt sind, Robodoc habe ihre Hüfte verpfuscht, Menschen, die nach einer OP nur noch an Krücken laufen können, die im Rollstuhl sitzen oder ans Bett gefesselt sind. Mehrmals trafen sich die Geschädigten, um ihr

Vorgehen gegen die Kliniken und die Firma ISS abzusprechen. Der Hauptvorwurf: In Deutschland sei am lebenden Menschen ein für die Gelenkchirurgie ungeeignetes Werkzeug verwendet worden. Dass Roboter-Operationen ein höheres Risiko von Nerven- und Muskelschädigungen in sich trügen, sei ihnen vorenthalten worden.

Dem Freiburger Rechtsanwalt Jochen Grund, der 233 Robodoc-Opfer vertritt, fiel ein Schreiben aus der BGU-Klinik in die Hand, das genau das grundsätzliche Problem des Roboters beschrieb, nämlich zuviel Nerven- und Muskelgewerbe wegzufräsen. Beim Implantieren des Prothesenschaftes, heißt es in der „Fachärztlichen Stellungnahme" eines Oberarztes, würde „der Gluteus medius teildurchtrennt". Das könne zu „ungünstiger Narbenbildung im Muskelgewebe" führen. Lakonisch merkte der Autor an, dies sei „als schicksalhaft anzusehen" und kein fehlerhaftes Vorgehen des Operateurs. Die Fachwelt sah das anders. Werner Hein, Professor an der Universitätsklinik in Halle, hatte selbst 39 Operationen mit dem Rechner durchgeführt. Die Komplikationsrate: rund 25 Prozent – viel zu hoch, wie er meinte. Die Maschine verbannte er deshalb in den Keller. Danach fräste Hein wieder mit der Hand und forderte offen: „Aufhören mit Robodoc am Hüftgelenk. Es bringt keinerlei Vorteile." Viele Kliniken, die auf die angeblich revolutionäre Technik angesprungen waren, rangierten daraufhin die 500 000 Euro teuren Geräte aus.

Für die vielen hundert Geschädigten, die sich nach Robodoc-Operationen nur unter Schmerzen und humpelnd fortbewegen konnten, war es unbegreiflich, weshalb Ärzte eine Methode an ihnen ausprobieren durften, die offenbar noch nicht ausgereift war. Um das aufzuklären, wählten sie den ihrer Ansicht nach am ehesten Erfolg versprechenden Weg einer Schadensregulierung: eine Klage in den USA. Ihre Überlegung war, dass die Vereinigten Staaten als Gerichtsort nicht nur höhere Schadenersatzsummen ermöglichen; dort könnten zudem alle Verfahren – anders als dies in Deutschland möglich wäre – bei einer Staatsanwaltschaft gebündelt werden, so dass die Ausforschung der Schuldfrage wesentlich einfacher wird. In Deutschland liegt die Beweislast zudem, anders als in den USA, in der Regel bei den Opfern von Behandlungsfehlern, ein Umstand, der den Nachweis ärztlicher Kunstfehler erheblich erschwert.

Die Chancen, dass sich US-Gerichte der Robodoc-Fälle annehmen würden, schienen anfangs nicht schlecht, da zum einen ISS eine amerikanische Firma ist, zum anderen eine Klägerin, die in Frankfurt operiert wurde, aus Florida stammte. Als schlagkräftige Partner hatte sich der Freiburger Anwalt Grund zwei Kanzleien aus Miami und Los Angeles gesucht. Einer der Anwälte, Tom Girardi, wurde durch seine Mitarbeit im Fall Erin Brockovich berühmt, den Hollywood später mit Julia Roberts in der Hauptrolle verfilmte. Wegen Vergiftungen mit Chrom(VI)-Verbindungen bekamen damals Geschädigte aus der kalifornischen Provinz insgesamt 333 Millionen Dollar Schadenersatz ausgezahlt.

Die Ziele der deutschen Robodoc-Opfer waren dagegen bescheidener. Carl-Heinz Rühl, ehedem Bundesligatrainer und Manager beim 1. FC Köln und bei Hertha BSC Berlin, wäre schon froh, wenn die Verantwortlichen „endlich zur Rechenschaft gezogen" würden. Der ehemalige Fußball-Profi ließ sich 1999 in Frankfurt vom OP-Rechner operieren. Seither ist an einen Job in der Bundesliga gar nicht mehr zu denken, überallhin begleiten Rühl seine Schmerzen. Gehen kann er nur noch an Krücken. Auch die Fußballspiele kann Rühl nur noch eingeschränkt im Stadion genießen. „Bei Toren kann ich nicht mehr vor Freude hochspringen", sagt er.

Inzwischen sind fast 15 Jahre vergangen, seitdem Robodoc erstmals in deutsche Operationssäle geschoben wurde. Der elektronische Kollege ist längst überall zwangspensioniert worden, und auch der Robodoc-Propagandist Börner hat seinen Posten als Chefarzt aufgegeben. Aber die juristische Auseinandersetzung läuft weiter. Im April 2006 rückten Staatsanwälte und Kriminalbeamte an und durchsuchten Räume in der Frankfurter BG-Unfallklinik. Nach einer Anzeige ermittelten sie gegen den ehemaligen Ärztlichen Direktor Börner, den Geschäftsführer und zwei weitere Ärzte wegen des Verdachts der fahrlässigen und schweren Körperverletzung.

Ein US-Gericht hatte es zu diesem Zeitpunkt bereits abgelehnt, sich mit den deutschen Klägern auseinanderzusetzen. Der Grund: Solange sich deutsche Gerichte mit dem Fall befassen, will die amerikanische Justiz nichts damit zu tun haben. Doch die deutschen Verfahren gingen nur sehr mühsam voran. Immerhin: Einer der vielen Fälle landete vor dem Bundesgerichtshof (BGH) in Karlsruhe. Und dort kam es zu einer durchaus verbraucherfreundlichen Grundsatzentscheidung. Wer eine neue und noch nicht allgemein eingeführte Methode mit neuen, noch nicht abschließend geklärten Risiken anwendet, so der VI. Zivilsenat des BGH, der müsse den Patienten auch aufklären und darauf hinweisen, „dass unbekannte Risiken derzeit nicht auszuschließen seien". Der Patient müsse in der Lage sein, selbst zu entscheiden, ob er sich den unbekannten Risiken unterwerfen oder ob er nach der herkömmlichen Methode operiert werden wolle. Schadenersatz und Schmerzensgeld wollte der BGH der Frau mit der künstlichen Hüfte dennoch nicht zugestehen. Sie sei zwar mangelhaft aufgeklärt worden, so meinte das Gericht, die eingetretene Nervschädigung sei jedoch ein Risiko, dass auch der traditionellen OP-Methode angehaftet habe.

In den vielen Dutzend anderen Verfahren, die noch anhängig sind, geht es um die Klärung von zwei Fragen. Erstens: Hat Chefarzt Börner Robodoc eingesetzt, weil das Hightech-Gerät ein gutes Geschäft war als Marketinginstrument für die eigene Klinik und um für den Hersteller eine große Patientenstudie zu erstellen, mit deren Hilfe die Methode auch in den US-Markt hätte gedrückt werden können? Und zweitens: War der Einsatz von Robodoc ein Behandlungsfehler, weil es bekannt gewesen sein müsste, dass der stählerne Kollege so schlechte Ergebnisse liefert?

Vor der 18. Zivilkammer des Landgerichts Frankfurt wird stellvertretend ein Verfahren geführt, das zeigt, wie zäh und wie mühevoll es für die betroffenen Hüftpatienten sein kann, nach so vielen Jahren der Schmerzen Recht zu bekommen. So konnte Rechtsanwalt Grund zwar nachweisen, dass Operateur Börner einen Vertrag mit dem Hersteller aus den USA unterschrieben hatte, um eine große Studie „zum Zwecke der späteren raschen Zulassung in den USA" zu erstellen. Die deutschen Patienten wären somit Versuchskaninchen gewesen, ohne vorherige Einwilligung. Doch dann behauptete Börner, es gebe zwar den Vertrag, die Studie sei aber so nie durchgeführt worden.

Für den hinzugezogenen Gutachter gab es keinen Zweifel, dass die Anschaffung von Robodoc allein aus Gründen einer besseren Auslastung der Kliniken geschehen sei. Christoph von Schulze Pellengahr, Chef der Orthopädischen Uniklinik in Bochum, betonte, dass Robodoc niemals einen Vorteil gegenüber herkömmlichen Methoden gehabt habe: „Die Begründung vieler Kliniken für die Anschaffung des Robodocs lagen oftmals im Marketing und in der Patientenakquirierung". Ungeachtet der möglichen wirtschaftlichen Vorteile hätten sich viele erfahrene Operateure, „trotz des Marketingdrucks und der Konkurrenz um Patientenströme", gegen das Verfahren entschieden, weil es viele Nachteile gehabt habe. Zudem liege „bis heute kein Nachweis eines Vorteils des Robodoc-Verfahrens vor, weswegen in den USA das Verfahren bis heute keine Genehmigung hat". Fortschritt in der Medizin müsse gewährleistet bleiben, resümierte Schulze Pellengahr, aber „entgegen der Situation beim Robodoc sollte diese Fachdiskussion unabhängig von massiven Marketingmaßnahmen geführt werden".

Bei einer der entscheidenden Fragen für die Entschädigung der Robodoc-Opfer blieb der Gutachter indes schwammig. Anders als viele andere prominente Orthopäden wollte sich der Gutachter nicht eindeutig darauf festlegen, ob Robodoc systembedingt einen größeren Zugang zum Knochen braucht und somit mehr Muskeln und Nerven schädigt als notwendig. Und so mussten Eva-Maria Götz und ihre Leidensgenossen

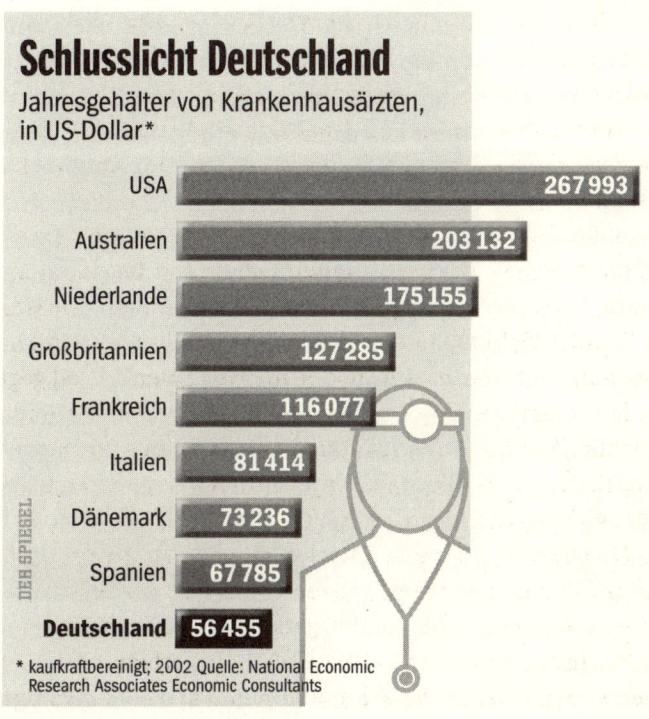

Schlusslicht Deutschland
Jahresgehälter von Krankenhausärzten, in US-Dollar*

USA	267 993
Australien	203 132
Niederlande	175 155
Großbritannien	127 285
Frankreich	116 077
Italien	81 414
Dänemark	73 236
Spanien	67 785
Deutschland	56 455

* kaufkraftbereinigt; 2002 Quelle: National Economic Research Associates Economic Consultants

DER SPIEGEL

weiter darauf warten, für das typische Robodoc-Hinken und den lebenslangen Schmerz entschädigt zu werden.

Im Juni 2008 bekamen die Opfer des Robodoc doch noch einmal starken Rückenwind. Die Barmer Ersatzkasse hatte ihren Auftrag, sich umfassend für ihre Versicherten einzusetzen und Kosten zu verringern, ernst genommen und zwei Gutachten in Auftrag gegeben. Denn auch für die Kassen waren durch die vielen Nachbehandlungen und wegen der teuren Schmerzmittel hohe Kosten entstanden. Ludwig Zichner, inzwischen emeritierter Professor für Orthopädie und Orthopädische Chirurgie der Universität Frankfurt am Main, lässt in seinem Gutachten am Computer und allen, die jahrelang damit gearbeitet haben, kein gutes Haar. Nach den Operationen seien bei Patienten Muskellücken und Degenerationen sowie Druckschmerzen, ausgeprägte Narben und ein Hinken festgestellt worden. Zichner betont noch einmal, dass „zum Zeitpunkt des Einsatzes in Deutschland und anderen europäischen Ländern" keine wissenschaftliche Bewertung der neuen Methode vorgelegen habe. Es sei laut den vorhandenen Unterlagen zudem keine hinreichende Aufklärung der Patienten erfolgt: „Dagegen wurde ausgiebig in den diversen Medien die ‚Werbetrommel' gerührt." Es sei ein „grober methodischer Fehler", folgert der renommierte Mediziner, „industrielle Gerätschaften quasi ungeprüft zur humanen Anwendung einzusetzen". Außerdem sei die Methode „nach entsprechenden Mitteilungen zu lange beharrlich" genutzt worden. Schon 1999 hätten Kollegen auf Kongressen im Zusammenhang mit Robodoc über „Menschenversuche" gesprochen, erst 2004 sei das Verfahren jedoch eingestellt worden.

Für ein zweites Gutachten untersuchte der Wiesbadener Radiologe Peter Grebe mit der Magnetresonanztomografie (MRT) rund 100 Hüften, die Robodoc bearbeitet hatte, und verglich diese mit 17 Hüften, die in den Händen von Orthopäden gewesen waren. Das Ergebnis war ein Desaster für den Computer. Im Mittel seien 30 bis 70 Prozent des Muskelansatzes vom Musculus glutaeus vernarbt gewesen. Auch die Sehnen seien stark beschädigt gewesen, das Hinken der Patienten sei eine Folge von Abduktorenschwächen. Für Anwalt Grund boten die neuen Expertisen endlich eine gute Grundlage für die noch anstehenden rund 200 Verfahren.

Lehren kann aus dem Robodoc-Skandal nach Ansicht des Anwalts das gesamte Gesundheitssystem ziehen: „Wissenschaftlicher Fortschritt im Operationssaal? Ja, unbedingt! Chancen nutzen, Vorreiter sein, in Nischen vorstoßen […]: selbstverständlich, das ist kein Thema. Aber umso mutiger man diese Dinge umsetzt, desto schneller und zuverlässiger müssen die Korrekturen greifen, wenn sie denn erforderlich sind."

Geldverdienen auf Kosten der Schwächsten? – das Beispiel von Frühchen

Anfang 2008 erreichte die Hamburger Staatsanwaltschaft ein ungewöhnlicher Vorgang. Das Altonaer Kinderkrankenhaus im Westen Hamburgs erstattete Selbstanzeige. Die Staatsanwälte sollten klären, ob ihnen bei der Behandlung eines gestorbenen Frühchens ein Fehler unterlaufen sei. Die Anklagebehörde beschlagnahmte daraufhin den kleinen Leichnam und ließ ihn im Institut für Rechtsmedizin obduzieren. Ein Gutachter wurde eingeschaltet. Er sollte klären, ob das kleine Kind einfach zu unausgereift und zu schwach gewesen war oder ob ein ärztlich verschuldeter Zwischenfall seinen Tod verursacht hatte.

Das Frühchen war rund drei Wochen zuvor mit einem Gewicht von nur 350 Gramm zur Welt gekommen. Es war extrem klein und krank. Da es Probleme am Zwerchfell hatte, sollte es operiert werden. Doch während des Eingriffs kam es zu Blutungen. Mit dem Medikament NovoSeven versuchte das OP-Team die Blutungen zu stoppen. Womöglich wurde dabei in der Hektik die Menge für das winzige Lebewesen falsch berechnet. „Medikament viel zu hoch dosiert", titelte die *Hamburger Morgenpost* den Beitrag.

War es einer dieser tragischen Fehler, die auch den besten Krankenhäusern unterlaufen, oder war es ein Fehler des Systems, dass Ärzte im Klinikalltag allzu oft auch an Behandlungen beteiligt sind, die sie in Wahrheit nicht richtig beherrschen? Das Altonaer Kinderkrankenhaus (AKK) beherbergt eines der größten Perinatalzentren Deutschlands, mit jährlich 100 Frühgeborenen unter 1500 Gramm Geburtsgewicht ist reichlich Erfahrung vorhanden. Und das AKK ist stolz auf seine moderne Auseinandersetzung mit Fehlern im eigenen Haus. Es beteiligte sich zwischen den Jahren 2005 und 2007 sogar an einem Wettbewerb im Bereich Fehlermanagement unter Leitung des Instituts für Gesundheits- und Medizinrecht der Universität Bremen und wurde mit dem zweiten Preis ausgezeichnet.

Der Fall in Altona befeuert einen Streit, der seit einiger Zeit sehr heftig geführt wird. Dabei spielen in der Debatte nicht nur medizinische Argumente eine Rolle, sondern besonders auch wirtschaftliche Erwägungen und gelegentlich auch ideologische Erklärungen. Während die Krankenkassen sagen, dass die Qualität der Behandlung auch etwas mit Erfahrung zu tun habe und sie deshalb für einige komplizierte Eingriffe bestimmte Fallzahlen oder sogenannte Mindestmengen verlangen, streiten die Krankenhäuser diesen Zusammenhang ab. Ihr Argument: dafür würden die wissenschaftlichen Beweise fehlen. Der Grund für die scharfe Auseinandersetzung: Krankenkassen wollen medizinische Leistungen zur Verbesserung der Qualität stärker konzentrieren – die Krankenhausträger dagegen wollen auch aus finanziellen Gründen ihren Versorgungsauftrag komplett erfüllen, sie wollen also alles machen dürfen.

Und nirgendwo ist die Debatte aufgeheizter als in der Frage, wer die kleinsten Patienten behandeln sollte: jedes Krankenhaus oder nur die Häuser, die genügend ausgebildetes Personal bereitstellen können, oder gar nur spezielle Zentren, die jährlich eine bestimmte Fallzahl aufweisen können?

Leonie ist ein unfassbar winziges Baby. Die Händchen sind so groß wie der Daumennagel ihrer Mutter, die Füßchen fänden Platz in einer Streichholzschachtel. Unter der papierdünnen Haut schimmern bläulich die Adern, Schläuche und Kabel schlängeln sich von dem mageren Körper zu Monitoren und Infusionspumpen; über dem rechten Knöchel misst eine Mini-Manschette den Blutdruck. Leonies Zuhause ist ein Inkubator, ein Brutkasten aus Plexiglas, in dem konstant eine Temperatur von 33,5 Grad und eine Luftfeuchtigkeit von 65 Prozent gehalten werden. Normalerweise dürfte Leonie noch gar nicht

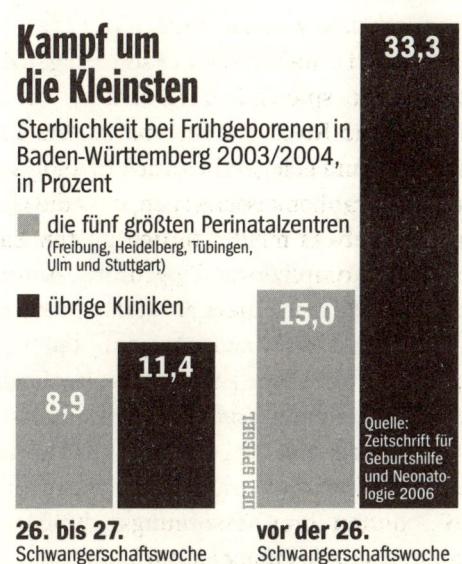

Kampf um die Kleinsten

Sterblichkeit bei Frühgeborenen in Baden-Württemberg 2003/2004, in Prozent

▨ die fünf größten Perinatalzentren
(Freibung, Heidelberg, Tübingen, Ulm und Stuttgart)

■ übrige Kliniken

33,3

15,0

11,4

8,9

Quelle: Zeitschrift für Geburtshilfe und Neonatologie 2006

DER SPIEGEL

26. bis 27.
Schwangerschaftswoche

vor der 26.
Schwangerschaftswoche

auf der Welt sein, ihr Geburtstermin hätte um Weihnachten herum liegen sollen. Aber Romy Schönfeld, 30, aus Ernsbach in Schwaben, bekam am 2. September vorzeitig Wehen – und so ist ihre Tochter eines dieser sogenannten Frühchen geworden, eine Frühgeburt, die in der 24. Schwangerschaftswoche zur Welt kam: 27,5 Zentimeter groß und 480 Gramm leicht. Neben ihr auf der Kinderintensivstation der Ulmer Universitätsklinik liegen 26 solcher Frühchen. Normalerweise hätte Romy Schönfeld zur Weihnachtszeit zwei Kinder entbunden. Doch Leonies Zwillingsschwester hat die vorzeitige Geburt nicht überlebt. Der Tod des Mädchens ist auf fatale Weise typisch für den Umgang mit Risikoschwangerschaften in Deutschland.

Frühchen auf die Welt zu bringen ist ein lukratives Geschäft. Wenngleich besonders vielen kleineren und mittleren Krankenhäusern die Erfahrung bei der Behandlung so zarter Lebewesen fehlt, so wollen sie dennoch auf diese Einnahmequelle nicht verzichten. Die Mini-Babys bringen bis zu 90 000 Euro ein – je kleiner, desto mehr. Die Leistungsentgelte bemessen sich nach dem Gewicht und dem Schweregrad des Falls, nicht nach dem Erfolg der Behandlung.

Mit diesem System leistet sich Deutschland einen Sonderweg. In anderen Industrieländern werden Mütter, denen eine Frühgeburt droht, von Spezialisten in dafür eigens ausgestatteten Kliniken behandelt. Hierzulande verhindert unter anderem eine starke Lobbyistenschar eine solche Konzentration. Der SPD-Gesundheitsexperte Karl Lauterbach, einer der lautesten Kritiker von Fehlentwicklungen im deutschen Gesundheitswesen, hält den Umgang mit den Frühchen für einen besonderen Skandal. „Jahr für Jahr werden Hunderte Babys auf dem Altar der Gier von Krankenhäusern und Chefärzten geopfert", sagt Lauterbach.

Seit mindestens 20 Jahren gibt es wissenschaftliche Belege dafür, dass es einen direkten Zusammenhang zwischen der

Anzahl solcher Risikogeburten in einer Klinik und den Behandlungserfolgen gibt: Je erfahrener die Ärzte und je höher die Zahl der Fälle, so lautet zumeist die eindeutige Aussage, desto größer ist die Chance dieser Kinder, zu überleben und ohne Spätfolgen davonzukommen.

Weil die Ergebnisse so eindeutig sind, wollte Bundesgesundheitsministerin Ulla Schmidt (SPD) bereits 2003 bei der Einführung von Fallpauschalen den Krankenhäusern Mindestmengen abverlangen: Besonders unreife Babys mit einem Gewicht von unter 1500 Gramm sollten danach nur noch in Kliniken entbunden werden dürfen, die pro Jahr mindestens 50 solcher Fälle behandeln. Die Entscheidung darüber trifft aber nicht die Politik, sondern die Selbstverwaltung im Gesundheitssystem: Im sogenannten Gemeinsamen Bundesausschuss (G-BA) sitzen unter anderen Vertreter der Krankenkassen und der Deutschen Krankenhausgesellschaft. Und Letztere hat eine sehr eigene Sicht auf das Problem. Es ist eine Sicht, die von ökonomischen Gedanken geprägt ist. Die Geburtenzahl sinkt seit zehn Jahren, die Zahl der zu früh geborenen Säuglinge unter 1500 Gramm steigt indes steil an, seit 1990 um über 20 Prozent auf 8047 im Jahr 2006. Die Gründe dafür sind bekannt: Immer mehr Frauen rauchen während der Schwangerschaft, was der Plazenta schadet; immer mehr bekommen ihre Kinder erst im fortgeschrittenen Alter; und schließlich spielen auch die künstlichen Befruchtungen eine Rolle. Angesichts dieser gegenläufigen Statistiken sind die Frühchen für viele Hospitäler als Umsatzbringer unentbehrlich.

Von derartigen finanziellen Hintergründen ahnte Romy Schönfeld nichts, als sie im August zum ersten Mal Wehen bekam. „Vielleicht sind das ja nur ganz harmlose Bauchschmerzen", versuchte sie ihren Mann zu beruhigen. Ihren fünfjährigen Sohn Justin hatte die gelernte Bäckerin ganz problemlos geboren. Sie ging in ein Krankenhaus, das die Hebamme empfohlen hatte. Von dort schickte man sie im Krankenwagen mit Blaulicht weiter in das nächstgrößere Krankenhaus in der schwäbischen Provinz. „Heute würde ich darauf bestehen, dass man mich in die Uniklinik bringt", sagt sie, „aber ich war doch so ahnungslos." Ein Arzt verordnete ein Anti-Wehenmittel, sie bekam noch ein paar Tabletten und den guten Rat, „zu klingeln, wenn die Fruchtblase springt". Sie lag in ihrem Zimmer, hatte Herzrasen und dachte immer nur: Das ist zu früh, das ist zu früh. Sie hatte bereits im Februar eine Fehlgeburt und das Kind in der sechsten Woche verloren. Morgens um drei Uhr platzte die Fruchtblase einer ihrer Zwillingstöchter, in der 20. Schwangerschaftswoche. Kinder in diesem Stadium sind nicht lebensfähig, frühestens ab der 22. Woche haben so kleine Wesen eine Chance gerettet zu werden – aber nur dann, wenn die Mutter unter anderem mindestens an einem, besser noch an zwei Tagen vor der Geburt Cortison bekommen hat, damit die Lungen des Frühchens ausreifen können. Romy Schönfeld hat kein Cortison erhalten. Im Provinzkrankenhaus hatte man mit einer derart vorzeitigen Geburt keine Erfahrung. Die Frau wurde in den Kreißsaal geschoben, bekam weiter Wehen hemmende Mittel und hörte die Herztöne ihrer beiden Kinder. Das eine Mädchen steckte im Geburtskanal fest, der sich durch die Medikamente immer weiter zusammenzog. Als das Baby herausgeholt wurde, schlug sein Herz noch, doch nach ein paar Minuten blieb es stehen. Danach musste Romy Schönfeld strikte Bettruhe einhalten, um ihre andere Tochter nicht zu gefährden. Sie lag in einem Durchgangszimmer, erlebte, wie andere Frauen ihre Kinder bekamen, gesunde Säuglinge. Irgendjemand erzählte ihr, dass sie eigentlich nach Ulm müsste; dort sei man auf riskante Schwangerschaften eingerichtet.

Drei Wochen später bekam Romy Schönfeld wieder starke Wehen, sie war jetzt in der 23. Schwangerschaftswoche und bestand darauf, nach Ulm verlegt zu werden. Erst in der dortigen Universitätsklinik fiel auf, dass sie einen schweren Schwangerschaftsdiabetes entwickelt hatte und kurz davor war, ins Koma zu fallen. Den Ulmer Spezialisten gelang es, das Baby noch drei Tage zu halten. „24 Wochen und ein Tag", sagt Romy Schönfeld und streichelt Leonie, die einmal täglich ihr gläsernes Zuhause verlassen darf und sich sichtlich wohl fühlt, wenn sie mit all ihren Kabeln und Schläuchen auf die Brust der Mutter gelegt wird. Sieht Romy Schönfeld Leonie, dann sieht sie automatisch auch deren Zwillingsschwester, und sie ist sicher: „Wäre ich gleich nach Ulm gekommen, würden beide Kinder leben."

Ein paar Brutkästen neben Leonie liegt ein vergleichsweise großer Junge, erst ein paar Tage alt. Sein ganzer Körper ist aufgedunsen, ein deutliches Zeichen von Nierenversagen. „Einer unserer Katastrophenfälle", erklärt Sektionsleiter Helmut Hummler. Er ist Neonatologe, ein Kinderarzt mit dem Spezialgebiet Frühgeborenenmedizin. Alle paar Wochen erhalten er und sein Team Hilferufe aus der Provinz. Die Krankenhäuser mag Hummler nicht öffentlich kritisieren, „sonst schicken sie mir keine Notfälle mehr". Aber wütend ist er schon, wenn der Rettungshubschrauber wieder losfliegt und ein Kind per Transportinkubator geholt werden muss, das besser gleich in Ulm geboren worden wäre.

Dabei klappt die Arbeitsteilung mit einigen Provinzhäusern ausgesprochen gut. Die Risikobabys werden in Ulm geboren und, sobald sie stabil sind, zur weiteren Behandlung in die wohnortnahen Kliniken zurückverlegt. Nur wenige Ärzte trauen sich, offen über die falsche Behandlung von Frühchen zu sprechen. Ihnen sitzen die Verwaltungschefs im Nacken, die möglichst viele dieser lukrativen Geburten für ihre Häuser reklamieren. Mathilde Maier muss nicht so viel Diplomatie üben wie der Neonatologe Hummler. Die rothaarige Schwäbin ist erste Vorsitzende des Verbands „Früh- und Risikogeborene Kinder in Baden-Württemberg". Seit 22 Jahren engagiert sie sich, seit ihre Tochter mit 28 Wochen geboren wurde. Maier regt sich über kleine Krankenhäuser auf, die Frühchen entbinden, um Geld zu verdienen – und die Probleme hinterher bei den Spezialisten abliefern. Der Transport solcher Babys sei „lebensgefährlich", sagt Maier, sie kennt Fälle von Babys, die in Krankenwagen über holprige Straßen transportiert wurden und wegen schwerer Gehirnblutungen lebenslang behindert bleiben.

Frühgeborene sind Hochrisikopatienten, kleinste Fehler in der Behandlung können zur Katastrophe führen. Falsch dosierte Antibiotika machen die Frühchen taub, zu viel Sauerstoff schädigt die Netzhäute, und sie werden blind. Hochkompliziert ist auch die Ernährung, fast die Hälfte aller Frühgeborenen entwickelt Darmentzündungen, oder ein Teil des Darms wird nicht richtig durchblutet; solche Babys bekommen vorübergehend einen künstlichen Darmausgang. Auch das Abnabeln ist eine Wissenschaft für sich: Geht es so schnell wie bei normal entwickelten Babys, kann es zu erheblichen Hirnschäden kommen, weil der ohnehin schwache Blutdruck dieser Frühchen noch einmal absinkt.

Christian Poets, Ärztlicher Direktor der Uniklinik Tübingen, ist Deutschlands oberster Neonatologe, er ist Präsident der Fachgesellschaft. Er verzweifelt an der Unfähigkeit der Verantwortlichen, Mindestmengen in Deutschland einzuführen. „Wenn ich etwas jede Woche mache, kann ich das besser, als wenn ich es nur einmal im Jahr mache." In Deutschland kennt er kleine Krankenhäuser, die fünf oder zehn Frühgeborene pro Jahr behandeln, denen fehle folglich die nötige Praxis.

In den USA wurde die Behandlung solcher Babys bereits in den siebziger Jahren auf wenige Kliniken konzentriert, was zu einer erheblichen Steigerung der Überlebensrate geführt hat.

Anlass war, dass Präsident John F. Kennedy und seine Frau Jackie ein Frühchen verloren hatten. In Deutschland dagegen herrscht weitgehend Unwissenheit. „Die Frauen werden über die Problematik von Frühgeburten überhaupt nicht aufgeklärt, viele Gynäkologen weisen sie in falsche Kliniken ein", sagt Silke Mader, „und dann endet es in einem Alptraum." Die 35-Jährige aus der Nähe von München hat das bei der Geburt ihrer Zwillinge 1997 selbst durchgemacht. Ihre Tochter Lena, die nur 290 Gramm gewogen hatte, als sie zur Welt kam, starb nach einer Woche. Lukas, damals 515 Gramm schwer, ist inzwischen zehn Jahre alt und geht demnächst aufs Gymnasium. Silke Mader ist Vorstandsvorsitzende des Bundesverbands „Das frühgeborene Kind". Sie vertritt 60 000 Eltern, und in deren Namen verlangt sie die schnelle Einführung von Mindestmengen, „die viel menschliches Leid verhindern würden".

Uni-Professor Poets ist überzeugt, dass „jedes fünfte in Deutschland verstorbene Kind mit sehr niedrigem Geburtsgewicht noch leben könnte, wenn es in der richtigen Klinik behandelt worden wäre". Das sind mehrere hundert Kinder pro Jahr, dazu kommen fast genauso viele Kinder, die mit schweren Behinderungen leben müssen, weil sie am falschen Ort geboren wurden.

Poets Kollege Hummler hat dazu eine eindrucksvolle Studie vorgelegt. Darin wurden Behandlungsergebnisse der fünf größten Kliniken (Freiburg, Heidelberg, Stuttgart, Tübingen und Ulm) mit denen der kleineren Geburtskrankenhäuser in Baden-Württemberg verglichen: Demnach ist die Sterblichkeit von Kindern, die vor der 26. Schwangerschaftswoche geboren wurden, in kleinen Krankenhäusern mehr als doppelt so hoch wie in den spezialisierten. Auch die Rate von Hirnblutungen, die zu Behinderungen führen, ist signifikant niedriger. Erst bei den größeren Frühchen ab der 28. Woche nähern sich die Ergebnisse an.

Hummlers Studie deckt sich mit dem, was weltweit Stand der Wissenschaft ist – und was etwa in skandinavischen Ländern konsequent umgesetzt wurde. In Finnland gibt es nur fünf Kliniken, in denen Frühchen geboren werden dürfen. Weil sich 90 Prozent aller Frühgeburten vorher ankündigen, schaffen es auch die Frauen aus dem dünnbesiedelten Norden rechtzeitig in die Geburtskliniken im Süden. Nachdem DER SPIEGEL im Oktober 2007 über den „gefährlichen Streit um die Behandlung von Frühgeborenen" berichtet hatte, kritisierte Professor Michael Radke vom Klinikum Ernst von Bergmann in Potsdam die Haltung von Krankenhäusern, die wie „Profitcenter" handelten: „Weil ein unreifes Frühgeborenes einen hohen CMI-Wert (case mix index) und damit einen hohen Erlös bedeutet, schießen in Deutschland Perinatalzentren der höchsten Versorgungsstufe wie Pilze aus dem Boden, um sich am (nur auf den ersten Blick) lukrativen Markt der Frühgeborenenmedizin zu bedienen. Man mag einer Mindestmengenregelung anhängen oder nicht; die aus Qualitäts- und ökonomischen Gründen dringend notwendige Zentralisierung der Hochleistungsmedizin, wie z. B. die Versorgung hochgradig unreifer Frühgeborener, droht derzeit in Deutschland wegen des hilflosen Zuschauens der Politik den ökonomischen Interessen geopfert zu werden. Leicht auszumalen, wer die Leidtragenden sein werden [...] Schade, dass Frühgeborene keine Leserbriefe schreiben können."

Kleinere und mittlere Krankenhäuser beschwerten sich dagegen, dass ihnen der „Umgang mit sehr kleinen Frühgeborenen" streitig gemacht werden solle. Zum einen sei „bekannt, dass zu hohe Patientendurchsätze auch eine schlechte Versorgungsqualität bedingen könne", so der Chefarzt des Hegau-Bodensee-Klinikums in Singen. Zum anderen würden sich eben nur 90 Prozent der Frühgeburten ankündigen. Die übrigen zehn Prozent hätten bei einer noch größeren Zentrierung „deutlich schlechtere Überlebenschancen", weil das Personal in der weniger spezialisierten Klinik dann keine Erfahrung mehr besitze.

70 bis 80 Kliniken für Frühgeborene würden nach Ansicht von Chefarzt Poets auch in Deutschland ausreichen. Doch nutzen viele Bundesländer die Hängepartie im Gemeinsamen Bundesausschuss (G-BA) zu einer Kirchturmpolitik aus und lassen immer mehr spezielle Geburtskliniken zu, sogenannte Perinatalzentren. Über 200 sind es inzwischen, nicht alle leisten gute Arbeit, viele liegen weit unter den von Fachleuten geforderten Mindestmengen. Die Hardliner vom G-BA finden nichts dabei. Wenn Rudolf Kösters, Präsident der Deutschen Krankenhausgesellschaft, das Wort Mindestmengen hört, reagiert er harsch: Wer das fordere, der diene damit nur den großen Unikliniken, die sowieso die Angewohnheit hätten, „alles an sich reißen zu wollen und die Fläche blankzuziehen". Kösters, der als Vorstandsvorsitzender der St.-Franziskus-Stiftung in Münster auch Chef einiger Krankenhäuser ist, hält die Einführung von Mindestmengen für „Placebos": Sie gaukelten Sicherheit vor, böten sie aber nicht. Auch bei der Frühchenversorgung müsse man Wettbewerb zulassen.

Ähnlich argumentiert auch Rudolf Henke, Vorstandsmitglied der Bundesärztekammer: „Die, die Mindestmengen fordern, machen es sich viel zu leicht", glaubt er. Der nordrheinwestfälische CDU-Landtagsabgeordnete aus Aachen, Facharzt für Innere Medizin, sieht den Ruf kleinerer Häuser bedroht: Einige Kliniken mit niedrigen Fallzahlen, die nachweislich gute Arbeit bei der Frühchenversorgung leisten, würden bei der Festlegung von Mindestmengen vermutlich für immer von der „Marktteilnahme" ausgeschlossen.

„Unverantwortlich" nennt Gesundheitsministerin Schmidt solche Argumente. In kaum einem anderen Bereich der Medizin sei „der Zusammenhang zwischen Qualität und Mindestmengen so eindeutig bewiesen wie bei den Frühchen". Angesichts der Realitätsverweigerer würde sie zu gern jene Staatsmedizin machen, die ihr von Kritikern oft vorgeworfen werde: „Dann könnte ich die Mindestmengen sofort per Gesetz anordnen."

Stattdessen wird der Streit noch ewig weitergehen – und sich die Selbstverwaltung des Gesundheitswesens einmal mehr ad absurdum führen: Der G-BA debattiert seit Jahren über vorhandene Studien. Einigen Mindestmengen-Gegnern waren die Studien entweder zu alt, oder sie bezweifelten, dass man wissenschaftliche Ergebnisse aus den USA auf Deutschland übertragen könne. Was komisch klingt, denn bei Mindestmengen für Knieprothesen hat sich der G-BA ausdrücklich auf amerikanische Erfahrungen verlassen.

In einem internen Papier hat sich die AOK Rheinland dagegen eindeutig für die Festlegung von Mindestfallzahlen ausgesprochen und äußert darin ungewohnt scharfe Kritik am Egoismus der Ärzteschaft. Dort heißt es: „Dem Anspruch der Patienten auf die bestmögliche Versorgung steht der Anspruch des Arztes auf seine ‚Berufsfreiheit' gegenüber. Damit der

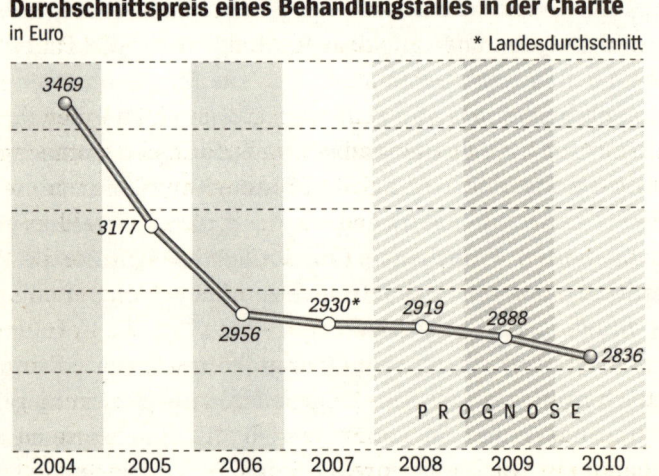

Durchschnittspreis eines Behandlungsfalles in der Charité
in Euro

* Landesdurchschnitt

3469

3177

2956

2930*

2919

2888

2836

PROGNOSE

2004   2005   2006   2007   2008   2009   2010

© Peter Palm, Berlin

Chefarzt nicht ‚einrostet' und der Assistenzarzt auch einmal einen seltenen Fall unters Messer bekommt, wagt man sich auch in kleinen Häusern dann und wann an hoch spezialisierte Fälle heran, für die dann weder die nötige Erfahrung noch die nötige Strukturqualität vorhanden ist. Patienten sind aber keine Objekte ärztlicher Selbstentfaltung, sondern müssen sich darauf verlassen können, dass für einen Eingriff zugelassene Krankenhäuser diesen auch mit der bestmöglichen Expertise durchführen können. Kein Arzt wird bei einem komplexen Eingriff [gemeint ist: an sich selbst] das nächstbeste Krankenhaus aufsuchen, sondern er wird sich sorgsam den Kollegen mit der größten Erfahrung und den besten Behandlungsergebnissen aussuchen – was er mit seinem Insiderwissen und seinen Recherchemöglichkeiten auch kann. Für den ‚Normalpatienten' ist eine solche Suche weder zumutbar noch leistbar."

Für die Theorie, dass höhere Fallzahlen mehr Qualität erzeugen, bringt die AOK Beispiele:

• Krankenhäuser, die wenige Hüftgelenksoperationen durchführen, haben eine dreifach höhere Infektionsrate, eine doppelt so hohe Revisions- und Komplikationsrate, höhere Kosten, längere Krankenhausaufenthalte und mehr Patienten, die an den Folgen sterben.

• Auch bei den Darmoperationen gibt es einen erkennbaren Zusammenhang zwischen Fallzahl und OP-Ergebnis, unter anderem was die Sterblichkeit und die Zahl der Amputationen angeht.

• Bei komplexen Operationen an der Bauchspeicheldrüse und der Speiseröhre mussten die Patienten in Häusern, die die Mindestmenge von zehn Operationen im Jahr nicht erfüllten, zwei bis dreieinhalb Mal so lange beatmet werden wie in Häusern, die die Mindestzahl von 10 Operationen erreichen. Die Patienten hingen somit zehn bis 20 Tage länger am Beatmungsgerät.

Besonders auffällig seien jedoch die Ergebnisse in der Behandlung von Neugeborenen mit sehr niedrigem Geburtsgewicht. Das Wissenschaftliche Institut der AOK hat bundesweit flächendeckende Abrechnungsdaten von 3842 Fällen aus den Jahren 2002 und 2003 analysiert: „Danach ist für ein Kind, welches in einer Klinik mit weniger als 28 Fällen pro Jahr behandelt wird, die Sterblichkeit im Vergleich zu einer Klinik mit mehr als 72 Fällen um 50 Prozent erhöht."

Ist es wirklich nur der Kampf um finanzielle Pfründe, weshalb sich dennoch nichts änderte? Oder ist es schlicht Gleichgültigkeit der Ärzte, Geschäftsführer und Krankenhausträger? Für die Antwort, dass die Frühchen und ihre Familien so gar keine Lobby haben, hat Kinderarzt Poets noch eine andere, sehr harte, kaum auszuhaltende Antwort bereit: „Es gibt immer noch das Vorurteil, dass Frühgeborene behindert sind. Und um so etwas soll man keine Umstände machen." Dabei überlebten 70 Prozent selbst der ganz kleinen Frühchen ohne Behinderung – wenn sie nur am richtigen Ort geboren wurden.

Das Geschäft mit Medizinprodukten und die traurige Rolle der Überwachungsinstitutionen

Am 3. Mai 2007 traf sich auf Einladung des Medizinischen Dienstes der Spitzenverbände der Krankenkassen (MDS) eine kleine Runde von Wissenschaftlern in Berlin zu einem Expertenforum. Das Thema der Veranstaltung klang nüchtern und sachlich: „Implantate und Co: Wer gibt Antworten bei Risiken und Nebenwirkungen?" In Wahrheit ging es in den Vorträgen und Gesprächen um ein brisantes Problem. Jährlich überschwemmen Tausende neuer Medizinprodukte und Arzneimittel den Markt. Jährlich werden in Deutschland allein 23 Milliarden Euro für Medizinprodukte, von der Spritze bis zum Roboter, ausgegeben. Doch manche schädigen mehr, als sie helfen, einige töten sogar. Im Krankenhaus denken die Patienten dann oft, sie würden die neueste, die beste Behandlung bekommen. In Wahrheit sind sie manchmal Versuchskaninchen angeblicher Innovationen. Und das Krankenhaus wird dann zum Tatort, nicht weil Ärzte schlampen oder nicht aufpassen, sondern weil ihre Hilfsmittel nicht so funktionieren, wie sie es sich vorstellen. Oder so, wie es die Industrie ihnen versprochen hat.

In der Expertenrunde auf dem Symposium in Berlin wurde Michael Forsting, dem Direktor des Institutes für Diagnostische und Interventionelle Radiologie und Neuroradiologie am Universitätsklinikum Essen, denn auch deutlich: „Immer häufiger versucht die Industrie, neue Produkte ohne valide wissenschaftliche Evaluation über ein rein technisches Zertifikat in die klinische Routine einzuführen. Und immer dann, wenn ‚Volkskrankheiten' – also ein potentiell großer Markt – von diesem Medizinprodukt profitieren sollen, versucht man sehr zielgerichtet, die nicht-wissenschaftlich tätigen Akteure ‚anzufüttern'."

Die Folgen sind mit viel Tamtam, mit viel Werbe- und Marketingaufwand in die Krankenhäuser gedrückte Medizinprodukte. Und die Patienten ahnen als Letzte, dass sie womöglich mit etwas traktiert werden, was noch gar nicht ausgereift ist. Den Versicherten und auch den Krankenkassen, sagt Hanspeter Schneider, Bereichsleiter Beratungsdienste beim MDS, fehle es „an Transparenz über den medizinischen Nutzen, über gesundheitsgefährdende Zwischenfälle und über die Wirtschaftlichkeit von Medizinprodukten". Schneider kritisiert, dass die Qualität der Behandlung nur noch eine untergeordnete Rolle spiele. Es gebe eine „Qualitäts-Desorientierung", denn „die Schlagworte vom Zeit- und Innovationsdruck bemänteln nur unzureichend eine Strategie, die im Grunde nur der Gewinnmaximierung dient". Anhand konkreter Beispiele beschrieb Hans Haindl, ein Sachverständiger für Medizintechnik, in Berlin die Folgen für den Krankenhausalltag. Es gab gebrochene Katheter, gebrochene Drähte, Fehler im Narkosesystem, zerstörte Pumpenmembranen, Rost an Schlauchsystemen. Haindl untersuchte die Produktfehler genauer und stellte fest, dass „etwa ein Viertel der Fehler durch Produktversagen ausgelöst wurden, ein Drittel dem unvermeidlichen Restrisiko zuzuordnen sind und der Rest auf Handhabungsfehlern beruht". Doch woran immer es gelegen hat, ausbaden müssen es die Patienten.

So wie die Familie Hellmann aus Niedersachsen. Es war einer dieser Tage, die Eltern niemals vergessen. Ramona Hellmann saß im St. Marienhospital von Vechta am Bett ihres Sohnes Sven. Die Ärzte hatten dem damals Sechsjährigen einen Tumor aus dem Kopf geschnitten. Jetzt sollte er seine achte, seine letzte Anwendung der Chemotherapie bekommen. Es schien Krankenhausroutine: An der linken Brust hatten die Mediziner zuvor einen sogenannten Port mit einem Venenkatheter unter die Haut gepflanzt, ein fingernagelgroßes Metallstück mit einem Kern aus Silikon. In dieses kleine Gehäuse spritzten sie jedes Mal die zelltötenden Infusionen, um nicht immer wieder erneut in die Vene stechen zu müssen. Doch an diesem Tag war etwas anders. Schon beim ersten Spülen beklagte sich Sven, der die Behandlung für gewöhnlich mit großer Gelassenheit über sich ergehen ließ, dass es ihm dieses Mal wehtue. Die Schmerzen hörten nicht auf, und mehrmals machte Sven darauf aufmerksam. „Sven sah komisch aus, und man sah ihm an, dass er Schmerzen hatte", sagt Ramona Hellmann, sie schob die Bettdecke beiseite und sah, dass sich Svens Brustkorb um rund zehn Zentimeter hochgewölbt hatte.

Ramona Hellmann rannte zum Arzt. In der Krankenakte heißt es: „Nach ca. 380 ml Infusion fiel auf, dass der Patient immer dicker wurde, der ganze rechte Oberkörper und Oberarm waren mit Wasser unterlaufen". Ein Doktor röntgte Svens Brust und sah, dass der „Port kaputtgegangen war". Rund drei

Liter aus den Infusionsbeuteln waren nicht in die Blutbahn gesickert, sondern in den Brustkorb geflossen. Am nächsten Tag bekam Sven Fieber. Die Ärzte entschlossen sich zu einer Notoperation, nachdem sie festgestellt hatten, dass sich ein Stück Schlauch, etwa 20 Zentimeter lang, vom Port gelöst hatte und sich durch die Blutbahnen schob. Doch der erste Eingriff hatte nicht den gewünschten Erfolg. Es konnte nicht verhindert werden, dass der Schlauch sogar durch Svens Herz wanderte und in der Lungenarterie eine Embolie auslöste.

Sven überlebte mit Glück. Inzwischen ins Klinikum Oldenburg verlegt, gelang es den Chirurgen dort, mit einem Herzkatheter, an dessen Ende eine winzige Zange befestigt war, das Stück Plastik wieder aus seinem Körper herauszupulen. Hartmut Koch, der damalige Chefarzt am Vechtaer St. Marienhospital, war dennoch nicht zu beruhigen – es sei ja nicht das erste Mal in seinem Krankenhaus durch dieses „fehlkonstruierte" Produkt ein Menschenleben gefährdet worden. Und was es noch schlimmer machte: dass sich die Behörde, die solche Apparate aus dem Verkehr ziehen sollte, offenbar nicht für das Drama interessierte. Koch, der überzeugt war, es müsse „eine Rückrufaktion stattfinden", telefonierte mit dem zuständigen Bundesinstitut für Arzneimittel und Medizinprodukte (BfArM); er fragte, ob erst „jemand sterben muss", bis das Amt etwas unternehme. Die Beamtin habe ihm geantwortet, es handele sich „um einen Einzelfall". Ihre Behörde sehe deshalb keinen Grund einzugreifen.

Seit dem Vorfall mit Sven Hellmann verbannte Kinderarzt Koch nicht nur das fehlerhafte Produkt aus seinem Krankenhaus, er zählte fortan auch zu den schärfsten Kritikern des BfArM, einer „Bundesbehörde mit gefährlicher Schnarchnasigkeit", wie er sagt – noch dazu eine, die dem Druck der medizinischen Industrie ziemlich hilflos gegenüberstehe. Schließlich gilt es, einen gigantischen Markt zu überwachen:

Allein 23 Milliarden Euro werden in Deutschland mit Medizinprodukten wie dem Port umgesetzt, der bei Sven versagte; hinzu kommen rund 40 Milliarden für Arzneimittel. Jahr für Jahr werden Novitäten auf diesen lukrativen Markt geworfen: Spritzen, Skalpelle und Rollstühle, künstliche Kniegelenke und Ernährungssonden, Beatmungsgeräte und Operationscomputer. Es ist ein kaum überschaubarer Basar. Anders als bei Arzneimitteln ist das BfArM selbst nicht für die Genehmigung von Medizinprodukten zuständig. Diese Aufgabe überlässt das Amt dem TÜV oder anderen Zulassungsstellen, die zum Beispiel das CE-Siegel vergeben. Oft reicht hierfür die Erklärung des Herstellers, dass „europäische Standards" bei der Fertigung eingehalten wurden.

Und so glaubt sich der Patient in Sicherheit, er vertraut den Überwachungsbehörden und baut auf den wissenschaftlichen Fortschritt. Er denkt, dass bei den Behandlungen nur umfassend geprüfte Geräte zum Einsatz kommen. Es ist ein Irrglaube. Zwar verzeichnete das BfArM von 2000 bis 2007 einen fulminanten Anstieg an Risikomeldungen, von 1934 auf 4646 im Jahr. Doch grundsätzlich geändert hat sich nichts: Noch immer warnt das BfArM äußerst selten vor kritischen Apparaten, noch immer kommen Geräte zum Einsatz, die längst verboten gehören, und noch immer kommen Menschen um. Genau gerechnet sind 262 Personen von Anfang 2005 bis Ende 2007 im Zusammenhang mit einem Medizinprodukt gestorben; darunter sind 150 Tote, bei denen bis heute keiner weiß, woran es genau gelegen hat – Kollateralschäden einer Industrie mit soliden Wachstumszahlen. 150 ungeklärte Todesfälle, eine Quote von 57 Prozent, das ist ziemlich viel in einem Land, in dem man sich sonst Mühe gibt, ungewöhnliche Vorfälle lückenlos aufzudecken. Gerichtsgutachter bringen manchmal Wochen damit zu, die Schuldfrage beim Blechschaden eines Autos zu ermitteln.

Noch schlechter sieht die Bilanz bei den „kritischen" Fällen wie dem von Sven Hellmann aus, die zwar nicht mit dem Tod des Patienten endeten, aber mit Dauerschäden oder schweren Eingriffen. Von den 930 gemeldeten Fällen blieben 711 unaufgeklärt – mehr als drei Viertel. Natürlich wissen sie im BfArM, dass sie mit diesen Zahlen ein Problem haben, und weil das Bundesgesundheitsministerium die Zahlen sehr genau registriert hat, hat die Behörde auch ein Problem mit dem Ministerium.

In der Berliner Regierungskoalition ist deshalb ein Streit über die Qualität des BfArM entbrannt. Ministerin Ulla Schmidt (SPD) würde am liebsten große Teile der Behörde durch eine privatwirtschaftlich organisierte Dienstleistungsagentur ersetzen, weil sie erhebliche Lücken im heutigen System sieht. Nur: Obwohl die Privatisierung sogar im Koalitionsvertrag vereinbart war, stellte sich die CDU quer. Sie meinte, dass sich nach der Umsetzung des Schmidt-Vorschlags zur Privatisierung der Behörde die Situation eher noch verschlimmere.

Für Familie Hellmann käme eine Neuordnung zwar ohnehin zu spät. Doch Ramona Hellmann will wissen, „wer verantwortlich dafür ist, dass so ein Produkt unserem Sohn fast das Leben gekostet hätte". Vom BfArM erhielt die Mutter bisher keine Hilfe, deshalb hat sie den Hersteller des Ports selbst verklagt. Es ist ein mühsames Verfahren. Der Hamburger Rechtsanwalt Matthias Teichner hat sich seit über 20 Jahren auf Medizinschäden spezialisiert, und er weiß aus vielen Fällen, dass „es sehr schwer ist, den Herstellern von Medizinprodukten beizukommen". Auch Teichner blitzte beim BfArM ab. Es bestehe wegen der „niedrigen Vorkommnisrate derzeit kein Handlungsbedarf", schrieb die Sachbearbeiterin. Und dies, obwohl der eingeschaltete Gutachter Hans Haindl eine Koryphäe seines Fachs in Deutschland ist und er davon ausgeht, dass das verwendete Material „möglicherweise nicht hinreichend beständig" gewesen sei.

Nun geht der Streit erst richtig los. Der Anwalt der Herstellerfirma weist alle Schuld am Drama mit Sven zurück – was Chefarzt Koch derart empört, dass er seine Kollegen auf der 100. Jahrestagung für Kinderheilkunde in Berlin vor dem Portkatheter warnte. Ungeachtet dessen darf der Hersteller den Port weiter auf dem deutschen Markt vertreiben.

Was in Deutschland fehlt, ist die vom Krankenkassenberater Schneider eingeforderte Offenheit über den Nutzen der Medizinprodukte. Grund dafür aber seien nicht allein die fehlenden Informationen, ergänzt der Sachverständige Haindl, sondern der Umgang damit: „Wir haben gute Daten, aber wir nutzen sie nicht." Weil das BfArM auf ihnen sitzt, als wäre der Schutz der Industrie wichtiger als der Schutz der Patienten. Und so verlassen Patienten scheinbar geheilt das Krankenhaus, sind aber, ohne es zu wissen, bisweilen nur mangelhaft zusammengeflickt. Beispiel künstliche Hüftgelenke: Jedes Jahr verpflanzen in Deutschland Mediziner über 170 000 solcher Implantate. Im Sommer 2004 tauchten erste Reklamationen über ein Produkt der österreichischen Firma Falcon Medical auf. Die künstlichen Hüftgelenke brachen ohne massive Fremdeinwirkung.

Der Hersteller erkannte „Spannungsrisskorrosionen" und nahm das Modell vom Markt. Doch bis zu diesem Zeitpunkt waren bereits 2369 Exemplare verkauft und eingesetzt worden. Einer, den es erwischte, war Hans-Joachim Zowe. Nach 40 Jahren als Bäcker, Möbelbauer und Tischler bekam der Mann aus der brandenburgischen Gemeinde Löwenberger Land schier unerträgliche Schmerzen in der Hüfte. Er erhielt ein neues Gelenk, und zunächst, sagt Zowe, „war alles wunderbar". Er konnte wieder laufen und Rad fahren, alles ohne Schmerzen. Im September 2007, gut drei Jahre nach seiner ersten Operation, passierte es: Er arbeitete im Garten, wollte sich umdrehen – und hörte ein lautes Knacken. Er fiel zu Boden und ahnte sofort, was los war. Das Hüftimplantat war gebrochen. Wieder eine OP. Eine neue Hüfte.

Zowe hatte sogar noch Glück. Sein Arzt hatte ihm vorher einen Hinweis gegeben, dass er wegen der schlechten Falcon-Implantate zur Risikogruppe gehörte. Viele andere Hüftpatienten wissen dagegen bis heute nicht, dass sie mit B-Ware in der Hüfte herumlaufen, Auto fahren oder zur Arbeit gehen. Der Berliner Anwalt Jörg Heynemann vertritt neben Zowe einige Dutzend Falcon-Geschädigte und Krankenkassen, die das Geld für die teuren Operationen erstattet haben wollen. Im Frühjahr 2008 hat Heynemann das Gutachten eines renommierten Sachverständigen erhalten. Die ernüchternde Botschaft: Alle künstlichen Falcon-Hüften der betreffenden Baureihe können jederzeit und ohne Vorwarnung brechen. Es gibt ältere Patienten, die wagen sich wegen der maladen Ersatzgelenke nicht mehr aus dem Haus. Doch Falcon verweigert ihnen eine Entschädigung. Geldangebote gibt es vorerst nur, wenn die eingebauten Hüftimplantate wirklich bersten. „Angeschmiert", sagt Heynemann, seien besonders die Patienten, die keine Rechtsschutzversicherung hätten und sich deshalb die enorm langwierigen Verfahren finanziell nicht leisten könnten.

Das BfArM sollte die Deutschen eigentlich vor solchem Ungemach schützen, es beschäftigt immerhin 1060 Menschen. Allein 134 Tote durch Medizinprodukte zählte das BfArM. Sie stehen versteckt im Kleingedruckten auf der Homepage des BfArM, man muss die Spalte Medizinprodukte anklicken, dort auf „Vigilanzsystem", wozu man als Patient aber wissen müsste, was Vigilanz überhaupt bedeutet, „Überwachung" nämlich. Und wenn man dann zufällig unten auf der Seite angekommen ist, ganz unten, dann gibt es dort noch einen Hinweis auf die Statistiken, wo die Toten dann endlich auftauchen, erst in der 23. von 33 Tabellen.

Doch die Medizinprodukte sind nur ein kleiner Nebenzweig der Bonner Behörde, die 1994 als eines von mehreren Nachfolgeinstituten des Bundesgesundheitsamts gegründet wurde. Das Gros der Mitarbeiter kümmert sich um die Zulassung von Medikamenten. Eine weitere Abteilung prüft Nebenwirkungen, die erst nach der Zulassung auffallen.

Jeder in der Behörde weiß, dass sie vor allem an diesen beiden Kriterien gemessen wird: Bei den Zulassungen geht es darum, dass neue, vielleicht lebensrettende Medikamente möglichst schnell in die Apotheken kommen. Und der Maßstab für die Streichung einer Zulassung ist auch sehr klar definiert: nie wieder Contergan. Nichts wäre für das BfArM schlimmer als ein Medikament, das es zu spät vom Markt nimmt – nachdem Patienten verkrüppelt wurden oder starben.

Doch Pharmaskandale wie Contergan gibt es immer wieder, auch wenn sie oft nicht so öffentlichkeitswirksam sind. Weil sie oft ältere Menschen betreffen, die nicht so viel Aufregung in den Medien verursachen, wenn sie durch Arzneimittel leiden. Vioxx war eines dieser Mittel.

Coryna Weist, 49, fährt leidenschaftlich gern Motorrad. Doch ihre roten Lederstiefel, den Integral-Sturzhelm und die Handschuhe hat die großgewachsene Frau mit den langen, dunkelblonden Haaren im Eingangsflur ihrer Wohnung auf dem obersten Regalbrett verstaut. Coryna Weist hat keine Verwendung mehr für ihre Ausrüstung. Seit ihrem letzten Versuch vor einigen Wochen weiß die gelernte Krankenschwester, dass sie ihre Yamaha wohl nie mehr durch den Verkehr steuern wird. „Mir fehlt das Gleichgewicht, und ich habe ständig Angst", sagt sie.

Vor fünf Jahren riss ein Herzinfarkt Coryna Weist aus ihrem bis dahin munteren Leben. Die Attacke kam ohne Warnung, ohne eine Vorahnung. Welche junge, sportlich-aktive Frau rechnet schon damit, dass das Herz versagen könnte? Seitdem ist sie krank, so krank, dass sie „morgens froh ist, wenn nichts Neues wehtut". Sie ist Frührentnerin und lebt in der Furcht, dass ihr Kreislauf zusammenbricht und ihr Leben endet. Doch so dramatisch sich ihr Alltag auch gewandelt hat: Coryna Weist ist jetzt endlich froh, dass sie kämpfen kann. Kämpfen gegen diejenigen, die ihr, so sieht sie es, die Gesundheit gestohlen haben. Die Kölnerin ist eine von rund 7000 Deutschen, die Opfer des Schmerzmedikaments Vioxx wurden. Eine von jenen, die sich Linderung vom Wundermittel des amerikanischen Merck-Konzerns erhofften. Eine von jenen, die für die Pilleneinnahme offenbar bitter bezahlen mussten: mit Schlaganfällen, Herzinfarkten, dem Tod. Coryna Weist und andere klagen gegen MSD Sharp & Dohme, die deutsche Merck-Tochter.

Vioxx änderte das Leben von Coryna Weist im Dezember 1999. Zunächst durchaus im positiven Sinne. Die Rheinländerin hatte Jahre unter starken Schulterbeschwerden gelitten. Es war wohl Verschleiß im Gelenk. Operationen bewirkten keine Linderung, Pharmaka gegen den Schmerz schlugen ihr auf den Magen. Es gebe ein neues Mittel aus den USA, eröffnete ihr schließlich der Hausarzt, „lassen Sie es uns einmal ausprobieren". Sie nahm zunächst 12,5 Milligramm des Wirkstoffs pro Tag, das Resultat war wenig überzeugend. Der Arzt verdoppelte daraufhin im Mai 2000 die Dosis, so wie es in der Packungsbeilage beschrieben war. „Irgendwie bringt es jetzt tatsächlich etwas", glaubte Coryna Weist. Im September 2001 bekam sie entsetzliche Schmerzen in der Brust, sie musste sich erbrechen, konnte kaum noch sprechen. Im Krankenhaus stellten die Mediziner einen Herzinfarkt fest. Die Klinikärzte behandelten sie so, wie man das für gewöhnlich tut bei Herzinfarkten. In der Alltagshektik auf der Station hatte niemand Zeit, der Frage auf den Grund zu gehen, was die wirkliche Ursache für den ungewöhnlichen Zusammenbruch dieser jungen Frau war.

Vier Monate später, Coryna Weist hatte sich gerade erholt, stand sie morgens auf und wollte so wie immer mit ihren Katzen sprechen, da versagte ihre Stimme. Die Diagnose lautete: Schlaganfall. Ein Blutgerinnsel war vom Herz ins Gehirn gewandert. Danach konnte sie wochenlang nicht sprechen, nicht schreiben. Das Gedächtnis ließ sie im Stich. Zähne und Haare fielen aus. Coryna Weist war gerade mal 39 Jahre alt und zeitweilig ein Pflegefall. Die Ärzte waren ratlos. Im Herbst 2004 meinte Coryna Weist schließlich zu wissen, was ihr Leben verpfuscht hat: Vioxx. Im Fernsehen erfuhr sie, dass Merck sein Schmerzmittel wegen des Verdachts gravierender Nebenwirkungen vom Markt genommen hatte. Für ihre Genesung kann Coryna Weist zwar nicht mehr viel tun, wohl aber kämpft sie nun um Gerechtigkeit: „Ich will, dass die Firma, die mir dies angetan hat, zur Rechenschaft gezogen wird." Der Berliner Medizinrechtler Jörg Heynemann hält die Krankheiten von Coryna Weist für einen eindeutigen Vioxx-Schadensfall. Ihr Kreislaufsystem sei vor der Einnahme des Mittels nachweisbar intakt gewesen. Es habe bei ihr keine Risikofaktoren auf Herzinfarkt gegeben, sie habe das Präparat exakt nach Firmenanleitung mindestens 22 Monate lang genommen. Heynemann verlangt von MSD in Haar bei München Schmerzensgeld in Höhe von mindestens 250 000 Euro.

Das Präparat schien anfangs ein Segen für Rheumakranke, Hüftgeplagte und Schulterlädierte sowie für gelenkgeschädigte Ex-Fußballer zu sein. Als „Super-Aspirin" priesen Pharmareferenten und eigens von Merck engagierte Medizinprofessoren das Schmerzmittel. Zur Markteinführung des sogenannten Cox-2-Hemmers gab der US-Multi über 100 Millionen Dollar pro Jahr aus – mehr als Pepsi für seine Cola-Reklame. Ärzte, die von Vioxx überzeugt waren, gab es reichlich. Cox-2-Hemmer greifen in biochemische Prozesse des Körpers ein und unterdrücken dabei Schmerz- und Entzündungsprozesse.

Sie schienen zudem wesentlich verträglicher als traditionelle Wirkstoffe, auf die etwa viele Rheumapatienten mit Magen-Darm-Blutungen reagieren. Allein 2003 setzte Merck mit Vioxx weltweit 2,5 Milliarden Dollar um. „Blockbuster" nennt man in der Pharmabranche jene Mittel, mit denen das große Geld verdient wird. Im Jahr darauf musste es vom Markt genommen werden. Eine Studie hatte ein erhöhtes Herzinfarktrisiko dokumentiert.

Auch die Medizinerin Monika G., damals 58, glaubte zunächst fest an Vioxx. Wie immer bei Marktneuheiten hatte sie sich ausführlich über die Nebenwirkungen informiert. Als Landärztin musste sie auch bei tiefsten Temperaturen nachts zu Unfällen raus oder endlos lange Treppen hinaufrennen. Irgendwann waren ihre Hüften so lädiert, dass sie wegen der Schmerzen selbst zu Vioxx griff. Wenn eine Nachtschicht anstand, nahm sie das Wundermittel auch mal prophylaktisch. An ihrem 59. Geburtstag blieb ihr abends im Bett plötzlich die Luft weg. Sie rief einen Kollegen an und sagte noch: „Ich glaube, ich habe einen Infarkt." Die Ärztin wurde gerettet. Aber die Behandlung ist kompliziert, weil die geschädigten Blutgefäße an einer Arterienverzweigung liegen.

Monika G. hat ihre Praxis aufgeben müssen, auch Rad fahren und laufen kann sie nur noch eingeschränkt. Sie klagt gegen MSD, weil sie sich sicher ist, dass ihre Herzprobleme nur von Vioxx kommen können. Denn die Mecklenburgerin hatte bis zu ihrem Zusammenbruch nie Übergewicht, hatte keine Herz- und Kreislaufprobleme und gute Blutwerte. Sie ist nicht rachsüchtig, und sie ist immer noch Wissenschaftlerin genug, um zu wissen, dass jedes Medikament auch Nebenwirkungen hat. Doch sie klagt, weil sie das, was die Firma getan habe, für „unverantwortlich" hält. Als Merck schon längst bekannt gewesen war, dass Vioxx das Risiko von Herzinfarkten erhöht, hätte die Firma das Mittel trotzdem „immer weiter auf den

Markt gepuscht", sagt sie. Zumindest die Pharmareferenten, die ihr in der Praxis gegenübersaßen, so meint sie, hätten „mich doch aufklären müssen".

Doch da unterschätzt sie Zwänge, unter denen sich die Pharmabranche sieht. Denn wie sehr die Zukunft eines Unternehmens von einem einzelnen Produkt abhängen kann, zeigte die Reaktion der Börse auf das Urteil eines US-Gerichts: Um 5,2 Milliarden Dollar sank der Börsenwert von Merck an einem einzigen Tag, nachdem texanische Richter den Hinterbliebenen eines Vioxx-Patienten in erster Instanz ein Schmerzensgeld von 253 Millionen Dollar zusprachen. Die amerikanische Arzneimittel-Zulassungsbehörde FDA kam bereits im August 2004 zu einem vernichtenden Ergebnis: „Vioxx erhöht das Risiko, einen Herzinfarkt zu bekommen, bei hoher Dosierung beinahe um das Dreifache. Wir schätzen, dass es so bei bis zu 140 000 Amerikanern zu Herzinfarkten kam."

In Deutschland wurde Vioxx 1999 zugelassen. Von 2002 bis 2003 beteiligte sich das BfArM an einem europäischen Risikobewertungsverfahren, das zu dem Schluss kam, dass der Nutzen von Vioxx seine Risiken überwiegen würde. Lediglich der Beipackzettel müsse um einige Warnhinweise ergänzt werden. Dass dann der Hersteller selbst das Medikament 2004 vom Markt nahm, hielt die Behörde aufgrund „neuer Erkenntnisse" und im „Interesse der Patientensicherheit" für richtig und empfahl, zwecks „Behandlungsalternativen" den Arzt zu konsultieren.

Was folgte, waren hierzulande harte juristische Auseinandersetzungen, wie im Fall von Karsten Mädel, 28. Der junge, stämmige Mann aus dem kleinen Bernburg in Sachsen-Anhalt bewegt sich so schleppend wie ein Greis. Seine Hüfte ist taub, auf dem Arbeitsmarkt ist er nicht mehr vermittelbar. Wegen seiner starken Rückenschmerzen bekam er vor drei Jahren Vioxx verschrieben. Jeden Tag nahm er eine Tablette, rund neun

Monate lang. Eines Nachts wachte der gelernte Heizungsbauer auf und hatte kein Gefühl mehr in den Armen, konnte kaum noch sprechen. Karsten Mädel hatte einen Schlaganfall erlitten. Ein ungewöhnlicher Befund für einen so jungen Mann. Auf der Suche nach der Ursache punktierten Ärzte am nächsten Tag seine Wirbelsäule. Seitdem kann er sich nur noch schwerfällig bewegen. „Mein Leben ist versaut", sagt Mädel. Er kann nicht lange stehen, nicht lange sitzen, nichts Schweres anheben. Nun müssen die Juristen klären, ob es wirklich Vioxx war, das seine Gesundheit ruiniert hat. Karsten Mädel hofft, dass die Verantwortlichen zahlen müssen – aus einem einfachen Grund. „Wenn jemand Scheiße baut, muss er dafür geradestehen", sagt er, „das mach ich doch auch."

Neben den gewaltigen Umsatzzahlen des Pharmamarktes erscheinen die Medizinprodukte eher ein leidiger Sekundärzweig für das Bonner BfArM zu sein. Auf 400 000 verschiedene Hilfsmittel schätzt der Sprecher der Behörde, Ulrich Heier, den deutschen Markt, doch so genau weiß das niemand. BfArM-Direktor Johannes Lütz, früher Leiter der Abteilung Medizinprodukte, wackelt mit dem Daumen. So „ungefähr" soll das heißen, es könnten genauso gut auch 600 000 sein. Dirk Wetzel, sein Nachfolger, vermutet dagegen: nur 40 000.

Keine Behörde hat im Blick, was so alles auf dem Markt ist, denn anders als bei den Arzneimitteln hat das BfArM mit der Zulassung von Geräten und Hilfsmitteln nichts zu tun. Die ist allein Sache der Industrie. Der Hersteller muss sich nur irgendwo in Europa ein zugelassenes Prüfinstitut suchen, das ein CE-Zeichen als Sicherheitssiegel aufklebt, wie bei einem Mixer oder einem Radiowecker. Anschließend steht der Firma der ganze EU-Markt offen. Dass allerdings die Qualität der Prüfinstitute in der EU ziemlich schwankt, gehört auch im BfArM zum Allgemeinwissen, und auch, „dass in einigen

Ländern manches käuflich ist", wie der frühere BfArM-Leiter Harald Schweim sagt. Der derzeitige Chef, Johannes Löwer, hat deshalb auch so seine Probleme mit diesem System: „Bei risikoreichen Medizinprodukten bin ich kein Freund davon." Der Kontrolleur – das Prüfinstitut, das die Sicherheitssiegel vergibt – werde vom Kontrollierten bezahlt. „Und die Bundesbehörden sind relativ weit außen vor." Auch seine eigene Behörde, das BfArM. „Wir haben keine starke Stellung", räumt Löwer ein.

Sicher: Wenn ein Medizinprodukt versagt, sind sowohl die Hersteller als auch die Anwender verpflichtet, eine Warnmeldung an das BfArM zu schreiben. Insgesamt 11 895 waren es von Anfang 2005 bis Ende 2007; 75-mal brannten und explodierten Geräte, 97-mal gab es Stromschläge und Kurzschlüsse; 91-mal klemmten sich Patienten etwas ein; seit 2004 starben allein 16 Menschen, weil Klinikbetten einklappten. Aber merkwürdig: Obwohl es theoretisch in jedem Fall zwei Melder geben müsste, einen Hersteller und einen Anwender, kamen 6961 Hinweise von den Produzenten oder deren Vertriebsfirmen, nur 1637 von den Nutzern. Wer nicht meldet, macht sich nicht strafbar, und das BfArM hat keine Möglichkeiten, Vertuscher zu bestrafen.

Das BfArM erfährt deshalb längst nicht alles, was bei Medizinprodukten schiefläuft. Und wie sollte es auch: Die Bonner Behörde nimmt nur in Ausnahmefällen selbst mal ein Gerät in die Hand. Sie ist keine Stiftung Warentest für Medizinprodukte, sie geht nicht in Geschäfte, kauft nicht ein, schraubt nicht auf. Sie ist eine Behörde der Akten und der Toten: „Das BfArM entscheidet nach Aktenlage; erst bei Zwischen- oder Todesfällen untersucht man, woran es lag", rüffelt Schweim, der ehemalige Chef. Für selbständiges Suchen ohne Anlass sind bei Medizinprodukten die Bundesländer zuständig, die das mal mehr tun oder, je nach Etat und Personal, auch mal weniger.

Das BfArM sammelt lediglich die Schadensmeldungen, fordert den Hersteller auf, einen Verbesserungsvorschlag zu machen, überlegt, ob der wohl ausreicht, und wenn nicht, schickt es eine Empfehlung an das zuständige Bundesland. Auch BfArM-Chef Löwer hofft deshalb auf mehr Kompetenzen. Allerdings kann nur härter zuschlagen, wer auch härter zuschlagen will, und den Beweis ist das BfArM bis heute schuldig geblieben. „Die Neigung von Beamten, hart durchzugreifen, ist nicht sehr ausgeprägt", sagt der ehemalige Leiter Schweim, inzwischen Professor an der Uni Bonn. Lieber gehen sie in Bonn den stillen Weg, veröffentlichen alle Meldungen von Firmen in einer Rubrik auf ihrer Homepage, leider schwer zu finden, leider im üblichen Kleingedruckten, manchmal eben auch auf Englisch. Pech, wer das dann nicht lesen kann. Oder das Kauderwelsch im Technik- und Medizinjargon nicht versteht. Man sollte sich tunlichst nicht darauf verlassen, dass die Hersteller selbst vor Produkten warnen, die ihnen missraten sind. „So lassen Firmen vorgeschriebene Produktrückrufe wie eine Werbeaktion aussehen", sagt MDS-Bereichsleiter Schneider, „und scheinbar gute Garantiebedingungen wirken sich für die Patienten letztlich nachteilig aus."

So geraten immer wieder Patienten in die Innovationsfalle. Implanon etwa galt als modernes, sicheres und einfaches Verhütungsmittel: ein kleines, vier Zentimeter langes Stäbchen, das Frauen in den Oberarm eingepflanzt wird und durch die Abgabe winziger Mengen eines synthetischen Gelbkörperhormons bis zu drei Jahre lang Schwangerschaften verhindern soll. Doch welche Frau, die in der Praxis ihres Frauenarztes die 28-seitige Werbebroschüre des Herstellers liest, weiß denn schon, dass das BfArM seit der Einführung rund hundert Berichte über ungewollte Schwangerschaften bei Implanon vorliegen hat? Und wer informiert darüber, dass in den Niederlanden 15 Frauen entschädigt wurden, die schwanger geworden und in deren Körper die Stäbchen nicht mehr aufzufinden waren?

Auch für die Berlinerin Jutta M. schien Implanon eine reizvolle Alternative. Die 35-Jährige vertrug die Pille nicht gut. In der Praxis ihrer Frauenärztin las sie von dem Verhütungsmittel. Wenige Tage später hatte die Gynäkologin ihr das Implantat für 310 Euro in den Oberarm gepflanzt. Doch schon am selben Abend bekam Jutta M. Schmerzen. Sie ging deshalb in die Notaufnahme eines Krankenhauses, dann zu einem Neurologen und dann zu ihrer Frauenärztin. Keiner konnte helfen. Später notierte Jutta M.: „Ich begab mich unmittelbar ins Urbankrankenhaus zur Notaufnahme, wo ich ca. vier Stunden mit heftigen Schmerzanfällen darauf wartete, dass man sich der Sache annehmen würde. Ein junger Arzt schaute sich dann schließlich die Einstichstelle an und war sich über den Fortlauf in dieser Angelegenheit sehr unsicher. Er teilte mir mit, dass eventuell ein Hautnerv verletzt sein könnte und dann die Chancen ca. 50 Prozent betragen würden, dass sich das Stäbchen einkapseln würde [...] Ich verließ das Krankenhaus und fiel erschöpft ins Bett. Die Schmerzmittel konnten den Schmerz nur geringfügig lindern."

Schließlich landete sie in der Berliner Charité, das Stäbchen sollte wieder raus. In einer einstündigen Operation suchte der Chirurg in ihrem Oberarm, er fand nichts. Jutta M. notierte: „Ich war schockiert. Herr Dr. D. sprach mit mir und schien ratlos. Die Nacht verbrachte ich im Krankenhaus, und es wurde ein CT angefertigt. Am Morgen eine Sonografie veranlasst. Das Stäbchen war nicht zu sichten. Ich war außer mir und völlig aufgelöst [...] Am nächsten Morgen wurde ich aus dem Krankenhaus entlassen, da man vorerst nichts mehr für mich tun konnte."

19 Tage später der zweite Versuch, diesmal von M.s Gynäkologin. Eineinhalb Stunden dauerte der Eingriff. Wieder blieb

das Implantat unauffindbar. Jutta M. notierte: „Frau Dr. B. kam zu mir ans Bett und teilte mir mit, dass sie nun selbst nicht weiter wüsste. Sie habe – so sagte sie – runtergeschnitten bis dahin, wo es gefährlich werden würde und nichts gefunden. Während der Operation habe man mit jemandem telefoniert, der Auskunft darüber gab, wie das Implanon auffindbar zu machen sei."

Jutta M. war verzweifelt, sollte der Fremdkörper für immer in ihrem Körper bleiben? Sie rief bei der Hotline von Implanon an, eine Stimme verwies sie dort an einen Mediziner, der im Ruf stehe, schon „Stäbchen entfernt zu haben, die als unauffindbar galten". Von diesem Arzt erfuhr die Berlinerin erstmals, dass sich auch andere Frauen beschwert hatten, weil ihre Hormonstäbchen irgendwo in den Muskeln verschwunden waren. Der Mann für „komplizierte Fälle" befreite sie dann in einer Operation von dem Hormonspeicher.

Mit ihrem Anwalt Frank Teipel prozessierte Jutta M. und bekam schließlich vom Landgericht Berlin 2000 Euro Schmerzensgeld zugesprochen – nicht vom Implanon-Hersteller, sondern von ihrer ehemaligen Ärztin, die sie nicht ausreichend aufgeklärt habe. Deren Anwalt hielt selbst diese Mini-Entschädigung für nicht gerechtfertigt: Schließlich, so sagte er in der Verhandlung, habe sie doch auch einige Monate „Spaß gehabt" mit dem Präparat.

Hätte das BfArM auch in diesem Fall viel eher warnen müssen? Oder hätte es nicht zumindest öffentlich darüber aufklären sollen, dass es Fälle verschwundener Verhütungsstäbchen gibt? Mit Implanon sei ein „erhebliches Risiko" verbunden, warnt Anwalt Teichner. Er vertritt eine andere Mandantin vor dem Landgericht Kiel, deren Stäbchen ins Fettgewebe gewandert war, und verklagt den Hersteller auf Schadenersatz. Die Pharma-Firma Organon aus Oberschleißheim betont hingegen, dass bei einer korrekten Einlage eine Verschiebung des

Verhütungsmittels „so gut wie nicht vorkommt". Der Rechtsstreit zeigt auch, dass die Krankenhäuser bei der Vielzahl von neuen Arzneimitteln und neuen Behandlungsmethoden oftmals überfordert sind, weil die notwendigen Informationen für einen raschen und erfolgreichen Eingriff nicht zur Verfügung stehen.

Die Klägerin hatte die Anti-Baby-Pille nicht mehr recht vertragen. Daraufhin hatte sie von ihrer Frauenärztin Implanon empfohlen und eingepflanzt bekommen. Gut eineinhalb Jahre später, bei einer Kontrolluntersuchung, war das Stäbchen nicht mehr zu tasten, auch eine Ultraschalluntersuchung war vergebens. Deshalb ging die Frau in die Hamburger Asklepios-Klinik Nord. Dessen Leitender Arzt der Chirurgie, Professor Klaus Rückert, galt als sehr erfahren im Entfernen von Implanon und anderen Fremdkörpern. Rückert machte zwei weitere Röntgenuntersuchungen und fand nichts, auch eine Ultraschalluntersuchung, die er mit Chirurgenkollegen und einer Gynäkologin unternahm, brachte kein Ergebnis. Das Ding blieb verschwunden. Deshalb griff der Arzt zum Messer. Erst nach einer mühseligen Suche rund um die Narbe fand sich das Stäbchen, „mitten im Fettgewebe". Für die ihrer Meinung nach völlig unnötige Operation verlangte die Geschädigte daraufhin Schmerzensgeld vom Hersteller. Doch die Pharmafirma winkte ab, die Ärzte hätten sich nicht an ihre Anweisungen gehalten. Das brachte Professor Rückert auf. Er schrieb: „Aus der Sicht eines erfahrenen Chirurgen ist es geradezu grotesk, dass für die Entfernung eines so kleinen Implantates Broschüren gedruckt werden müssen und man Kontakt mit dem Hersteller aufnehmen muss, weil es sonst wiederholt Probleme bei der Entfernung gegeben hat. Dies zeigt nur, dass das Implantat in der früher angegebenen Form einen Herstellermangel enthält, indem eine Lokalisation über einen Metallfaden im Röntgenbild nicht möglich ist [...] Bekannt ist, dass eine Welle der

Beschwerden in der Bundesrepublik läuft, wegen der Untauglichkeit des Implantates. Gerade die Schwierigkeiten bei der Entfernung des Implantates haben den Hersteller zu veranlassen, das Präparat vom Markt zu nehmen und dem Patienten erlittene Schmerzen und Belästigungen zu vergüten."

Implanon kann man auch weiterhin kaufen. Es ist eben eine grundsätzliche Frage, wie stark der Gesundheitsmarkt reguliert werden soll. „Aus gutem Grund", sagt Norbert Schmacke, Professor für Gesundheitsforschung an der Universität Bremen, werde dieser Markt stärker kontrolliert als andere Bereiche. Doch schon die existierende Überwachung werde „fortwährend kritisiert oder verteufelt", von der Industrie überzogen mit Vorwürfen wie „Fortschrittsfeindlichkeit und Standortgefährdung". Dabei haben die Bonner Kontrolleure bislang keinen einzigen Medizinskandal aufgedeckt. Das machen ihnen bislang immer die Arzneimittelwächter aus den USA oder England vor. Auch beim Heparin-Skandal im März 2008 schlugen zuerst die amerikanischen Aufseher Alarm und nahmen Chargen des Blutverdünners vom Markt; erst dann zogen die deutschen Behörden nach, eine hiesige Firma hatte offenbar ebenso verunreinigte Rohstoffe bei einem chinesischen Lieferanten bezogen.

Als „organisierte Verantwortungslosigkeit" beschreibt ein Mitarbeiter von Gesundheitsministerin Ulla Schmidt das Klima in der Behörde. Dort gelte das Motto: „Deckung geht vor Sicht", keiner wolle Entscheidungen treffen, deswegen würden Unterschriften immer nur im Kollektiv geleistet; Mitzeichnungspflicht nenne sich das. Insider kritisieren, dass es beim BfArM nicht einmal einen strengen Ablaufplan gibt, wie Kontrollen auszusehen haben. Sind sich zwei Bearbeiter in der Beurteilung eines Sachverhalts nicht einig, bleibt die Arbeit erst einmal liegen. Kein Wunder, dass die deutsche Arzneimittelbehörde als eine der langsamsten auf der ganzen Welt gilt. Die durchschnittliche Bearbeitungszeit für einen nationalen Zulassungsantrag beträgt derzeit 450 Tage. „Es müssten Anstrengungen unternommen werden", sagte Schmidts Staatssekretär Klaus Theo Schröder vor Pharmamanagern in kleiner Runde, „die gesetzliche Bearbeitungsfrist von 210 Tagen" zu erreichen.

Auch aus diesem Grund machte sich Gesundheitsministerin Schmidt im vergangenen Jahr an die Reform. Sie wollte das BfArM nach dem Vorbild der Bundesanstalt für Arbeit umbauen und teilweise privatisieren, mit einem Verwaltungsrat an der Spitze, strafferen Strukturen und mit anderer Bezahlung. Es gab bereits einen Gesetzentwurf, gegen den sich jedoch breiter Widerstand formierte, von Seiten der Linken wie der FDP und letztlich auch vom Koalitionspartner CDU/CSU. Die Union lehnte den Vorschlag des Ministeriums ab, weil sie darin eine Gefährdung der Arzneimittelsicherheit (Pharmakovigilanz) sah, und erarbeitete einen Kompromissvorschlag, der dafür sorgen sollte, die Sicherheit von Arzneimitteln und Medizinprodukten aufzuwerten und unabhängig von deren Zulassung zu organisieren. Diesen Vorschlag wiederum lehnte die SPD ab, und so blieb alles, wie es war – und niemand ist zufrieden.

Und so müssen Patienten weiter leiden, an den Folgeschäden von Medizinprodukten und Arzneimitteln sowie an der restriktiven Informationspolitik des BfArM, Patienten wie etwa Corinna Silber, die sich im vergangenen Jahr in ihrer Not an die Bonner Behörde wandte. Die 39-Jährige aus Berlin ist Diabetikern und spritzt sich seit 28 Jahren Insulin. Weil ihr altes Medikament vom Markt genommen werden sollte, ging sie in eine Klinik, um sich neu einstellen zu lassen.

Der Arzt pries ihr dabei das gerade neu eingeführte Präparat Levemir der Mainzer Firma Novo Nordisk Pharma an. Corinna Silber setzte es sich wie gewohnt in den linken und den rechten Oberschenkel. Doch nach einiger Zeit bekam sie an den Einstichstellen seltsame Dellen. Sie trug das Problem dem Krankenhausarzt vor, der ihr das neue Präparat verschrieben hatte. Doch der, sagt Corinna Silber, habe ihr erst einen Termin in drei Monaten angeboten.

Sie fragte deshalb einen anderen Arzt, und dieser riet ihr, fortan in die Hüfte und den Bauch zu spritzen. Auch dort fand sie bald diese Einbuchtungen. Als die Dellen immer größer wurden, setzte sie das Medikament nach 18 Monaten ab. Doch ihr Fettgewebe an Oberschenkel, Bauch und Hüfte wurde weiter förmlich aufgefressen. Bald war es an diesen Stellen ganz verschwunden, die Haut lag unmittelbar auf dem Muskel. Corinna Silber traut sich seither nicht mehr ins Schwimmbad, sie kann auch keine enganliegende Jeans mehr anziehen. „Ich habe meine Würde verloren, weil man mir ansieht, dass ich behindert bin", sagt die Mutter einer Tochter.

Sie ging von Arzt zu Arzt, sie recherchierte im Internet, kontaktierte den Hersteller. Niemand konnte ihr sagen, worunter sie wirklich litt. So suchte Corinna Silber schließlich Rat beim BfArM. Was sie erzähle, gebe es kein zweites Mal, richtete man ihr aus, das Amt könne nichts tun, sie sei ein Einzelfall, mal wieder einer. „Die haben mich regelrecht abgekanzelt", sagt Corinna Silber, sie hätten gesagt, „ja, ja, die böse Pharma-Industrie hat immer Schuld". Erst als sie selbst 1500 Euro investierte und auf eigene Kosten eine Magnetresonanztomografie durchführen ließ, erhielt sie Klarheit: Sie leidet unter Lipoatrofie, einem Schwund des Fettgewebes, der nur durch das neue Präparat verursacht worden sein kann.

Inzwischen ist auch aus diesem Leidensfall ein Rechtsfall geworden. Silbers Anwalt Jörg Heynemann braucht dazu nähere Informationen über Levemir. Aber das BfArM verweigerte deren Herausgabe, Frau Silber müsse zunächst „ihren Schaden" nachweisen, heißt es in einem Schreiben, etwa durch ein ärztliches Gutachten. Jetzt klagt der Anwalt auf Herausgabe der Daten. Auch die Herstellerfirma von Levemir weist, wie üblich in solchen Fällen, alle Vorwürfe zurück. Immerhin: In den neuen Packungsbeilagen des Insulinpräparats ist Corinna Silbers Krankheit inzwischen als bekannte Nebenwirkung aufgeführt.

3 Patienten als Opfer von Geld- und Geltungsgier

In Deutschland wird viel diskutiert über die Moral in den Führungsetagen. Mit dem Hinweis auf ökonomische Zwänge verlagern Betriebsleitungen Arbeitsplätze in Billiglohnländer und erzwingen bei Tarifverhandlungen niedrige Lohnabschlüsse. Arbeitnehmer bringen Opfer, um die Firma rentabel zu halten und das Unternehmen zu retten. Manager auf der anderen Seite erhalten und akzeptieren selbstverständlich auch dann noch steigende Bezüge, wenn sie der Belegschaft einen Sparkurs verordnen oder sie ganz nach Hause schicken. Anlass für Debatten bieten auch andere Verhaltensweisen der Chefs: Da ist der Vorstandsvorsitzende der Deutschen Bank, der mit dem Victory-Zeichen vor Gericht erscheint; oder der ehemalige Chef von Siemens, der angeblich viel mehr von den Korruptionszahlungen in seinem Betrieb gewusst haben soll, als er zugeben mag; oder auch der ehemalige Chef der Post AG, der wegen nicht unerheblicher Steuerhinterziehungen angeklagt wird.

Es sind (fast ausschließlich) Männer, die vieles gemeinsam haben: Sie sind intelligent, gebildet, eloquent, vor allem aber sind sie seit Jahren daran gewöhnt, dass sie sich als Boss keiner scharfen Kritik ihrer Untergebenen zu stellen haben.

Eine Nummer kleiner als die Großunternehmen, aber im Prinzip genauso strukturiert sind die Krankenhäuser. An der Spitze steht zumeist der Professor in Weiß, der einsam und unangefochten über allen thront. Es gibt viele Alphatiere, die diese Macht im Sinne der Patienten nutzen: der nette Dr. Brinkmann mit dem guten Herz, der sich auch mal um das kranke Kind kümmert, das nicht hinreichend versichert ist. Aber es gibt auch die andere Seite. Die Beispiele, wo Macht-streben und Geldgier Hand in Hand gehen, und in solchen Fällen kommt es nicht selten zur Katastrophe.

Wie der Star-Operateur Broelsch in die Schlagzeilen geriet

Die Fachleute der Bezirksregierung in Düsseldorf sind aller-hand gewohnt, wenn sie die Zulassung ausländischer Mediziner überprüfen. Sie schlagen sich mit unleserlichen Dokumenten in vielen Sprachen herum, sie erleben freche Bestechungsver-suche und enttarnen plump gefälschte Zeugnisse. Aber so dreist wie Vitaly M. war ihnen noch keiner gekommen: Der angebliche Mediziner aus einem ehemaligen GUS-Staat bean-tragte im Januar 2003 die Berufserlaubnis – und fiel durch, weil die notwendigen Voraussetzungen nicht erfüllt waren. Im Mai 2006 stellte der Mann erneut einen Antrag und legte Arbeits-zeugnisse bei. Aus ihnen ging hervor, dass M. seit 2002 im Herzzentrum der Essener Universitätsklinik operierte.

Der Fall war eine besondere Blüte einer schier unglaub-lichen Rekrutierung von Ärzten in der Ruhrmetropole. Ein Großaufgebot von über 40 Kripo-Leuten und Schwarzarbeit-fahndern vom Zoll durchsuchte im Januar 2008 das Essener Klinikum, nachdem ruchbar geworden war, dass mehr als ein Dutzend Ärzte aus China und Russland, die nach deutschem Recht gar keine sind, in dieser Vorzeigeklinik des Ruhrgebiets arbeiten oder gearbeitet haben. Darüber hinaus tauchte eine hohe Zahl sogenannter Gastärzte ohne weitere Bezeichnung in den OP-Berichten auf. Wegen der undurchsichtigen Bezahlung von Stipendiaten aus dem Ausland ermittelte zudem die Abtei-lung Finanzkontrolle Schwarzarbeit des Zolls. Für Stipendiaten sollten sich nach Erkenntnissen der Staatsanwaltschaft zwei Chefärzte besonders eingesetzt haben. Einer von ihnen war Professor Christoph Broelsch, damals 63, einer der berühmtesten und gleichzeitig umstrittensten Mediziner Deutschlands.

Bereits seit Monaten ermittelte das „Einsatzkommando Klinik" der Essener Staatsanwaltschaft gegen Broelsch, der als einer der besten Organtransplanteure der Welt gilt. Die Vorwürfe gegen den Chirurgen reichten von Erpressung bis zu Vorteilsnahme, Steuerhinterziehung, Betrug und Verstößen gegen das Transplantationsgesetz; er soll todkranke Patienten behandelt haben, wenn sie dafür gesondert bezahlten – bis zu 400 000 Euro für eine neue Leber. Oberstaatsanwalt Hans-Joachim Koch überprüfte rund 80 Transplantationen im Haus des Professors.

Einer der Zeugen für die Fahnder war Hans-Peter Mandl. Fünf Jahre lang hatte Mandls Ehefrau Elisabeth auf eine neue Leber gewartet. Dann endlich meldete sich die Klinik, das begehrte Organ für sie stehe zur Verfügung. Als Elisabeth Mandl am 2. Juli 2001 gegen Mittag schließlich in den Operationssaal geschoben werden sollte, kam eine Mitarbeiterin von Professor Broelsch mit einem Schriftstück herein und bestand vor Beginn der Operation auf einer Unterschrift des Ehemannes: Hans-Peter Mandl sollte damit einer Rechnung zustimmen, die in etwa das Doppelte von dem betragen würde, was seine Versicherung übernommen hätte. „Das hatte bei keinem der Vorgespräche mit Professor Broelsch eine Rolle gespielt, darum habe ich das abgelehnt", sagt Mandl. Grausam sei diese Situation gewesen, so kurz vor dem Ziel, und dann das Geschacher um Geld. Daraufhin sei Broelsch persönlich und ziemlich aufgebracht im Krankenzimmer erschienen, am Bett der fassungslosen Patientin. „Wenn Ihr Mann nicht unterschreibt, dann operiere ich Sie nicht", soll Broelsch gesagt haben, dann würden seine Oberärzte operieren. Mandl weigerte sich weiterhin zu zahlen. Laut OP-Bericht wurde Elisabeth Mandl dann doch von Broelsch und seinen Oberärzten operiert. Während des Eingriffs stellte sich heraus, dass ihre eigene Leber nicht so stark geschädigt war wie erwartet. „Es wurde sogar überlegt, die Patientin zum jetzigen Zeitpunkt gar nicht zu transplantieren", schrieb Broelsch später an den behandelnden Arzt von Frau Mandl, unter anderem wegen der langen Vorgeschichte hätte man sich dann aber doch für den Eingriff entschieden. Der Körper nahm das neue Organ nicht an, eine Woche später wurde ihr erneut eine Leber transplantiert, weitere Nachoperationen waren erforderlich, gut einen Monat später starb Elisabeth Mandl. Eigentlich wollte Hans-Peter Mandl danach nur noch vergessen. Erst als er las, dass sich Broelsch im Herbst nach dem Bekanntwerden der Vorwürfe in der Öffentlichkeit weiter als humanitären Christen bezeichnete, setzte er sich hin und schrieb einen siebenseitigen Brief an die Staatsanwaltschaft.

Wie es in der Klinik des Transplanteurs zuging, war auch Gegenstand eines Prozesses vor dem Düsseldorfer Landgericht. Ein Witwer verklagte den Chefarzt auf Rückzahlung von 11 000 Euro. Die Frau des Mannes litt an Leberkrebs, war einer dieser angeblich „unheilbaren Fälle", die ihre letzte Hoffnung in die genialen Hände von Broelsch gelegt haben. Der Arzt war bereit, sie im Januar 2002 zu operieren, verlangte dafür aber, so die Behauptung des Klägers, 20 000 Mark. „Mein Mandant wurde von Professor Broelsch regelrecht erpresst", sagt der Krefelder Rechtsanwalt Bernd Herbertz, „um das Leben seiner Frau zu retten, hätte er wahrscheinlich jede Summe gezahlt." Die Operation fand statt, der Barscheck über 20 000 Mark wurde am 21. Januar 2002 eingelöst, eine Woche später starb die 54-jährige Patientin. Über seinen Anwalt ließ Broelsch dem Gericht erklären, dass es sich bei den 20 000 Mark um eine „freiwillige Spende zur Unterstützung von vier chinesischen Fachärzten" gehandelt habe.

Von Spenden und Drittmittelkonten redete Broelsch stets, wenn es um das Abkassieren bei lebensrettenden Operationen ging. Er stellte sich als Wohltäter dar, der „aus humanitären Gründen auch Kassenpatienten" behandelt habe, die sich seine Chefarztbehandlung niemals hätten leisten können: Und wenn er gefragt habe, „ob sie eine freiwillige Spende für unsere Forschung leisten wollen", so Broelsch, „kann ich darin wirklich keine Erpressung sehen".

Der Professor verkörpert wie kein zweiter Chirurg in Deutschland die Kaste der Weißkittel mit Starallüren. Er gilt weltweit als ein Pionier in der Technik, eine Leber zu splitten: Vor 18 Jahren übertrug er erstmals ein Stück Leber einer Mutter auf ihre Tochter. Doch seine Methoden waren oft umstritten. Bei Lebendorganspenden etwa von Nieren schreiben die Gesetze vor, dass Spender und Empfänger verwandt sein oder sich nahestehen müssen. Als Broelsch einem israelischen Patienten die Niere eines Moldawiers einsetzen wollte, verweigerte die zuständige Kommission die Zustimmung. Flugs verlegte er die Transplantation zu einem Kollegenfreund nach Jena – die dortigen Kontrolleure waren einverstanden. Einmal stand der Professor im Verdacht, Israelis Organe aus der Ukraine, Moldawien und Weißrussland in Essen transplantiert zu haben. Broelsch widersprach allen Vorwürfen mit dem unschlagbaren Argument, er habe stets zum Wohle der todkranken Menschen gehandelt.

Sind das nur die Eitelkeiten einer einzelnen Berühmtheit, die so weit über den Leistungen eines Normalbürgers steht, dass man ihr alle Schrulligkeiten und Einzelgänge verzeihen muss? Oder tragen solche Allmachtsphantasien womöglich auch dazu bei, dass das deutsche Gesundheitswesen schlechter dasteht als es dastehen könnte?

Die hemdsärmelige Haltung, mit der Star-Transplanteure wie Broelsch ihr Wirken rechtfertigen, machen jedenfalls Krankenhausärzte inzwischen mitverantwortlich für die Misere der deutschen Organspende. Jedes Jahr sterben rund tausend Patienten auf der Warteliste für Herz, Leber, Niere, Bauchspeicheldrüse oder Lunge, weil nicht genügend Spender zur Verfügung stehen. Besonders die Zahl der unter 65-Jährigen, die bereit sind, ihre Organe nach dem Tod zur Verfügung zu stellen, stagniert seit Jahren oder geht gar zurück. Über 12 000 Schwerkranke warten derzeit auf ein neues Organ. „Jeder sollte sich fragen, ob er nach dem Tod einem anderen Menschen helfen wolle weiterzuleben", forderte Jörg-Dietrich Hoppe, der Präsident der Bundesärztekammer. Die Bundesregierung musste eingestehen, dass sich die Situation schwerkranker Herz-, Lungen-, Nieren- und Leberpatienten in Deutschland seit der Verabschiedung des Transplantationsgesetzes vor rund zehn Jahren nicht verbessert hat. Kaum mehr als 1000 hirntote Organspender werden alljährlich gemeldet.

Es gibt keinen Zweifel, dass die Möglichkeiten der Organgewinnung bei weitem nicht ausgeschöpft sind. Christoph Götz, Chefarzt an der Hamburger Endo-Klinik, der jahrelang als Transplantationsbeauftragter einer norddeutschen Klinik gearbeitet hat, weiß, warum die Bereitschaft zur Organspende so unterentwickelt ist. Das Desinteresse der Deutschen an der Organspende verbindet sich mit dem Widerstand vieler Doktores, Organe zur Transplantation zu gewinnen.

Da gebe es

• den „Gruselfaktor": Mit Organentnahme wollen Ärzte am liebsten nichts zu tun haben;

• das „Chefarztproblem": Hirntote Privatpatienten bleiben häufig grundsätzlich verschont;

• die „Inkompetenz": Vielen Medizinern ist nicht bekannt, dass selbst 80-Jährige als Spender noch in Frage kommen;

• den „Schuldkomplex": Niemand lässt gern Kollegen an einen Patienten, den er soeben medizinisch aufgeben musste;

- „mangelnde Sensibilität": Im entscheidenden Moment denkt manch ein Arzt nicht daran, Hirntote am Leben zu halten;
- das „Imageproblem": Krankenhäuser befürchten, in den Ruf zu geraten, tote Menschen auszuweiden.

Darüber hinaus bittet niemand gern Trauernde, die soeben einen Angehörigen verloren haben, um dessen Organe. Denn Organe zu spenden wird in Deutschland nicht von jedem nur als Hilfsmaßnahme für Schwerkranke aufgefasst. Viele potentielle Spender oder Hinterbliebene sind abgeschreckt, weil sie den Eindruck haben, dass bei Organtransplantationen nicht immer alles mit rechten Dingen zugeht und Geschäftemacherei im Spiel ist. Das Institut für Gesundheitsökonomie an der Universität Köln bekräftigte nach Auswertungen von Operationszahlen solche Vermutungen. Die Gesundheitswissenschaftler hatten unter anderem herausgefunden, dass Privatpatienten als Empfänger von Spenderorganen überrepräsentiert sind.

Um die lebensrettende Organtransplantation vom Verdacht jeglicher Manipulation zu befreien, müssen die Ärzte besonders sensibel vorgehen – an die wenigen herausragenden Könner im Bereich der Transplantationsmedizin werden deshalb besondere ethische Ansprüche gestellt.

Christoph Broelsch, Träger des Großen Verdienstkreuzes, verdankte es wohl auch seinen guten Kontakten in die Politik, dass viele Jahre lang jegliche Kritik an seiner Person folgenlos blieb und immer wieder verstummte. Er war lange Skatbruder und Leibarzt des ehemaligen Bundespräsidenten Johannes Rau, dem er 1992 die linke Niere entfernte. Dabei hatte Broelsch schon 1991, als er noch am Universitätskrankenhaus Hamburg-Eppendorf arbeitete, heftige Diskussionen ausgelöst. Bei der Operation an einer 17-Jährigen durchtrennte der Operateur eine lebenswichtige Ader, als er merkte, dass das Mädchen nicht mehr zu retten war. Broelsch habe „Gott gespielt", lautete damals der Vorwurf. Die Staatsanwaltschaft ermittelte viele Jahre wegen des Verdachts der fahrlässigen Tötung. Mehrere Gutachten bescheinigten dem Kollegen nachher, sein Schnitt mit dem Skalpell sei „nicht voll nachzuvollziehen". Zur Anklage kam es aber nicht, weil der Teenager auch gestorben wäre, wenn Broelsch die Ader nicht durchtrennt hätte.

Die Vorwürfe gegen Broelsch aus dem Jahr 2007 über das Billigpersonal aus dem Osten hatten indes eine neue Qualität. Inzwischen beschwerten sich nämlich bereits junge Mediziner in der Facharztweiterbildung, dass sie wegen der ausländischen Gastoperateure in Essen nicht mehr an den OP-Tisch kommen und sie die Zahl ihrer Pflichtbehandlungen nicht mehr erfüllen können. Zudem gehörte zu den Ärzten ohne ordnungsgemäße Erlaubnis nach Überprüfungen der Bezirksregierung pikanterweise auch einer, der eine besondere Funktion in der Klinik hatte: Bokdan N., der Ansprechpartner für Eurotransplant, jene Organisation also, die zuständig für die Vermittlung von Spenderorganen ist. Sein Name tauchte zudem in mindestens vier OP-Berichten auf. Die Uniklinik Essen erklärte zu den Vorwürfen, dass sie selbst bei einer Stichprobe „keine Verstöße" von Broelsch und Kollegen entdeckt habe. Sie bestätigte aber, dass ein Arzt operiert habe, ohne eine Erlaubnis zu besitzen. Darüber hinaus gingen die Staatsanwälte im Essener Klinikum einem weiteren besonders schweren Fall nach, in dem „das Leben von Patienten in Gefahr" gewesen sei. Auf der Intensivstation sei eine Ärztin beschäftigt gewesen, die bei der Prüfung durch die Bezirksregierung zweimal durchgefallen war. Sie hatte weder einen Druckverband anlegen noch einen Patienten reanimieren können.

Noch bevor die Staatsanwaltschaft Anklage gegen Broelsch erhoben hatte, meldete sich erneut ein prominenter Fürsprecher. Bundesfinanzminister Peer Steinbrück (SPD), ehemals auch Ministerpräsident von Nordrhein-Westfalen, machte sich beim nordrhein-westfälischen Hochschulminister Andreas

Pinkwart (FDP) stark für Broelsch. Aufgrund einer langjährigen persönlichen Bekanntschaft halte er den Chirurgen „für eine überaus integre, überragende medizinische Kapazität". Die Abwanderung dieser Koryphäe ins Ausland, so Steinbrück, müsse verhindert werden.

Ist es Zufall, dass der Streit über das Verhalten von Medizinern besonders dort entbrennt, wo es besonders viel zu verdienen gibt? Auffällig häufig kratzen Skandale am Image der Chirurgen, deren Starallüren und hemdsärmelige Methoden sogar von vielen Medizinern mit Misstrauen beobachtet werden. So sah sich die Münchner Uni gezwungen, ein Disziplinarverfahren gegen Walter Land einzuleiten. Der Transplanteur war im Mai 2003 – unangemeldet und ohne Genehmigung – mit fünf Ärzten und drei Schwestern 16 Tage lang in die Vereinigten Arabischen Emirate gereist, um einem Mitglied des Herrscherhauses eine Niere zu verpflanzen. 2007 gab es zudem Ermittlungen am Universitätsklinikum Schleswig-Holstein. Zwei schwerreiche Araber aus Saudi-Arabien erhielten in Windeseile Spenderlebern von Eurotransplant, der zentralen Vermittlungsstelle von Organen für Deutschland, Österreich, die Benelux-Staaten, Kroatien und Slowenien. „Wir waren selbst überrascht", sagte Klinikchef Bernd Kremer, für diese Patienten Organe „aus dem Eurotransplant-Pool" zu erhalten. Anonyme Briefe und E-Mails tauchten auf, die von Manipulationen und Bestechungen sprachen. Die Vorwürfe konnten nicht nachgewiesen werden. Ein Geschmäckle blieb: War es notwendig, reiche Medizintouristen zu transplantieren, während Tausende in Deutschland auf Operationen warteten?

Auch der Boom der Lebendspenden von Leber und Niere ist durchaus kritisch zu sehen. Transplanteure behaupten, es würden vermehrt Organe von lebenden Verwandten transplantiert, weil es nicht genügend Spenderorgane von Toten gebe. Die Wahrheit aber ist auch, dass sich mit Lebendspenden deutlich mehr Einnahmen erzielen lassen. Bei Lebern etwa können die Kliniken dafür rund 30 000 Euro mehr abrechnen als für eine Transplantation mit dem Organ eines Verstorbenen. Zudem ist die Lebendspende bequemer: Operationstermine stehen lange im Voraus fest, sie lassen sich deshalb langfristig in den Stundenplan der Klinik einbauen.

Dennoch sollten Lebendspenden laut Gesetz die Ausnahme bleiben, weil sie stets die Gefahr des kommerziellen Organhandels in sich bergen. 2005 sprach sich die Medizinethik-Enquête-Kommission des Deutschen Bundestages mit großer Mehrheit gegen eine Ausweitung der Lebendspende aus. Aber in einzelnen Fällen setzen sich Mediziner dann doch schon mal über die strengen Regeln hinweg. Und dies durchaus auch in Absprache mit Verantwortlichen der Deutschen Stiftung Organstransplantation (DSO). Aber wenn „ältere Herren nach eigenem Gutdünken über Leben und Tod entscheiden", resümiert der ehemalige DSO-Manager Gundolf Gubernatis, dann schaffe das „kein Vertrauen in die Transplantationsmedizin".

Die umstrittenen Methoden des Medienstars Dietrich Grönemeyer

Es gibt Mediziner, die beherrschen ihr Handwerk so virtuos, dass sie irgendwann die Bodenhaftung verlieren. Ihnen kommt das Gefühl der Demut abhanden, der Respekt vor ihrem Beruf als Heilender. Sie halten sich irgendwann für unfehlbar. Und es gibt Mediziner, die haben es in ihrem Metier durchaus zu einigem Können gebracht, schaffen es aber anschließend vor allem durch meisterliches Marketing, zu Ruhm und Reichtum zu kommen.

Unter die begnadeten Selbstdarsteller gehört auch Professor Dr. med. Dietrich Grönemeyer, der immer wieder im Fernsehen eine geeignete Bühne erhält. Typisch war der Auftritt, den er vor einiger Zeit bei „Beckmann" hatte. Der Professor redete sich in Höchstform, nachdem ihn Moderator Reinhold Beckmann im Hamburger Fernsehstudio gerade als „Deutschlands bekanntesten Arzt" vorgestellt hatte. Minutenlang waren die Kameras auf ihn gerichtet, ganz nah. Rechts neben ihm hörten Heide Simonis, ehemalige Ministerpräsidentin von Schleswig-Holstein, und Bundesfamilienministerin Ursula von der Leyen ergriffen zu, die Stichworte gab der Talkmaster.

Und so erzählte Dietrich Grönemeyer an diesem Montag mit ausladenden Handbewegungen, wie er in seinem Institut in Bochum Patienten behandelt: sehr schonend, sehr modern, sehr erfolgreich. Dann wetterte er wie so häufig gegen die Krankenkassen. Die würden erfolgreiche Methoden zur Früherkennung von Herzinfarkten nicht bezahlen, die „ich vor 15 Jahren in Deutschland eingeführt habe". Und er durfte erklären, wie er Krebstumoren zerstört, an die sich kein gewöhnlicher Kollege heranwage.

Reinhold Beckmann, dem Gastgeber der Talkrunde am 3. April 2006, stand vor Staunen leicht der Mund offen. „Das ist phantastisch", sagte der ARD-Mann, „das hört sich so einfach an. Das hört sich so einfach an." Es hörte sich an, als wolle er sagen: Seht her, hier ist ein Professor, der kann alles, und alle anderen Ärzte sind Idioten.

Doch in der Wirklichkeit ist es eben nicht so einfach, wie es das Fernsehen bisweilen vorgaukelt. In der Fachwelt brachte die TV-Runde mit Grönemeyer denn auch das Fass zum Überlaufen. In einem Brief an den damaligen NDR-Intendanten Jobst Plog bezeichneten leitende Wissenschaftler der Deutschen Krebsgesellschaft und des Deutschen Krebsforschungszentrums (DKFZ) in Heidelberg den Auftritt des Bochumer Kollegen in der ARD als einen „Schlag ins Gesicht" all jener, die sich ernsthaft um die Heilung von Patienten bemühen.

Grönemeyer, gelernter Röntgenarzt, geht Fachleuten seit Jahren gehörig auf die Nerven mit seinen populärwissenschaftlichen Bestsellern (etwa *Lebe mit Herz und Seele*), seinen Fernsehauftritten und vor allem seinen gewagten Thesen. Viele von Grönemeyers Theorien seien „wissenschaftlich nicht haltbar", sagen der renommierte Forscher und DKFZ-Vorstand Otmar Wiestler und der erfahrene Strahlentherapeut und Präsident der Deutschen Krebsgesellschaft Michael Bamberg. Grönemeyer wecke „unberechtigte Hoffnungen", kritisieren die beiden. Es sei unerträglich, wie mit der Angst und Hilflosigkeit Betroffener finanzielle Vorteile erlangt würden, ergänzt Bamberg.

Mit dem Brief an den TV-Mann Plog wurde deutlich, was viele deutsche Mediziner wirklich von der, laut Beckmann, „unbestrittenen Nummer eins der sanften Medizin" halten: Was Grönemeyer als Neuigkeit verkaufe, sei entweder medizinische Platitude oder aber Hokuspokus – und zudem teilweise gefährlich. Ärzte werfen dem Dampfplauderer schlichten Populismus und Geldschneiderei vor.

Dass der Bruder des Popsängers Herbert Grönemeyer zu „Deutschlands Medizin-Papst" (*Bild*-Zeitung) gemacht werden konnte, zeigt aber auch, wie abgeschottet der Medizinbetrieb vor sich hin werkelt. Während Grönemeyer in Talkrunden, Fernsehshows und Besinnungsbüchern ein Millionenpublikum in seinen Bann schlägt, amüsieren sich ernsthafte Wissenschaftler bei Fachkongressen über den Inhalt seiner Werke. Allzu lange nahmen die Fachleute den Mann aus Bochum schlicht nicht ernst; viele hielten es für unter ihrer Würde, sich mit ihm zu beschäftigen.

Doch nach der TV-Show wollten einige Experten Grönemeyers Eskapaden nicht länger ertragen. Bamberg und Wiestler etwa ärgerten sich besonders darüber, dass er ausgerechnet in der ARD-Themenwoche Krebs eine Bühne für sein Marketing in eigener Sache geboten bekam. Detailliert hatte Grönemeyer bei Beckmann beispielsweise beschrieben, wie er in seiner Bochumer Privatklinik Patienten Nadeln in den Rücken schiebt, das Tumorgewebe erwärmt und ruck, zuck vernichtet. Dass derartige Pikserei wirke, sagt Wiestler, sei „wissenschaftlich nicht belegt". Eine von Grönemeyer angebotene Heilmethode namens Hyperthermie wurde von der Deutschen Krebshilfe mit Millionenaufwand wissenschaftlich untersucht. Ergebnis: Die Therapie sei nicht wirklich überzeugend. Allenfalls bei sehr wenigen Krebserkrankungen und auch nur in Kombination mit einer Chemo- und Strahlentherapie zeige sie Wirkung. 1400 Euro sollte eine jüngst an Lungenkrebs erkrankte Frau für diese Behandlung in Grönemeyers Institut zahlen. Da könne man sich „besser eine Wärmflasche auf den Rücken legen", sagt Klaus-Peter Thiele vom „Kompetenz Centrum Onkologie" in Düsseldorf.

Aber wann immer sich Mediziner im Detail mit seiner Arbeit beschäftigen, hat Grönemeyer eine ausweichende Antwort bereit. Er erhebe gar nicht den Anspruch, als „Onkologe tätig zu sein", rechtfertigt sich Grönemeyer. Ihm gehe es darum, seine Patienten „mit einem umfassenden Konzept zu betreuen". Dafür stünden in seinem Institut „über 20 Fachärzte" zur Verfügung.

Ärgerlich war für die Tumormediziner auch, dass der Mann ungerechtfertigt die Kassen attackiert. Zum Beispiel würden die Versicherungen Frauen mit Brustkrebs das Medikament Herceptin verweigern, schimpfte Grönemeyer. Jedes Jahr könnte 40 000 Frauen ein „früher Tod erspart" bleiben, wenn die Versicherungen diese „wunderbare Therapie" bezahlen würden. Ein gewaltiger Vorwurf – nur irrte der Professor: Das Medikament ist, so das DKFZ, nur bei etwa 25 Prozent der Patientinnen wirksam, und die Kosten werden im Rahmen der zugelassenen Indikation sehr wohl von den Kassen übernommen. Ertappt. Man möge ihm „verzeihen", antwortete Grönemeyer an NDR-Chef Plog, „dass ich in der Kürze der Zeit nicht präziser mit Zahlen argumentiert habe".

Was die Mediziner Grönemeyer 2004 vorhielten, passte gar nicht in das bisher so rosige Bild des vermeintlichen Genies. Mit seiner sprühenden Beredsamkeit bewies der in Sprockhövel bei Wuppertal wohnende Arzt oftmals mehr Showtalent als sein musizierender Bruder. Er talkte bei „Beckmann", „Johannes B. Kerner", „Herman & Tietjen", parlierte mit Michail Gorbatschow, er prüfte die Fitness der Deutschen in einer Samstagabendshow und füllte die Spalten von der *Wirtschaftswoche* bis zur *Frau im Spiegel*. Besonders die *Bild*-Zeitung trug mit Interviews und Serien dazu bei, dass dieser angeblich „begnadete Operateur" zum „berühmtesten Arzt Deutschlands" werden konnte.

Um Grönemeyer als Marke aufzubauen, half ihm zumindest zeitweise als Medienberater Olaf Sperwer, ein ehemaliger TV-Mann vom Sender RTL. Sperwer arbeitete jahrelang als Berater, Geschäftsführer und Prokurist für Grönemeyer und dessen Firmen. Als Grönemeyer 2002 Sperwer engagierte, sollte dieser, so ein Papier aus einer Grönemeyer-Firma, die „Marke Professor Grönemeyer" kreieren. An derartiger PR-Arbeit ist nichts Verwerfliches – wäre es Ärzten nicht grundsätzlich verboten, für sich und ihre Behandlungsmethoden anpreisende Reklame zu machen. In einem „Manifest" wurde formuliert: Die „Marke Grönemeyer" sollte bei „jeglicher Art von öffentlichen Auftritten" positioniert werden – am liebsten in einer „eigenen TV-Sendung".

Doch so hochtrabend Grönemeyers Ideen waren, im Alltag scheiterten manche seiner Projekte. So gelang es dem Bochumer zwar, vom US-Bestseller-Autor Noah Gordon die Option für die Verfilmung des Buchs *Der Medicus* zu erwerben. „Ich bin der verlängerte Arm Gordons", brüstete sich der Mediziner anschließend, verhandelte mit Finanziers und Produzenten.

Aber aus dem Film wurde nie etwas, was auch daran gelegen haben mag, dass Grönemeyer weitreichende Mitspracherechte haben wollte und damit potentielle Partner irritierte.

Doch Grönemeyer und sein Berater Sperwer zerstritten sich. Der Mediziner war offenbar zu anspruchsvoll: Als er im Jahr 2003 in Hamburg aus der Hand von Michail Gorbatschow den „World Future Award" überreicht bekam, war er mit der öffentlichen Resonanz unzufrieden. „Da hätte mehr kommen können", mailte er Sperwer. Später entwickelten Sperwer und Grönemeyer weitere Geschäftsideen. Die Firma Med. in Germany etwa, in der Sperwer und Grönemeyers Sohn Till als Geschäftsführer fungierten, sollte, so ein Kooperationsvertrag, weltweit Patienten akquirieren und diese dem „Grönemeyer Institut für Mikrotherapie" in Bochum zuführen.

Bei TV-Aufritten Grönemeyers wurde schon mal eine Internet-Adresse eingeblendet. Dort gab es eine Telefonnummer; eine Art Callcenter vermittelte die Anrufer in Grönemeyers Institut weiter, was standesrechtlich zumindest anstößig ist. Allein nach einem Auftritt bei Beckmann, sagt Sperwer, soll es „3000 Anrufe interessierter Menschen" gegeben haben. Viele von ihnen sind verzweifelte Krebspatienten. Weil der Mediziner aber angeblich zugesagte Erfolgshonorare nicht zahlen wollte, trafen sich Berater Sperwer und der Klient später vor Gericht.

Entscheidenden Anteil an der bundesweiten Prominenz Grönemeyers haben seine Bücher: über die „liebevolle Medizin", über den Rücken, über seine sieben Wege zum Glücklichsein. Die Fachwelt nahm diese Werke indes kaum wahr. In einer Rezension über Grönemeyers *Mensch bleiben* schrieb eine Ärztezeitschrift nur knapp, die Schlussfolgerungen seien „abenteuerlich", das Buch „braucht eigentlich niemand". Aber die drögen Experten unterschätzen den Zeitgeist. Grönemeyer bedient mit seinen wolkigen Sätzen über sanftes Heilen jene Klientel, die die Apparatemedizin verabscheut, auch wenn die

Sätze bisweilen klingen, als seien sie einem Groschenroman entsprungen. Grönemeyer-Lyrik: „Wenn nachts mir eine Sternschnuppe bis ins Herz fliegt oder ich den betörenden Duft einer frisch gemähten Wiese einatme, dann kann eine solche kosmische Erfahrung der Natur zur Aufhebung von Denkblockaden und Einsamkeit führen."

Doch in seiner Klinik dominiert nicht die sanfte Natur. Grönemeyer neigt zu eher belastenden – und teuren – Methoden. So durchleuchtet er seine Patienten gern mit dem Computertomografen, wenn er ihnen Spritzen in den Rücken setzt. Ein CT aber bedeutet hohe Strahlenbelastungen, zumal Rückengeplagte oft viele Male hintereinander bearbeitet werden. Ausgebildete Orthopäden schaffen es auch ohne Hightech, die richtige Stelle am Rückenwirbel zu treffen. Eine „zusätzliche Geldquelle" sieht Dietmar Stolke, Leiter der Neurochirurgie in der Essener Uniklinik, hinter solchen Anwendungen. Neben der Strahlenbelastung kommt es bei solchen Spritzenkuren immer wieder zu gravierenden Infektionen am Rückgrat. „Grönemeyer hat seine Behauptung, er würde mit seinen Behandlungen Operationen ersparen, bis heute nicht bewiesen", kritisiert zudem Christoph Goetz, Chefarzt an der Endo-Klinik Hamburg.

Besonders die Kluft zwischen Anspruch und Wirklichkeit ärgert die Fachwelt. So sieht sich Grönemeyer selbst seit Jahren „an der Spitze der internationalen Forschung und Entwicklung" sowie als Motor einer „revolutionären Umgestaltung der Medizin". Mediziner bemängeln aber, dass er die Ergebnisse seiner Arbeit, anders als im Medizinbetrieb üblich, nicht detailliert und umfassend veröffentlicht. Professoren seines Alters bringen es für gewöhnlich auf Dutzende oder gar Hunderte wissenschaftlicher Aufsätze in renommierten Fachzeitschriften.

Statt sich auf diese langweilige Art mit Wissenschaftskollegen inhaltlich auszutauschen, besinnt sich Grönemeyer lieber auf seine wahre Stärke: das Marketing. Seine herausragende Fähigkeit, Menschen für sich einzunehmen, bescherte ihm schon eine üppige Starthilfe. 1991 und 1992 gingen 26,1 Millionen Mark an Grönemeyer und dessen damaligen Geschäftspartner Rainer Seibel für ihr Bochumer Entwicklungs- und Forschungszentrum für Mikrotherapie GmbH (EFMT). Fürsprecher Grönemeyers war der damalige NRW-Gesundheitsminister Hermann Heinemann. Der Sozialdemokrat schwärmte von Grönemeyer und den „revolutionären" Therapiemöglichkeiten des EFMT. Als bekannt wurde, dass der Minister Patient in der Praxis Grönemeyer/Seibel war, erwirkte die Opposition einen Untersuchungsausschuss, Heinemann musste zurücktreten.

Grönemeyer aber schuf alsbald ein verzweigtes Firmenimperium für medizinische Dienstleistungen aller Art. Haupteinnahmequelle des Meisters ist bis heute das „Grönemeyer Institut für Mikrotherapie", in dem vornehmlich Krebs- und Rückenpatienten behandelt werden. Der Promi-Bonus sorgt für gutgefüllte Wartezimmer, und manche Patienten zahlen viele tausend Euro für die Behandlung. „99,35 Prozent" würden das Institut weiterempfehlen, das habe eine eigene Patientenbefragung ergeben, annonciert das Institut. Auch wenn der Meister nach eigenen Angaben nur an „mindestens zwei Tagen in der Woche" als Arzt tätig ist.

Der Medizinische Dienst der Krankenversicherung Westfalen-Lippe (MDK) nahm Grönemeyers Institut schon vor Jahren unter die Lupe – mit einem unschönen Ergebnis. Es würden zum Beispiel Medikamente „außerhalb der zugelassenen Indikationen" eingesetzt, heißt es in dem Gutachten. Außerdem werde Cortison gespritzt, was sich nicht mit dem „naturheilkundlichen" Anspruch des Instituts vertrage. Besonders kritisierte der MDK aber die strahlenintensiven Spritzenkuren und die gewaltigen Kosten. Wird Grönemeyer auf das Gutachten angesprochen, lässt er mitteilen, dass ihm ein solches Gutachten nicht bekannt sei. Die Medikamente würden im Rahmen zugelassener Indikation verwendet, und Cortison sei „ein natürliches Produkt des menschlichen Körpers". Die Strahlenbelastung sei gering und die Behandlung insgesamt „wirtschaftlich und effektiv", da sie teure Operationen und Krankenhausaufenthalte vermeiden könne.

Eine der Kernthesen von Grönemeyer ist, dass ein „verständnisvoller Arzt" versuchen solle, mit intensiven Gesprächen die wahre Ursache einer Krankheit zu finden. Wie schnell er selbst aber einen ganzen Maschinenpark auffährt, wenn es um die eigene Kasse geht, zeigt der Fall einer 53-jährigen Frau aus Hessen. Wegen ihrer Rückenschmerzen war sie nach eigenen Angaben siebenmal bei Grönemeyer und erfuhr das ganze Programm. All dies sei „völlig überflüssig gewesen", stellte nachher ein Gutachter fest. Der Frau ging es erst besser, als die Ursache für die Rückenschmerzen therapiert wurde: Sie litt unter Depressionen. Die Kritik des Gutachters sei „medizinisch nicht nachvollziehbar", meint dazu Grönemeyer.

Zu einem perfekten Marketing zählt heutzutage auch, kräftig auf das deutsche Gesundheitswesen zu schimpfen. Jedem Kassenpatienten muss es deshalb sympathisch klingen, wenn der Professor den Trend zur Zweiklassenmedizin in Deutschland geißelt. Dass er in seinem Institut einen „Grönemeyer VIP-Service" für die wichtigen Menschen im Lande unterhält, verbreitet der Medizinmann nicht in Fernsehrunden, das steht nur in einem „Fact Book" für den internen Gebrauch. Der VIP-Service, rechtfertigt sich Grönemeyer, sei gedacht „für Einzelfälle" und für Menschen mit „Sicherheits- oder ähnlichen Bedürfnissen".

Bemerkenswert ist auch die Geschichte, wie der bis dahin weitgehend unbekannte Grönemeyer im Ruhrgebiet an seinen Professorentitel kam. 1982 hatte Konrad Schily, Gründungspräsident der Privatuniversität Witten/Herdecke und heute als Gesundheitsexperte der FDP im Bundestag, große Mühe, angesehene Wissenschaftler für die junge Hochschule zu gewinnen. Also nahm er Grönemeyer. Normalerweise erhält ein Professor den Ruf wegen seiner wissenschaftlichen Leistungen, oder er legt eine umfangreiche Habilitationsschrift vor. Bei Grönemeyer reichte eine magere Sammlung von Publikationen. Externe Gutachter hätten seinerzeit festgestellt, so Grönemeyer heute, dass er die „notwendigen Kriterien" erfüllt habe. Richtig glücklich wurde die Universität mit Grönemeyers sogenanntem Lehrstuhl für Radiologie und Mikrotherapie – dergleichen gibt es nirgendwo anders in Deutschland – dann aber doch nicht. Mal warfen Kollegen ihm Mängel in der Betreuung der Studenten vor, mal bizarre Aussagen über das Gesundheitswesen. Doch Grönemeyer klebte an seinem Lehrstuhl. Und wenn Experten seine Thesen kritisieren, verweist er darauf, dass seine Thesen und Aussagen von der „Freiheit des Wissenschaftlers" gedeckt seien.

Anders als Experten sind die meisten Patienten aber nicht in der Lage, die wissenschaftlichen Leistungen eines Mediziners zu beurteilen, und vertrauen blindlings auf den berühmten Namen. Das kann fatal sein, denn was sie dabei nicht beachten, ist die Tatsache, dass ein berühmter Namen noch lange kein Garant für ein gutes Behandlungsergebnis ist.

Geschäfte auf dem Rücken der Patienten – die Münchner Alpha-Klinik

Es gibt einige Bereiche des deutschen Gesundheitswesens, in denen sich nur noch schwer viel Geld verdienen lässt. Der Beruf des Kinderarztes gehört dazu. Auch Hausärzte, die wenige Privatpatienten haben, rangieren im unteren Bereich der Honorartabellen. Dass sich deshalb prominente Mediziner gerne auf den Rücken der Patienten stürzen, hat viele Gründe. Zum einen ist der Kreuzschmerz eine Volkskrankheit. Es gibt so gut wie keinen Deutschen, den es nicht irgendwann im Rücken zwickt. Das Doktern an der Wirbelsäule ist aber auch aus anderen Gründen attraktiv. Es gibt einen hohen Anteil sogenannter Chroniker, Menschen, die sich Tag für Tag, Monat für Monat und Jahr für Jahr unter entsetzlichen Schmerzen quälen. Und wer unter solcher Pein leidet, ist irgendwann bereit, jeden Preis zu zahlen – Hauptsache, der Schmerz ist weg. Zudem ist die Fallpauschale für die Behandlung relativ hoch bemessen, auch für den Krankenhausträger sind Eingriffe am Rücken deshalb lukrativ. Zudem gibt es ein breites Spektrum an Behandlungsmöglichkeiten, konservativ und operativ – eine ideale Spielwiese folglich für Kurpfuscher jeder Art. Es existieren deshalb nicht nur viele Krankenhäuser, die sich am Rücken zu schaffen machen, es existieren auch Häuser, die die mangelhafte Arbeit der Kollegen wieder korrigieren müssen.

Der Hamburger Artur D. war einer dieser Menschen, die es fürchterlich im Kreuz zwackte. Fünf Jahre lang quälte sich der Mann. Besonders bei intensiverer Bewegung war es bald so schlimm, dass er aufhören musste, Sport zu treiben. Er versuchte es mit einer konservativen Behandlung, dreimal ließ er sich auf eine sogenannte periradikuläre Therapie ein, bei der der Arzt Schmerzmedikamente in die Nervenwurzeln an der Wirbelsäule injiziert. Nichts half.

Doch dann versprach die Homepage einer Münchner Promiklinik Rettung. Die Alpha-Klinik tönte in ihrem Werbeslogan: „Wo andere aufhören, fangen wir erst an!" Zusammen mit der TV-Moderatorin Nina Ruge veröffentlichte Horst Dekkers, einer der Alpha-Chefs, das Buch *Das Geheimnis eines gesunden Rückens*, in dem die Frau mit dem prominenten Namen ihren Co-Autor als „Top-Profi in der Orthopädie" anpries. Im Mai 2007 durfte dann „Dr. Dekkers" zusammen mit Nina Ruge auch in einer Talkshow vor der „Volkskrankheit Stenose" warnen und seine bis zu 40 000 Euro teure Operationsmethode bewerben. Tierfilmer Heinz Sielmann berichtete, er habe sich mit seinen 89 Jahren noch in zwei Sitzungen von jeweils sechs Stunden die Stenose wegoperieren lassen, was ihm „einen fast schmerzfreien Sommer" beschert habe. Sechs Monate nach der OP starb Sielmann. Noch Monate danach aber lachte er postum zusammen mit seinem Operateur von dessen Internetseite.

Anfang September machte sich der Hamburger Artur D. auf die Reise nach München. Im Pauschalpreis für 5850 Euro waren eine Voruntersuchung, der Eingriff und eine Nachuntersuchung inbegriffen, ein Zimmer im Holiday Inn war reserviert. Dann ging irgendetwas schief. Am Tag nach der Operation hatte D. wieder starke Rückenschmerzen, die bis ins linke Bein zogen. Zudem litt er unter Taubheit und Kribbeln bis hinunter in die Füße.

Zurück in Hamburg ließ sich D. röntgen. Es war klar: er musste noch einmal unters Messer. Einen guten Monat später entfernten Chirurgen im Universitätskrankenhaus Eppendorf abgestorbene Teile der Bandscheibe und zwei versprengte Knochenteile, zudem musste ein haselnussgroßes Knorpelstück, das auf den Wirbel drückte, herausgeschnitten werden.

Jetzt klagt Artur D. gegen die Alpha-Klinik auf 20 000 Euro Schmerzensgeld und Schadenersatz: Durch die Behandlung in München habe sich sein Grundleiden verschlimmert und sein Gesundheitszustand verschlechtert. Und Artur D. ist kein Einzelfall. Beim Landgericht München sind zahlreiche Klagen gegen die Alpha-Chefs Dekkers und Hoogland anhängig. Immer geht es um Schadensersatz und Schmerzensgeld wegen angeblich verpfuschter Operationen und wegen Eingriffen, die „medizinisch nicht indiziert" gewesen sein sollen.

Und auch die Klageschriften jener, die gegen Dekkers gerichtlich vorgehen, ähneln sich. „Die angeblichen Stenosen ziehen sich wie ein roter Faden durch alle meine Fälle", erklärt Wolfgang Putz, Rechtsanwalt für Medizinrecht, dessen Kanzlei sechs Kläger vertritt. „Und stets haben die nachbehandelnden Ärzte die Stenose verneint", fügt Putz hinzu.

Hoogland und Dekkers stritten alle Vorwürfe ab. Dekkers: „Eins kann ich in jedem Fall versichern: Keiner der Vorwürfe ist zutreffend." Und wenn Gutachter anderer Meinung waren, so hätten diese eben nur den Standpunkt einer Ärztemehrheit vertreten. Den „allermeisten" seiner 6000 Patienten habe er helfen können, sagt Dekkers, „es handelt sich weitestgehend um hochkomplizierte Problemstellungen, die von anderen Ärzten als inoperabel bezeichnet worden sind."

Was die Arbeit der Patientenanwälte nicht eben einfacher macht: Trotz hoher Honorare meldete Dekkers im Mai 2008 die Insolvenz der Klinik an. Zur gleichen Zeit wurde ihm auch noch bis auf weiteres die Approbation entzogen. Womöglich einer der Gründe für die Schieflage der Alpha Klinik GmbH: Dekkers hatte sich einen schmierigen Rechtsstreit mit Compagnon Hoogland geliefert, in dem es auch um sehr private Dinge in Dekkers' Leben ging. Seither sind die Geschäftspartner tief zerstritten. Geld und Macht, Neid und Missgunst, auch im Medizinerleben kann es also ganz menschlich zugehen.

Der Fall Bach – die unheimliche Todesserie in einer Hannoveraner Klinik

Im Jahre 2003 gingen Bilder über die Ticker der Agenturen, die eine etwas trutschige Frau zeigten. Die grauen Haare streng zurückgekämmt, eine ovale Brille, Modell Kassengestell, und eine beige Weste mit Knöpfen aus Horn. Dazu ein schwarzes Halstuch mit Blumenmuster. Das Foto zeigte Mechthild Bach, und das Porträt wollte so gar nicht zu dem Vorwurf passen, den man der Ärztin machte. Es geht um einen der schlimmsten Tatorte in einem Krankenhaus, den es in Deutschland bislang gegeben hat. Der Medizinerin wurde Totschlag in acht Fällen vorgeworfen. Sie sollte Krebspatienten Medikamentencocktails verabreicht haben, die nicht nur ihre Schmerzen beseitigten, sondern auch ihr Leben vorzeitig beendeten. Hatte hier jemand versucht, seine Macht als Ärztin auszunutzen, um sich als Herrscher über Leben und Tod aufzuspielen? Waren die Überdosierungen Behandlungsfehler, die zu nicht geplanten Todesfällen geführt hatten? Oder waren die Sterbefälle in der Krebsabteilung doch natürliche Tode, die sich zu einer eigenartigen Serie verketteten?

Die Urkunde hing im Flur, Erdgeschoss links; es ist eines dieser Zertifikate, die sich Verwaltungschefs gern an die Wand nageln, als Zeugnis ihrer perfekt verwalteten kleinen Welt. Die Paracelsus-Klinik in Langenhagen bei Hannover hatte also ein Qualitätsmanagementsystem eingeführt, auf allen Etagen, in allen Abteilungen, mit einem „klinischen Risikomanagement in allen Bereichen". Was nun vermutlich jedes Risiko erfassen soll. Abgesehen offenbar von dem Risiko, in der Klinik getötet zu werden.

76 Todesfälle hatte die Staatsanwaltschaft Hannover untersucht, alle waren Patienten von Dr. Mechthild Bach, Internistin und zwanzig Jahre lang niedergelassene Ärztin mit 31 Belegbetten in der Paracelsus-Klinik. Die Anklagebehörde war dabei auf acht Verstorbene aus den Jahren 2001 bis 2003 gestoßen, deren Tod verdächtig schien. Die Fahnder versuchten herauszufinden, ob es mehr war als das normale Ableben in deutschen Krankenhäusern – am Ende mit Morphium, das die Schmerzen betäuben soll. Die Staatsanwälte gingen der Frage nach, ob es schlichte Schlamperei, unerlaubte Sterbehilfe oder fahrlässige Tötung war.

Schon im günstigsten Fall führte der Verdacht die Ermittler in einen ethischen und strafrechtlichen Grenzbereich und zu der Frage, wie weit Ärzte bei Todkranken gehen dürfen, deren Leben nur noch Leiden ist. Im schlimmsten Fall aber stellte sich eine ganz andere Frage: Hat die Ärztin auch Patienten sterben lassen, die weder sterben wollten noch bald sterben mussten?

Frau Bach sagt, es sei ihr immer nur um Schmerzlinderung gegangen. Das Verwaltungsgericht Hannover, das den sofortigen Entzug ihrer Approbation bestätigte, hielt sich dagegen an ein Gutachten, das der Medizinische Dienst der Krankenkassen (MDK) in Niedersachsen vorgelegt hat. In einem der Fälle, die der MDK sich zufällig herausgepickt hatte, kamen die Mediziner zu dem vom Gericht zitierten Schluss: „Hier sprechen gewichtige Anhaltspunkte für schwere Diagnose- und Therapiefehler, die die Patientin wohl erst in den lebensbedrohlichen Zustand brachten."

Am Anfang der Ermittlungen hatte ein Zufallsfund gestanden: Die AOK hegte im Jahr 2001 gegen einen anderen Belegarzt der Paracelsus-Klinik den Verdacht, er mauschele bei Abrechnungen. Der Mediziner sollte Patienten schwere Krankheiten angedichtet haben, um seine Belegbetten zu füllen. Die Ermittlungsgruppe der AOK Niedersachsen ließ sich weitere Akten aus der Klinik schicken. Darunter einige von Dr. Bach. Im Mai 2001 bekam der Leiter der Gruppe, Peter Scherler, dann einen Anruf vom MDK, der ihn, wie er sagt, „fast vom Stuhl gehauen hätte". Beim Durchlesen der Dokumente, so erzählt der zuständige MDK-Mediziner, habe er „eine Gänsehaut" bekommen. Man müsse etwas tun, und zwar sofort.

Das Gutachten zum ungeheuren Verdacht lieferte der MDK wenig später nach, der Tenor der 59 Seiten: Mit einer Kombination aus Morphiumspritzen und dem Valiumwirkstoff Diazepam vom Tropf habe die Ärztin Patienten eingeschläfert, ohne dass die von dem Plan wussten oder es wollten. Mehr noch: Sie habe sogar Patienten getötet, die gar nicht im Endstadium gewesen seien. Beispiel: ein 52-jähriger Mann mit Krebs in der Speiseröhre und einer Metastase im Hirn. Er hatte keine Heilungschance mehr. Als ihn Dr. Bach jedoch in der Klinik aufnahm, spürte er keine Schmerzen. Auch sein Allgemeinzustand, das ergab die erste Untersuchung, war ziemlich normal, abgesehen von einem Blutwert, der auf den bekannten Tumor hindeutete.

In der Klinik ging es dann aber innerhalb von nur 16 Tagen zu Ende: Nachdem der Mann offenbar ein einziges Mal über Schmerzen hinter dem Brustbein geklagt hatte, bekam er abends Morphium. Andere Therapeutika setzte die Medizinerin in den nächsten Tagen schrittweise ab, die Dosen von Morphium und Diazepam dagegen hinauf, zum Schluss war sie bei vier 20-Milligramm-Spritzen Morphium am Tag. Eine Menge, die ein weiterer Gutachter als „terminale Sedierung" bezeichnete – Tiefschlaf bis zum Tod. Bei Ärztin Bach lief der Cocktail, der zum Ersticken führen kann, unter dem Begriff „Schmerzprogramm". Für die MDK-Mediziner, die sonst nicht gerade im Ruf stehen, Kollegen an den Pranger zu stellen, stand schnell fest: Der Mann hätte noch „Monate, möglicherweise länger" gelebt, selbst ohne Chemo- oder Strahlentherapie. Die Ärztin aber hielt dagegen, der Patient habe immer stärker über Luftnot geklagt. Nach einer weiteren akuten Verschlechterung habe sie ihm deshalb ein menschenwürdiges Sterben ermöglichen wollen. Sterbehilfe also? Die ist allerdings nur bei stärksten Schmerzen und kurz vor dem Exitus straflos, wenn die Mittel auf Hochdosis gesetzt werden müssen und dadurch der Tod, quasi als Nebenwirkung, schneller eintritt. Solche Sterbehilfe gehört in Deutschland zum Klinikalltag.

Dagegen ist die Tötung auf Verlangen strafbar, die Grauzone bei der Schmerzbehandlung sterbenskranker Patienten aber groß. Selbst in Spezialkrankenhäusern, in denen der Tod jeden Tag kommt, arbeiten Ärzte, so Helge Beck von der Schmerzklinik des Unikrankenhauses Hamburg-Eppendorf, auf eigene Gefahr – „da wurschtelt jeder für sich". Für Beck müssen allerdings mehrere Voraussetzungen erfüllt sein, bevor die Dosis so hoch gefahren werden darf, dass der Patient dabei sterben kann. Es müssen Tumorkranke sein, mit denen es zu Ende geht, die ihre Schmerzen selbst mit Höchstmengen Morphin nicht mehr aushalten. Vor allem aber: Der Patient und die Angehörigen müssen informiert und einverstanden sein.

Danach aber hatte die Internistin aus Langenhagen nur selten gefragt. In den meisten Fällen hatte sie den Todgeweihten nicht einmal gesagt, dass sie keine Chance mehr hätten. Ihre Begründung: „Die Patienten wollen hören, dass es noch Therapiemöglichkeiten gibt und sie noch nicht so bald sterben müssen." Also war für das Verwaltungsgericht auch klar, warum es in den untersuchten Fällen des MDK nie eine schriftliche Zustimmung der Kranken zum womöglich schnelleren, aber auf jeden Fall schmerzloseren Tod gab. „Damit steht im Raum, dass sie sich selbst zur Herrin über Leben und Tod aufschwingt", heißt es über Bach in der Begründung des Gerichtsbeschlusses. Und: Ihr sei „wohl gar nicht bewusst, dass sie sich bei ihrer Behandlung von der für Ärzte in Grenzfällen zulässigen indirekten Sterbehilfe offenbar weit entfernt hat".

Daran konnte für die Richter auch ein Gutachten des renommierten Aachener Schmerztherapeuten Lukas Radbruch im Auftrag der Paracelsus-Klinik nichts ändern. Der Professor – Spezialgebiet Palliativmedizin, also jene Disziplin, die sich vorwiegend mit der schmerzlindernden Betreuung Sterbenskranker befasst – hatte der Internistin im August auf 37 Seiten bescheinigt, dass sie sich durchaus nach den Regeln der Kunst verhalten habe. Aber ob Bachs Patienten überhaupt todgeweiht waren, so der Professor auf Seite 38, das lasse „sich aus den Krankenakten nicht abschließend bewerten". Kein Wunder:

Beim Papierkram war die Ärztin schlampig, das bescheinigte ihr auch Radbruch.

Blieb also die Frage, ob sie auch Sterbehilfe leistete, wenn der Patient gar nicht sterbenskrank war. Darauf deutet für die MDK-Mediziner vor allem der Fall einer 63 Jahre alten Frau hin, die am 27. Mai 2001 in die Paracelsus-Klinik kam, zu Fuß und bei vollem Bewusstsein. Diesmal ging es nicht um Krebs, sondern nur um eine Gürtelrose. Am Tag nach der Einlieferung wurde die Lage jedoch kritisch. Die Frau hatte auf einmal Wasser in der Lunge, hätte auf eine Intensivstation gemusst, die es in der Paracelsus-Klink aber nicht gab. Doch Bach nahm keine weitere Untersuchung vor und verordnete nur ihr „Schmerzprogramm". Kurz danach starb die Patientin, obwohl ihr Leben, wie der MDK behauptet, hätte gerettet werden können. Der Verzicht auf Intensivmedizin sei mit der Tochter so abgesprochen gewesen, verteidigt sich die Ärztin. Und die Patientin? Die habe durch ihr Verhalten zu verstehen gegeben, dass sie sterben wolle – nicht der einzige Fall, in dem sich Dr. Bach auf eine stille Zustimmung beruft.

Für das Verwaltungsgericht waren das Umstände genug für die Prognose, dass in einem Strafverfahren eine Verurteilung „nach dem gegenwärtigen Sachstand weit überwiegend wahrscheinlich" sei. Die Chefs der Paracelsus-Klinikkette aber hielten das für einen Schnellschuss. Der leitende Verwaltungsdirektor Utz Wewel und Geschäftsführer Joachim Bovelet hatten schließlich ihre eigene Theorie, warum der Ärztin derart schwere Vorwürfe gemacht werden: Die AOK, die zurzeit über einen Bettenabbau im Langenhagener Krankenhaus verhandle, habe den Fall Bach zusammen mit dem MDK wohl nur „inszeniert", um das Hospital zumindest zur Aufgabe der Inneren Abteilung zu zwingen. Eine gewagte Verschwörungsthese, die die AOK „völligen Unsinn" nennt. Frau Bach kam für drei Wochen ins Gefängnis, wurde aber bald

wieder freigelassen, weil es keine Flucht- oder Verdunklungs-
gefahr gab.

Das Komplottszenario der Krankenhausspitze hatte den
Fahndern in dem äußerst heiklen Fall gerade noch gefehlt.
Mehrere Leichen mussten exhumiert werden, weitere Gutachter sollten schnell Klarheit bringen. Doch daraus wurde nichts.
Es dauerte fünf Jahre, bis der Fall Bach endlich vor Gericht
kam. Und selbst dort wurden die Rätsel nicht gelöst. Vor
dem Gericht standen Demonstranten, die auf Transparenten
„Freispruch" forderten für eine Frau und Ärztin, die 365 Tage
im Jahr für ihre Kranken da gewesen sei. Aber im Gerichts-
saal saßen die Angehörigen, die noch immer nicht verstehen
wollten, warum ihre Verwandten gestorben waren. „Meine
Mutter wollte leben und war bestimmt nicht sterbenskrank",
sagt eine Frau, deren 80-jährige Mutter wegen Austrocknung
und Kaliummangels eingeliefert worden war.

Bach selbst zeigte sich erschüttert über die Anwürfe, ihr
Handeln sei von „Zustimmung und Einverständnis der Patienten" getragen gewesen. Sie sei tief verwurzelt in der christ-
lichen Religion. Ihre gesamte Ausbildung habe sie an christ-
lichen Krankenhäusern absolviert. Das habe sie geprägt. Die
Staatsanwälte konnten letztlich nicht klären, was wirklich
passiert war in der Klinik. Auch ein Motiv für die angeklagte
Medizinerin konnten die Ermittler nicht finden. Und deshalb
waren die Richter wieder einmal auf die Hilfe der Sachverständigen angewiesen. Doch auch unter den Gutachtern gingen
die Meinungen auseinander. Frau Bach habe „mit an Sicherheit grenzender Wahrscheinlichkeit den vorzeitigen Tod verursacht", sagte der eine. Eine fehlerhafte Verabreichung hätte
niemals zu einer tödlichen Überdosierung führen können, hielt
ihm ein anderer entgegen.

Es gibt eben selbst spektakuläre Fälle, da wird die Öffentlichkeit niemals endgültig erfahren, ob Ärzte alles richtig

gemacht haben. Ob sie nach dem Eid des Hippokrates gehandelt oder ob sie gepfuscht haben oder ob sie aus welchen Gründen auch immer über ihre Grenzen hinausgegangen sind.

Das lukrative Geschäft der Schönheitsoperationen und die Machenschaften des Dr. Dr. St.

Schönheitsoperationen sind ein gewaltiger Markt und eine grandiose Wachstumsbranche – einer der wenigen Bereiche, in denen es im deutschen Gesundheitswesen noch richtig brummt. Und das gegen Cash, ohne lästige Krankenscheine, ohne Rücksicht auf Regulierungsinstrumente wie Praxenbudgets und Fallpauschalen. Der Wunsch nach fehlerloser körperlicher Ästhetik hat auch in Deutschland den Drang zur Schönheitsoperation befeuert. Es werden Zähne gerichtet, Ohren angelegt, Augenlider gestrafft, Falten geglättet, Lippen aufgespritzt, Brüste vergrößert und verkleinert, Bäuche geschrumpft, Pickel weggeschnippelt, die Haut an den Oberschenkeln geradegezogen. Immer mehr Menschen entdecken an sich ästhetische Makel, und diese Sucht nach Perfektion präsentiert Ärzten eine große Spielwiese für lukrative Eingriffe. Niemand weiß genau, wie viele Eingriffe überhaupt vorgenommen werden. Schätzungen gehen von 350 000 (Stiftung Warentest) bis zu einer Million (Bundesregierung) Behandlungen im Jahr allein in Deutschland aus. Brustverkleinerungen und Bruststraffungen (25 000) sowie Gewebeunterfütterungen mit Fremdmaterial oder Eigenfett, Fettabsaugungen, Brustvergrößerungen und Ohrkorrekturen (jeweils 20 000) sind dabei die häufigsten Operationen. Laut einem Forschungsprojekt für den Deutschen Bundestag aus dem Jahr 2007 sind offiziell 2129 Anbieter auf dem Markt, wobei die Hautärzte die größte Gruppe stellen. Dabei ist durchaus interessant, dass die Dichte an ästhetischen Operateuren in größeren Städten wie München oder Hamburg, aber auch in Passau, Münster oder Lübeck wesentlich höher ist als in ländlichen Gegenden Ostdeutschlands oder Niedersachsens. Die durchschnittlichen Einnahmen pro Eingriff gehen von 4708 Euro für eine Brustvergrößerung, über Peniskorrektur (4500 Euro) und das große Face-Lifting (4479) bis hinunter zur Unterspritzung von Falten mit Botox (534 Euro) und Lippenkorrekturen (644 Euro). Gesamtumsatz der Brust- und Gesichtshandwerker: Irgendwo zwischen 500 Millionen und einer Milliarde Euro. Und immer dort, wo es viel Geld zu holen gibt, kommen schnell auch Billiganbieter auf den Markt, weshalb die Deutsche Gesellschaft für plastische, rekonstruktive und ästhetische Chirurgie schon vor einer „Aldisierung" der eigenen Branche warnte.

Doch anders als in den anderen Fachbereichen ist nicht genau geklärt, wer eigentlich welche Operationen vornehmen darf. Und so tummeln sich dort plastische Chirurgen, Kieferorthopäden, Hals-Nasen-Ohren-Ärzte, Hautärzte aus dem In- und Ausland. Und überall dort, wo der Medizin die lange Leine gelassen wird, ist die Abzocke nicht weit. Es vergeht kein Tag, an dem nicht in irgendeinem Zeitungsartikel oder einem TV-Beitrag eine Frau über eine zu große Narbe meckert oder ein Mann über unerträgliche Schmerzen, nachdem einem Kurpfuscher wieder einmal das Messer ausgerutscht ist. Auf ihrem Jahreskongress 2007 sah sich die Deutsche Gesellschaft für Ästhetische Plastische Chirurgie zu einem dringenden Appell veranlasst. Sie forderte strengere Richtlinien für solche Eingriffe, am liebsten hätte es die Gesellschaft, dass nur noch die eigenen, speziell ausgebildeten Mitglieder die Schönheit in Deutschland formen dürfen. Und die Fachgesellschaft hatte mit dieser Forderung sicherlich nicht nur die medizinische Versorgung im Auge, sondern auch die Absicherung eigener Pfründe. Eine solche Reglementierung, sagt deren Präsident

Joachim Graf von Finckenstein, würde „nicht nur den Patienten, sondern auch dem Image der ästhetischen Chirurgie zugutekommen".

Vor allem erhofft sich der Präsident auch endlich ein Mittel, um die vielen schwarzen Schafe in seinem Metier bekämpfen zu können: Kurpfuscher, die sich an Methoden herantrauen, die sie nie gelernt haben; Ärzte, die schlichtweg gefährliche Methoden anwenden; Schönheitschirurgen, die ihren Kunden Eingriffe aufschwatzen, die sie gar nicht nötig haben oder gebrauchen können. Es ist zwar kein Behandlungsfehler, falsch ist es trotzdem, wenn junge Frauen frühzeitig neue Brüste geformt bekommen. „Mit Besorgnis ist [...] hervorzuheben", schreibt die Studie für den Bundestag, „dass vor allem die Gruppe der 20- bis 29-jährigen Frauen die höchste Rate bei Brustvergrößerungen aufweist, vor allem in Anbetracht der Tatsache, dass Brustimplantate nach 10 bis 15 Jahren erneuert werden sollten/müssen, scheint eine lebenslange ‚Operationslaufbahn' vorgegeben zu sein."

Kunden regen sich nicht nur über die Eingriffe auf, die – objektiv betrachtet – danebengehen. Es sind häufig auch die falschen Erwartungen, die Schönheitsoperateure wecken, die Hoffnungen auf ein schöneres Äußeres, die beim besten Willen und bei bester Ausbildung auch ein glänzender Chirurg nicht erfüllen kann. Schönheitsoperationen zählen zur Medizin, die nicht heilt, sondern Wünsche erfüllt. Aber auch dort geht nicht jeder Wunsch in Erfüllung. Und deshalb gibt es nach den blutigen Eingriffen oft einen hässlichen Streit darüber, ob die Operationen nun als gelungen zu betrachten sind oder aber eben nicht. In der Untersuchung für den Bundestag waren 17 Prozent der Befragten nicht zufrieden mit den Eingriffen. Immerhin 22 Prozent der Frauen und 8 Prozent der Männer berichteten von Komplikationen: Schwellungen, Blutergüsse, Taubheitsgefühle, deutliche Narben, Unregelmäßigkeiten und

Dellen. Untersuchungen gehen zudem von 2 bis 25 Todesfällen pro 100 000 Fettabsaugungen aus.

Das Landgericht München hatte Anfang 2008 darüber zu befinden, ob eine Brustoperation verpfuscht war. Die junge Münchnerin hatte einen Brustumfang von 105 Zentimeter bei einer Körbchengröße von 85 D. Mit der Größe ihres Busens war sie durchaus glücklich, aber die schweren Brüste hingen ihr zu sehr herunter. Deshalb wollte sie sie straffen lassen. Doch mit dem Ergebnis des Eingriffs war die Münchnerin dann gar nicht zufrieden. Nicht nur dass die Wunden nach der Operation schlecht heilten, Narben platzten und Gewebe abstarb. Außerdem, so meinte sie nachher, habe der Arzt die Operation als simple Routinemaßnahme abgetan und sie nicht hinreichend über die Risiken aufgeklärt. Ein Gutachter mochte den Angaben der jungen Frau nicht folgen: „Eine gestraffte Brust erscheint subjektiv kleiner als eine hängende, obschon beide das gleiche Volumen haben mögen." Und dass Narben geplatzt seien, hänge womöglich damit zusammen, dass die Patientin geraucht habe und dadurch die Wunde nicht genügend durchblutet gewesen sei. Der Chirurg habe nach den Regeln der Kunst gehandelt; zudem habe er ein Dokument vorlegen können, welches auf die Risiken von Nekrosen und Störungen der Wundheilung hingewiesen habe. Und dieses hatte die Frau unterschrieben. Das Gericht wies deshalb die Klage ab.

Mehr Verständnis fand eine Frau, die sich über das verunglückte Absaugen ihrer sogenannten Reiterhosen an den Oberschenkeln beschwerte. Vor der Operation hatte sie zwar Formulare zu lesen bekommen, auf denen mögliche Risiken beschrieben waren. Es hatte aber kein persönliches Gespräch mit dem Arzt stattgefunden. Der Schönheitsdoktor hatte ihr nur versprochen, dass sie nach der Operation die Beine einer 30-jährigen haben werde. Dass sich bei diesem Eingriff Dellen bilden können, die viel ärgerlicher als normale Cellulite sein können, stand in dem Informationsblättchen nicht. Das Oberlandesgericht in Hamm meinte deshalb, diese Aufklärung habe nicht ausgereicht. Die Frau bekam ein Schmerzensgeld von 10 000 Euro zugesprochen.

Immer häufiger müssen sich die Gerichte mit der Arbeit der Schönheitswerker befassen, und nicht immer geht es für diese so glimpflich ab wie für den Münchner Kollegen. Ein typisches Beispiel, welche bizarren Figuren sich auf dem wachsenden Basar der Körperästhetik tummeln, ist die Geschichte des Hamburger Arztes Dr. Dr. St. Es ist nicht nur die Geschichte eines betrügerischen Pfuschers, der seine Kunden und Geschäftspartner ausnahm. Es ist auch ein Paradebeispiel für die Unfähigkeit der Justiz und die Unwilligkeit der Überwachungsbehörden, mit einem solchen windigen Doktor fertig zu werden.

Die Geschichte des Doktor St. begann wie in einem Krimi. Die Staatsanwälte in Hamburg standen vor einem Rätsel. Sie hatten bei der Durchsuchung einer Arztpraxis ein Videoband entdeckt, auf dem eine Frau zu sehen war: liegend, nackt und offensichtlich in einem Zustand der Narkose. Vor der Liege stand der Doktor für Schönheitschirurgie, der die Beamten als Verdächtiger anderer Fälle schon seit langer Zeit beschäftigte. Der Arzt zwackte der Frau immer wieder kräftig in die Brust und onanierte dabei. Und dann vergriff er sich weiter an der Frau, a tergo.

Es war auch für die Staatsanwälte ein ungewöhnlicher Fall: Die Hamburger Ermittler kannten den mutmaßlichen Täter einer Sexualstraftat, aber das Opfer kannten sie nicht, sie mussten es erst noch finden. Und das verlangte nach einer ungewöhnlichen Methode. Die Kripo lancierte deshalb Suchanzeigen in Hamburger und in Berliner Tageszeitungen. „Wer ist das?" fragte etwa die *Bild*-Zeitung seine Leser und zeigte das Gesicht der schlummernden Frau mit Mittelscheitel und leicht geöffnetem Mund. Diese Frau werde als Zeugin eines

„mysteriösen Falls" gesucht. Doch es meldete sich niemand auf die Zeitungsartikel. Der Verdacht des „sexuellen Missbrauchs Widerstandsunfähiger", wie die Videoszenen im Rechtsdeutsch heißen, konnte sich daher nicht erhärten. Der Fall kam zu den Akten.

Doch der Doktor, der sich vor der Frau selbst befriedigte, kam dennoch nicht davon. Er sollte wegen anderer Taten bald in Hamburg vor Gericht stehen. Wieder einmal. Und es sollten auch noch nicht die letzten Anklagen gegen diesen Mann sein. Der Fall des Dr. Dr. St. aus Hamburg ist eine der skurrilsten Geschichten des deutschen Medizinbetriebs. Jahrelang schnippelte der ausgebildete Zahnarzt und Kieferchirurg in unterschiedlichen Praxen an Patienten und Patientinnen, saugte sich durch deren Fett und hinterließ dabei oftmals wüste Spuren. Bei Kripo und Staatsanwaltschaft meldete sich im Laufe der Zeit eine ganze Armada betrogener Geschäftspartner und Zulieferer; gleichzeitig beschäftigte immer wieder der ungewöhnliche Geschlechtstrieb des Mitte 40-Jährigen die Staatsanwälte. Und dann verklagten ihn auch noch mehrere Kunden wegen des Verdachts der Kurpfuscherei. Doch das Erstaunliche an der Geschichte: Obwohl viele Taten des Medizinmannes seit Jahren bekannt waren, konnte zunächst keine Institution das Treiben aufhalten. Nicht die Staatsanwaltschaft. Nicht die Hamburger Gesundheitsverwaltung. Nicht die Ärztekammer.

Der Doktor für Zahnheilkunde sowie für Mund-, Kiefer- und Gesichtschirurgie hatte als Stabsarzt der Bundeswehr dem Vaterland gedient, bis er sich nach seiner Entlassung den kleineren und größeren Schönheitsfehlern von Männern und Frauen widmete. Doch die Karriere des ehemaligen Soldatenarztes kam auf dem freien Markt nur schwer in Schwung – schon bald stand der hochgewachsene Mann mit dem eleganten Auftreten das erste Mal vor Gericht. In einem Hamburger Schwimmbad hatte er heimlich Frauen in der Umkleidekabine gefilmt. Als eine 21-Jährige den Voyeur bemerkte, schrie sie „Spanner" und ging mit einem herbeigeeilten Bekannten auf den Täter los, um ihm die Kamera zu entreißen. Es kam zu einem Handgemenge. Dr. Dr. St. schlug zu und landete wegen dieser Tätlichkeit vor Gericht. Er bekam acht Monate Freiheitsstrafe auf Bewährung aufgebrummt.

Operieren durfte der Zahnarzt weiter. Er arbeitete zunächst in einer privaten Klinik als angestellter Schönheitschirurg. Dann machte er sich selbständig. Er betrieb mehrere eigene Praxen und ging dabei nach einer bestimmten Masche vor. Er eröffnete eine Privatklinik, machte jede Menge Schulden, etwa bei Apotheken oder bei Zeitungen, in denen er Anzeigen schaltete, und wenn er die nicht bezahlen konnte oder wollte, wirkte er anschließend unter neuer Adresse weiter. „Dr. Dr. St. zieht ständig um", klagte ein verzweifelter Staatsanwalt, der dem Arzt auf den Fersen zu bleiben versuchte, in einem internen Vermerk.

Zunächst residierte der Arzt im feinen Hamburger Stadtteil Winterhude, wo es Mann und Frau nicht schwerfällt, schon mal mehrere tausend Euro auszugeben, um sich die Falten straffen zu lassen. Dann siedelte er in die „Praxisklinik Elbchaussee" um. Als es ihm auch dort zu heiß wurde, schlüpfte er kurzerhand in einem Kosmetiksalon in Alsternähe unter. Im Wildwuchs der deutschen Schönheitschirurgie fielen solche wundersamen Karrieren offenbar nicht weiter auf. Es schadete dem Doppeldoktor auch nicht weiter, als ihn ein Richter noch einmal zu elf Monaten Knast auf Bewährung verurteilte. Dr. Dr. St. hatte trotz eigener Einkünfte auch noch Arbeitslosengeld beantragt und kassiert. Mehrfach mussten sich Richter zudem mit ihm beschäftigen, weil er sich von Bekannten Geld geliehen hatte, ohne es wie vereinbart zurückzuzahlen.

Wie die Ärzte anderer Bundesländer haben sich auch die Hamburger Mediziner eine hehre Berufsordnung gegeben. In ihrem „Gelöbnis" verpflichten sich die Doktores auf 21 Seiten, „selbst unter Bedrohung meine ärztliche Kunst nicht in Widerspruch zu den Geboten der Menschlichkeit anzuwenden". Und wenn sich einer aus ihren Kreisen nicht daran hält? Dann ist das offensichtlich auch nicht so schlimm.

Doktor St. werkelte jedenfalls trotz der Verurteilungen weiter, und das offensichtlich mehr schlecht als recht. Christa M. aus einer Kleinstadt an der Ostsee fühlte sich eigentlich nicht sonderlich dick, die 56-jährige litt aber unter ihren ausladenden Oberschenkeln, die beim Laufen aneinanderrieben. Sie las eine Zeitungsanzeige des Dr. Dr. St. und landete wenig später auf dessen OP-Tisch. Christa M. hatte zunächst ein durchaus gutes Gefühl, sich in die „zarten Hände", wie sie sagte, dieses smarten Typen zu begeben. Doch der Eingriff ging irgendwie schief, danach sei förmlich Wasser aus der grässlich entzündeten Wunde gesprudelt. Als die Schwellungen nach einiger Zeit endlich abklangen, war sie entsetzt: „Überall sind große Löcher und Dellen im Fleisch zurückgeblieben. Ich bin verstümmelt." Sehr viel später landete dieser Fall vor Gericht."

Wie seltsam die Sitten in der Schönheitschirurgie sein können, erlebte auch Patrizia V. Die 32-Jährige ist Fotomodell und Stripteasetänzerin und wollte aus diesem Grund in ihren Körper investieren. Für das Absaugen sogenannter Reiterhosen am Oberschenkel zahlte sie 5000 Euro an St. – cash. Doch das Ergebnis war mehr als ernüchternd. St. versprach nachzubessern. Kostenlos. Es wurde nicht besser. Mit seiner freundlichen Art habe der Doktor sie „eingelullt", sagt die Nackttänzerin. Immer wieder. Deshalb habe sie noch einmal 6500 Euro gezahlt. Wieder in bar. Sie ließ sich am Bauch und an den Innenseiten der Schenkel Fett absaugen. Beim letzten Eingriff habe sie ihre Freundin mitgebracht. Sie habe zunächst den Eingriff an sich vornehmen lassen, erzählt sie, und danach habe sie St. bei der Beinarbeit an ihrer Freundin assistiert. Es sei keine andere Hilfe mehr in der Praxis gewesen.

Erst als Patrizia V. auf seriöse Kollegen von St. stieß, sagt sie, sei ihr dessen Pfuscharbeit „richtig bewusst geworden". Der neue Arzt habe ihr erklärt, ihre Beine würden aussehen, als habe „ein Hai ein Stück Fleisch abgebissen". Auf Fotoaufnahmen mit nackten Beinen muss Patrizia V. seitdem verzichten. Als sie einen Anwalt einschaltete, um St. auf Schadenersatz zu verklagen, erlebte sie eine weitere böse Überraschung: Der Operateur hatte keine Berufshaftpflichtversicherung. Es ist zwar Pflicht, eine solche Versicherung abzuschließen, aber die Ärztekammer prüft weder bei der Vergabe der Approbation noch bei der Eröffnung einer Praxis oder zu irgendeinem anderen Zeitpunkt obligatorisch, ob sie auch wirklich vorliegt. Aber selbst als sie dies im Fall St. getan hatte, betonte die Hamburger Ärztekammer, habe sie ihm seine Berufszulassung nicht abnehmen können. Dies sei Aufgabe der Hamburger Gesundheitsbehörde – dieser Kompetenzwirrwarr ist auch ein Grund dafür, dass es beim Versuch, die Menschen in Deutschland operativ zu verschönern, einen großen Graubereich gibt.

Dass diese Lücke in der Kontrolle der ärztlichen Arbeit und Zuverlässigkeit existiert, hatte im Fall des Dr. St. besondere Folgen. Denn bald hatte der Mann mit den vielen Anschriften ein neues Gerichtsverfahren wegen Betruges in 15 Fällen gegen sich laufen. Und dann hob er den Finger: Er meldete sich pleite. Zudem hatte er wegen seiner sexuellen Absonderlichkeiten erneut Ärger mit den Ermittlern. Im Oktober 2003 war eine junge Frau bei der Kripo Hamburg erschienen. Sie berichtete unter Tränen, dass sie von ihrem Chef sexuell missbraucht worden sei. Vor einer Operation habe St. sie aufgefordert, sich auszuziehen. Als sie sich geweigert habe, habe er ihr den Büstenhalter heruntergerissen, an ihren Brustwarzen gespielt und diese als „schönes Vorzeigematerial" bezeichnet. Schließlich habe sie der Arzt am Hintern berührt und ihr mehrmals in den Schritt gegriffen. Dabei habe er sie mit der anderen Hand gefilmt. Erst als die nächste Patientin an der Tür geklingelt habe, habe St. von ihr abgelassen.

Bei den Ermittlungen zu diesem Fall stießen die Staatsanwälte in den Praxisräumen dann auf weitere Videobänder des Hobbyfilmers. Sie zeigten Doktor St. beim Geschlechtsverkehr mit unterschiedlichen Partnern. Die Staatsanwaltschaft ging der Sache auf den Grund und kam zu dem Ergebnis, dass die Bänder Sex auf freiwilliger Basis zeigten. Alles andere wäre im Nachhinein auch kaum nachzuweisen, wie der Fall der Frau ohne Namen gezeigt hat, die die Ermittler vergeblich über Zeitungsmeldungen in Hamburg und Berlin gesucht hatten. Denn St. stritt, wie so häufig in der Vergangenheit, alles ab: die Betrügereien, die Kunstfehler, erzwungenen Sex. Die schlechten Behandlungsergebnisse seien die Folge „schicksalhafter" Entzündungen nach einer OP. Und auch den angeblichen Missbrauch seiner Angestellten brachte er aus der Welt. Als es zu einem Gerichtsverfahren kam, behauptete er einfach, die 27-Jährige sei stets „übertrieben geschminkt gewesen", sie sei „durchtrieben und gemein". Das Verfahren endete mit einem Freispruch.

Und so machte er weiter. Immer weiter. „Schlank und schön wie im Schlaf", so warb St. für seine neue „Tagesklinik Bramfeld", „Schönheit kommt von innen, aber manchmal eben auch von außen. Für kaum ein Gebiet der plastisch-ästhetischen Medizin ist dieser Satz so treffend wie im Bereich der Fettabsaugung". Die Anzeige machte Versprechungen, als wäre das Modellieren menschlicher Züge ein Kinderspiel: die „Verwendung von neuesten, sehr schonenden Minischwingungskanülen", „völlig unauffällige Narben", die Verjüngung „um 7–10 Jahre" in zwei Stunden, die Straffung der Brust in einem „sanften Dämmerschlaf" – schlichtweg nichts weniger als ein „völlig neues Lebensgefühl".

Vielleicht hätte die Geschichte des Dr. St. gut ausgehen können, ganz so wie eine Episode aus einer dieser Arztserien im Fernsehen, in denen ein gut aussehender Arzt mit undeutlicher Vergangenheit wegen seiner unorthodoxen Methoden Anfeindungen ausgesetzt ist. Wäre da nicht der 13. Dezember 2005 gewesen. An diesem Tag kommt die 33-jährige Türkin Tülay D. in seine Praxis – die Mutter von Zwillingen hat einen kleinen Höcker auf der Nase, den sie sich entfernen lassen will. Eine Routinesache, für die drei Stunden Arbeit soll sie 2000 Euro zahlen. Doch dann kommt es während der örtlichen Betäubung zu einem Zwischenfall. Der Sauerstoffgehalt im Blut der Türkin sinkt rapide, der Kreislauf sackt zusammen. Als die Notärztin, die mit Blaulicht in die Praxis geeilt ist, eintrifft, atmet die Patientin schon nicht mehr. Die junge Frau wird wiederbelebt und der Kreislauf stabilisiert, aber sie bleibt im Koma. Drei Tage später stirbt sie.

Erst jetzt wird es eng für den Schönheitsmediziner. Ausgerechnet wenige Tage vor dem dramatischen Ereignis in seiner Klinik war ein Gutachten fertig geworden, das den Mann schlecht aussehen ließ. In mindestens 14 Fällen soll er Eingriffe an Patienten verpfuscht haben. Nun, nach dem Tod von Tülay D., erlässt die Gesundheitsbehörde eine sogenannte „Ruheanordnung mit Sofortvollzug": Dr. St. wird die Approbation entzogen. Vorläufig. „Die Klinik bleibt heute wegen Krankheit geschlossen" steht mit ungelenker Handschrift auf einem Schild seiner Praxis. Dr. St. muss in den Knast.

Im Juni 2006 steht Dr. Dr. St. erneut vor Gericht. Das ganze Elend kommt jetzt zur Sprache. Die 38-Jährige, die sich ihre Augenfältchen wegspritzen lassen wollte und der St. angeblich versprach, sie werde fünf bis zehn Jahre jünger aussehen. Oder der Fall der 40-jährigen Hamburgerin, der St. Fett aus dem Bauch absaugte und es unter die Wangenknochen spritzte und die anschließend unter ihrem entstellten Gesicht litt. Oder der

Fall des 46-jährigen Kraftfahrers, der seine Wampe los sein wollte und anschließend feststellte, dass er eine Stufe im Bauch hatte: Unter dem Bauchnabel war alles Fett weg, darüber war alles noch da.

Dr. Dr. St. sitzt auf der Anklagebank und verhöhnt nun seine Opfer für ihre Eitelkeit – ausgerechnet der Mann, der mit den Schönheitsversprechungen an ebendiesen Menschen Kasse gemacht hat. Und er redet, oftmals ohne Unterlass, und klagt über seinen eigenen körperlichen Zustand: seine Zahnschmerzen, seinen Durchfall, seine Rückenschmerzen. Doch nun glaubt ihm kein Richter mehr. Er bekommt für seine Betrügereien drei Jahre und für seinen Pfusch am Menschen zwei Jahre und 7 Monate Gefängnis.

Im April 2007 muss er sich erneut vor dem Landgericht verantworten. Jetzt geht es um den Tod der jungen Türkin Tülay. Und es geht auch um einen Mann, der trotz vieler Warnhinweise und Beschwerden an die Ärztekammer immer wieder mit dem mangelnden Selbstbewusstsein und der Eitelkeit der Menschen Geschäfte machen durfte. Ein Mann, dem der Richter später eine „schwere narzisstische Persönlichkeitsstörung" vorhalten wird.

An der Schuld von Dr. St. besteht diesmal kein Zweifel. Aber mit ihm steht ein Medizinbetrieb vor Gericht, der solche Auswüchse zulässt. Vor der Verkündung des Urteils lässt Ali A., der Vater von Tülay, einen Brief verlesen. Zu groß ist noch der „Schmerz, die Trauer, die Wut und das Entsetzen", als dass er selbst erscheinen könne. In dem Brief schreibt er: „Meine Tochter hätte noch leben können. Wenn sie ihre Nase nicht zu groß gefunden hätte. Dabei war sie schön. Sie hätte noch leben können, wenn nicht dieser Arzt Werbung in der türkischen Gemeinde Hamburgs gemacht hätte, wohl wissend, dass junge Türkinnen dafür so empfänglich sind. Aber – und das macht alles schlimmer – sie hätte noch leben können, wenn dieser

Arzt einer gewesen wäre, der diese Bezeichnung verdient. Wenn er besser auf sie aufgepasst hätte. Uns kann keiner den Schmerz nehmen. Wie tief der sitzt, verstehen alle, die eigene Kinder haben oder die sich Menschen nennen. Den Schmerz hätte dieser Arzt uns nicht nehmen können. Er hätte aber uns helfen können, den Verlust zu verarbeiten […] Aber nichts – nichts hat er gemacht. Außer, alles zu verleugnen. Er hat unsere Familie zerstört. Wir haben nicht nur eine Tochter, Schwester, Mutter verloren. Seit der Todesnachricht redet meine Ehefrau kein Wort mehr. Keine Therapie hilft. Ihre Stummheit ist der Ausdruck unserer Hilflosigkeit […] Wir wünschen, dass er nie mehr als Arzt arbeiten wird."

Im November 2007 erhält Dr. Dr. St. eine Gefängnisstrafe von fünf Jahren, die Höchststrafe für fahrlässige Tötung. Die Verteidiger hatten auf Freispruch plädiert. St. fehle weiterhin „die Einsicht in die Tat und mangelnde Kompetenz", begründet der Richter sein Urteil.

War St. ein unseliger Einzelfall oder ein freches Kind des neuen Gesundheitsmarktes? Im April 2008 trifft sich der Ausschuss für Gesundheit des Deutschen Bundestages zu einer Anhörung. „Missbräuche im Bereich der Schönheitsoperationen gezielt verhindern – Verbraucher umfassend schützen", heißt das Thema. Und ein bisschen geht es dabei auch um den inhaftierten Dr. Dr. St. Der Hamburger Matthias Teichner, Experte für Arzthaftungsrecht, hatte in der Vergangenheit versucht, St. die Zulassung entziehen zu lassen. Er war auf Granit gestoßen. Nun plädierte er dafür, zumindest die Haftpflichtversicherung obligatorisch für Ärzte zu machen. Auch St. hatte keinen ausreichenden Versicherungsschutz.

Die Experten aus den unterschiedlichsten Verbänden und Organisationen deckten zudem viele weitere gravierende Mängel auf dem Feld der Schönheitskliniken auf. So würden Chirurgen mit fragwürdigen Berufsabschlüssen kurzfristig aus dem

Ausland anreisen und auch schnell wieder verschwinden. Es gebe keine Garantie, dass Ärzte bei Mängeln und Komplikationen kostenlos nachbehandeln, keine Gewährleistungspflicht also, die bei jedem Gebrauchtwagenkauf Standard ist. Und wer soll etwa für die Folgekosten aufkommen, wenn Tätowierungen oder Piercings zum Problem werden, wenn die Gefahr der Verschlimmerung und Chronifizierung von Entzündungen droht?

Wolfram Eberbach machte für die Deutsche Gesellschaft für Medizinrecht darauf aufmerksam, dass Schönheitsoperationen eine völlig „eigene Kategorie ärztlichen Handelns bilden". Denn die Rechtfertigung für den Eingriff sei allein der Wunsch des Patienten – oder besser: des Kunden oder Auftraggebers – und nicht die medizinische Indikation. Juristisch sei dieses Feld „bisher so gut wie nicht bestellt", aber es beginne zu einem „Megathema" zu werden.

Der Deutsche Frauenrat forderte außerdem, dass Schönheitsoperationen fortan nicht mehr an Minderjährigen ausgeführt werden dürften. Die Vereinigung Plastischer Chirurgen hatte ermittelt, dass ihre Mitglieder im Jahr 2004 bereits zehn Prozent ihrer Operationen an unter 20-Jährigen ausgeführt hatten. Und laut einer Umfrage des Kinderbarometers der LBS-Initiative „Junge Familie" träumt jedes fünfte Kind von einer Schönheits-OP. Statt neue Fummel von H&M demnächst also eng anliegende Ohren oder aufgespritzte Lippen zum Geburtstag? Ein weites Feld für Ärzte mit Geschäftssinn.

Zwielichtige Heilmethoden – Geschäftemacherei mit der Angst von Krebspatienten

Medizin ist die hohe Kunst, kranke Menschen zu heilen, sagen die einen. Moderne Medizin sei aber auch die Kunst, sich trotz aller Reglementierung das eigene Konto zu füllen, sagen andere. Jahrzehntelang konnten clevere Mediziner beide Grundsätze listig miteinander verbinden: Tue Gutes und kassiere. Und obwohl in kaum einer anderen Branche in Deutschland die Spitzengehälter so hoch waren wie im Gesundheitswesen, regte sich kein Neid. Der Professor für Chirurgie im Porsche war akzeptiert, schließlich rettete der Mann mit seinen geschickten Fingern, was den Menschen am wichtigsten war: die Gesundheit, wenn nicht gar das Leben.

Das Unbehagen über die Abzocker in Weiß wuchs, als sich überall in den Köpfen der Glaube festsetzte, Mediziner verwendeten mindestens ebenso viel Energie für das Geldverdienen wie für die Sorgfalt gegenüber den Patienten. Einiges dazu beigetragen haben die schwarzen Schafe, die nicht mehr Gutes taten und kassierten, sondern sich ganz auf das Absahnen konzentrierten. Und am perfidesten unter ihnen waren die Ärzte, die es verstanden, die Schwächsten auszunehmen, diejenigen Menschen abzuzocken, die durch ihre Krankheit oder die ihrer Angehörigen gezeichnet und verzweifelt waren. Und es gibt kaum ein geeigneteres Feld für die Geschäftemacherei als Krebs, die Geißel der modernen Gesellschaft.

Im Mai 2008 versammelten sich wieder einmal die weltweit profundesten Kenner der Entstehung, Diagnose und Therapie von Tumorerkrankungen. 32 000 Wissenschaftler trafen sich in Chicago und diskutierten in kleineren und größeren Runden. Die Fachleute sahen durchaus erstaunliche Neuerungen, etwa ein Gerät eines deutschen Herstellers zur Bestrahlung des Tumorherdes, während der Patient noch operiert wird. Auch wurden neue molekularbiologische Verfahren vorgestellt, die es noch besser ermöglichen, Chemo- und Hormontherapien individuell zu dosieren. Das ist Hightech-Medizin, die nur die wenigsten verstehen. Und es sind trotzdem nur Minischritte auf dem Weg, den Krebs zu besiegen. Die meisten Tumorerkrankungen sind weiterhin unheilbar.

Die traditionelle Medizin macht angreifbar, dass trotz Milliardeninvestitionen und trotz des Engagements der besten Köpfe die Bekämpfung von Krebserkrankungen nur langsam vorwärtskommt. Das ist der Angriffspunkt für all jene, die schnelle Rezepte und garantierte Erfolge versprechen. Einer von ihnen war der Homburger Privatdozent Dr. Rolf B. Selbst als der Mann wegen seiner Methoden schon unter Beschuss war, wählte er noch gern große Worte. Es gehe in der Schulmedizin bisweilen zu wie „im Mittelalter", hieß es etwa in einem seiner Schriftsätze an das Landgericht Saarbrücken: Damals habe „die kirchliche Inquisition zugeschlagen bei denjenigen, die unterschiedliche Auffassungen hatten". Und vieles in dem aktuellen Verfahren gegen ihn erinnere „an Galileo Galilei, der abschwören musste, dass die Erde eine Kugel sei". Der Arzt hatte indes nicht die katholische Kirche gegen sich, sondern eine ganze Schar renommierter Gutachter und dazu die Staatsanwaltschaft. Die Ankläger hielten die Methoden, mit denen er Krebskranke behandelte, für gefährlichen Humbug. Der experimentierfreudige Medicus aus dem Saarland hatte todkranke Menschen mit einer nicht zugelassenen Form der Blutwäsche traktiert. Der Vorwurf der Saarbrücker Ermittler: B. soll „durch Vorspiegelung falscher Tatsachen" Patienten um hohe Beträge erleichtert haben. Er habe diese nicht geheilt, sondern „körperlich misshandelt". Eine Behandlung sei sogar tödlich verlaufen.

Allerdings stand der Angeklagte mit seinen bizarren Methoden – was die Sache nicht besser macht – keineswegs allein da: Immer wieder versuchen Mediziner, Heilsprediger und Geschäftemacher, mit dem Leid von Krebspatienten Geld zu verdienen. Mal verkaufen sie für teils astronomische Summen asiatische Wässerchen mit angeblicher Wunderwirkung, mal sind es schlichte Vitaminpillen. Fast immer aber behaupten die Scharlatane, ihre Therapien seien dem Arsenal der Schulmedizin weit überlegen.

Zumeist sind ihre Adressaten leichte Opfer, weil viele Patienten durch den Krebs geschwächt und psychisch labil sind. Für viele Tumorpatienten und deren Angehörige sind solche Heilsbringer oft der letzte Strohhalm, weil sie von den Schulmedizinern aufgegeben wurden und als „austherapiert" gelten – was in der Regel das Todesurteil bedeutet. Martina Schulte vom Krebsinformationsdienst (KID) in Heidelberg kennt solche Geschichten nur zu genau. Sie kennt die Gespräche mit den Müttern eines todkranken Kindes oder mit den Männern, deren Ehefrauen sich im Endstadium der Erkrankung befinden und die dann in der Zeitung oder im Internet auf die Versprechungen von Quacksalbern treffen, die behaupten, sie könnten auch noch aussichtslose Fälle retten. Einmal hat Martina Schulte beispielsweise eine Dreiviertelstunde mit einem Mann aus Thüringen telefoniert. Der Mittvierziger wollte alles über die Quark-Leinöl-Diät erfahren. Er wollte wissen, ob er damit auch die Krebsmetastasen in seinem Kopf und im Hals behandeln könne. Martina Schulte musste sagen, was sie in solchen Fällen immer sagt: „Ein therapeutischer Effekt ist nach dieser Behandlung nicht zu erwarten." Sie hat dem schwer Krebskranken erklärt, dass eine solche Diät höchstens zu Mangelerscheinungen führe, sie hat ihm geduldig den Stand der Wissenschaft erläutert. „Das muss doch helfen, das habe ich doch gehört", sagte er jedoch am Ende und legte auf.

Es gibt komplizierte Fälle, bei denen auch Schulte, eine von 26 Expertinnen an der Hotline des KID, erst mal in der Datenbank nachschauen muss, was hinter der nachgefragten Therapie oder dem empfohlenen Medikament steckt. Dass aber Quark einem Krebspatienten nicht hilft, das weiß sie ohne Datenbank. „Manchmal kann ich gar nicht fassen, dass jemand tatsächlich glaubt, so etwas könne Krebs heilen", sagt Martina Schulte. Die KID-Hotline soll den meist stark verunsicherten Krebspatienten in ganz Deutschland mit Erklärungen helfen.

Nahezu jede fünfte Frage gilt inzwischen alternativen Heilmethoden. Täglich erläutern Schulte und ihre Kolleginnen die Wirkung von Haifischknorpel, Ziegenmilch oder Buttersäure in der Krebstherapie. Für KID-Leiter Hans-Joachim Gebest ist die große Nachfrage nach den zweifelhaften Wässerchen, Pillen und Diäten nicht erstaunlich: „Solange die Schulmedizin das Problem Krebs nicht vollständig gelöst hat, so lange werden die Menschen auch nach Alternativen suchen." Der aktuelle Renner sind sogenannte Nahrungsergänzungsmittel. Vitamine für rund tausend Euro im Monat sollte etwa ein Patient mit Prostatakrebs einnehmen, den Martina Schulte jüngst beriet. Der verschreibende Arzt war dem Mann in einer Selbsthilfegruppe empfohlen worden. Die teuren Präparate seien leider gegen seinen Krebs wirkungslos, musste ihm die KID-Expertin mitteilen.

Dabei sind die Wissenschaftler am DKFZ durchaus aufgeschlossen gegenüber krebshemmenden Wirkstoffen aus der Natur, zum Beispiel aus chinesischen Heilpflanzen. Eine Gruppe um Professor Thomas Efferth untersuchte etwa 76 Medizinalpflanzen auf deren Heilkraft gegen Tumoren und Geschwülste. Immerhin 18 Pflanzen konnten das Wachstum von Krebszellen hemmen. Dazu zählten etwa Extrakte aus dem Rangoon-Schlinger, einer rot blühenden Zierpflanze, oder aus dem Rotwurzel-Salbei. Bei bestimmten Tumorarten waren sie den gebräuchlichen Zytostatika sogar überlegen. Inzwischen bestehen häufig verwendete Medikamente beim Prostata- und beim Brustkrebs aus Wirkstoffen der Eibe, andere Präparate gegen Krebs enthalten Bestandteile des Bodendeckers Madagaskar-Immergün, oder sie sind Abkömmlinge von Molekülen des chinesischen „Happy Tree".

Oft entscheiden aber nicht erwiesene Wirkweisen, sondern erfolgreiche Marketingstrategien über den geschäftlichen Erfolg einer Methode. Verzweifelte Menschen fallen dabei leicht auf Kurpfuscher herein, besonders wenn diese großflächig werben wie einige Gurus der Branche. Das Amtsgericht Hamburg verpflichtet etwa den selbst ernannten Krebsheiler Matthias Rath zur Zahlung einer Geldbuße von 33 000 Euro. Die Richter stellten fest, Rath habe seine Mittelchen übers Internet vertrieben und dabei allzu „offensiv geworben". Rath war bekannt geworden, weil er einen schwer krebskranken Jungen bis zu dessen Tod mit Vitaminpräparaten traktiert hatte. Für Barbara Burkhard, Gutachterin der Krankenkassen, sind derartige Fälle nicht mehr überraschend. „Etwa die Hälfte der Patienten gerät über ihren behandelnden Arzt an die dubiosen Therapiemethoden." Burkhard hat Hinweise auf regelrechte Medizinernetze, in denen Scharlatane niedergelassene Ärzte an ihrem Profit beteiligen, wenn diese die ebenso einträglichen wie nutzlosen Methoden empfehlen. Die Ärztin hat 20 Jahre lang für den Medizinischen Dienst der Krankenkassen versucht, zwischen ernst zu nehmenden Krebstherapien und Betrug zu unterscheiden. Eine Sisyphosarbeit. So wollte sie auch dem fränkischen Arzt Arno Thaller auf die Finger klopfen. Der sollte eine Brustkrebspatientin für mehr als 34 000 Euro unter anderem mit angeblichen Viruspräparaten behandelt haben. Der Mediziner versprach, die Krankheitserreger würden die Krebszellen erledigen. Burkhard erkundigte sich beim Robert-Koch-Institut über die Virentherapie. Die Methode könne „nicht empfohlen werden", stellte das Institut klar. Das bayerische Verbraucherschutzministerium forschte auf Burkhards Betreiben weiter und ließ den von Thaller verabreichten Stoff in der Bundesforschungsanstalt für Viruskrankheiten untersuchen. Das Ergebnis war überraschend: Die untersuchte Probe enthielt gar keine Viren. Für das Ministerium Grund zur Entwarnung – das mit den Viren sei zwar Stuss, aber so gehe von dem Präparat auch „keine Infektionsgefahr" aus. Dass die Patienten viel Geld für den Unfug ausgeben, sahen die Beamten durch die „ärztliche Therapiefreiheit" gedeckt.

Als DER SPIEGEL über den Konflikt mit Thaller berichtet hatte, bombardierte er die Redaktion mit einem Wust von sehr „erfreulichen Heilungsverläufen" seiner Patienten. Die sollten beweisen, dass „für jeden mit der Materie betrauten Arzt die Wirksamkeit der Therapie belegt" ist. Und die Briefe gipfelten in der Selbstbeurteilung: „Ein erfolgreicher Arzt kann kein Scharlatan sein." Doch so wenig Thallers „Biotherapie fortgeschrittener Krebskrankheiten mit Fieber, Viren und patienteneigenen Abwehrzellen" überzeugte, so hat er doch recht mit vielen Thesen über die Rolle der Schulmedizin in der Krebsbekämpfung. So werden viele tausend Tumorkranke jedes Jahr in deutschen Krankenhäusern mit extrem belastender Chemotherapie bombardiert. Durch die Therapien entstehen Kosten in Milliardenhöhe, obwohl sich bei gewissen Krebsarten die Überlebenschance nicht wesentlich verbessert. Und es ist durchaus so, dass „die treibende Kraft bei der Entwicklung neuer Therapien […] nicht die Not des Patienten" ist, wie Thaller schreibt, sondern das Interesse der Industrie.

Aber sollen deshalb die alternativen Abzocker des Gesundheitswesens geschont werden? Christian Steffen, Pharmakologe beim Bundesinstitut für Arzneimittel und Medizinprodukte, hat kein Verständnis für eine lasche Haltung gegen Medizinbetrüger. „Die Patienten können oft gar nicht beurteilen, ob sie einem Scharlatan auf den Leim gehen", sagt er. Eine Schwerpunkt-Staatsanwaltschaft müsse Betrügern das Handwerk legen, empfindliche Strafen müssten her. Bislang ist das absurde Treiben meist legal, solange die Heilsbringer die Gesundheit ihrer Opfer nicht schädigen. Viele Abzocker präsentieren sich inzwischen derart professionell, dass Laien sie leicht für Autoritäten halten können. Wunderheiler verkünden ihre Methoden auf Kongressen, gründen Fachgesellschaften für

Onkologie, geben Fachzeitschriften heraus. Nicht selten haben die dort zitierten, angeblich berühmten Forscher nie auf dem betreffenden Gebiet gearbeitet. Oder ihr Doktortitel stammt aus einer Bananenrepublik.

Oft beeindrucken Scharlatane ihre Patienten auch mit hochtrabenden Begriffen wie „Endobionten", „Bakterienzyklogenie" oder „tumoradaptierte onkolytische Viren". Erstaunlicherweise sollen fast alle Methoden gegen jeden Krebs in jedem Stadium wirken – selbstverständlich ohne große Nebenwirkungen. Oft pusten auch bekannte Namen Unsinn in die Welt. „Die meisten Krebspatienten sterben nicht an ihrem Tumor, sondern an der Therapie", warnte etwa Yvonne Wussow, die ehemalige Gattin des Schauspielers Klausjürgen Wussow, vor den Methoden der Schulmedizin. Krebspatienten sollten den Tumor einfach „wegdenken" oder „abbestellen", riet Wussow und empfahl die Methoden des Münchner Arztes Nikolaus Klehr. Als Beleg führte Wussow die „eigenen Erfolge" an: „Seit Beginn meiner Therapie vor zwei Jahren wird mein Primärtumor immer kleiner", so stand es auf ihrer Internet-Seite geschrieben. 2006 starb Yvonne Wussow an Krebs.

Männer wie Klehr sind sehr klagefreudig, wenn ihre Methoden angegriffen werden. Und sie wehren sich auch gegen Transparenz, wenn zum Beispiel Angehörige von Patienten genau wissen wollen, wie eine Behandlung abgelaufen ist. Anfang 2008 kam deshalb ein Behandlungsfall vor das Landgericht München. Ein 63-jähriger Patient mit Darmkrebs hatte sich an Klehr gewandt, er sah ihn als seinen letzten Ausweg vor dem Tod an. Als der Mann nach der Behandlung trotzdem starb, wollten die Hinterbliebenen genauer wissen, was bei Klehr passiert war. Sie vermuteten einen Behandlungsfehler. Klehr jedoch weigerte sich, die Unterlagen herauszugeben, die ärztliche Schweigepflicht gelte auch nach dem Tod seines Patienten. Das Einsichtsrecht sei ein „Herumwühlen" in den Unterlagen, um „abstruse Behauptungen" zu verbreiten. Das Gericht indes gab den Hinterbliebenen recht. Klehr wurde verurteilt, Kopien sämtlicher Unterlagen herauszurücken. Zwar gelte die Schweigepflicht eines Arztes über den Tod hinaus, so die Richter. Das Recht zur Einsicht stehe den Hinterbliebenen jedoch zu, wenn dieses nicht ausdrücklich dem geäußerten Wunsch des Toten widerspreche. Und in diesem Fall sei es dem Arzt wohl eher um „den Schutz des Rufes seiner Behandlungsmethoden als um den Schutz des Patienten" gegangen.

Auch der jetzt in Spanien lebende Ryke Geerd Hamer zählt zu den prominenten Wunderheilern, die sich als verkannte Genies aufspielen. Der Erfinder der „Germanischen Neuen Medizin" erregte vor elf Jahren mit dem Fall der krebskranken Olivia europaweit Aufsehen. Auf seinen Rat hin hatten die Eltern der Sechsjährigen eine Behandlung im Krankenhaus verweigert. Erst durch richterlichen Beschluss war die Heilung des Kindes möglich. Die Popularität Hamers ist ungebrochen. Häufiger schon veranstaltete er einen „Wissenschafts-Thing". Zu der Konferenz „nach dem Brauch unserer Vorfahren" erschien zwar keiner der geladenen Universitätsprofessoren – „über die Richtigkeit" seiner Medizin sollten aber ohnehin „freie Menschen unseres Volkes" entscheiden, befand der Populist. Inzwischen behandeln laut Hamer rund 300 Ärzte in Deutschland nach seinen Grundsätzen. Heimlich, denn sie fürchteten die staatlichen Kontrolleure.

Viel zu fürchten haben sie da allerdings nicht. Auch bei den griechischen Opfern des Homburger Arztes Rolf B. dauerte es sechs Jahre, bis ihm die deutsche Justiz den Prozess machte. Für die Hinterbliebenen Aspasia und Panajotis Hatzimarkos aus Athen war das eine unerträgliche Wartezeit. Das griechische Ehepaar hatte eine 14-jährige Tochter, die an Knochenkrebs litt. In einer griechischen Zeitung lasen die Eltern laut Anklage von einer neuartigen Behandlung in Deutschland mit einer Heilungschance von 70 Prozent. Die Zeitung berichtete, es handle sich dabei um die sogenannte Plasmapherese: Dem Blut des Patienten würden Nährstoffe entzogen, der Tumor werde auf diese Weise ausgehungert. Die Behandlung sollte nach Angaben der Eltern über 12 000 Euro kosten. Doch es kam nur zu einem Eingriff: Schon als der 14-jährigen Dionysia in Deutschland der erste Katheter gesetzt wurde, soll B. laut Anklageschrift mehrere Gefäße und das Lungenfell verletzt haben. Das Mädchen kollabierte, konnte in einem Krankenhaus dann zwar gerettet werden, doch danach war es noch geschwächter. Keine vier Wochen später starb Dionysia.

Der Freiburger Anwalt Sascha Berst, der zusammen mit seinem griechischen Kollegen Michel Paroussis klagte, warf Rolf B. vor, die „fundamentalen Regeln der ärztlichen Kunst" missachtet zu haben; er verlangte 57 000 Euro Schadensersatz und Schmerzensgeld. B. stritt die Vorwürfe ab, er sah sich als verkanntes Genie – und jammerte über den Versuch, eine „Pogromstimmung" gegen ihn zu erzeugen.

Aber irgendwann musste B. zurückrudern. Der Athener Anwalt Paroussis: „B. hat sich im Hinblick auf die drohende schwere Bestrafung bereit erklärt, sich mit den Klägern im zivilrechtlichen Verfahren zu vergleichen". Die Familie Hatzimarkos erhielt 30 000 Euro, sechs weitere Kläger, die mit der gleichen Methode behandelt wurden, bekamen insgesamt 140 000 Euro. Das Strafverfahren endete ebenfalls mit einem Deal. Das Ergebnis war eine Haftstrafe von zwei Jahren, ausgesetzt zur Bewährung.

Der Ausgang des Verfahrens konnte den Schmerz der Hinterbliebenen zumindest ein wenig lindern. Sie hatten die Genugtuung, einem unsauberen Mediziner das Handwerk gelegt zu haben. Und sie hatten damit andere Familien davor geschützt, mit unseriösen Heilversprechungen abgezockt zu werden.

4 Die Tragödie danach – der Umgang mit den Opfern von Schadensfällen

Irren ist menschlich, und Fehler passieren überall dort, wo Menschen arbeiten. Weil Ärzte und Pfleger mit kranken, schwachen und oft hilflosen Menschen zu tun haben, muss ihnen jedoch eine besondere Sorgfalt abverlangt werden. Ihr Beruf gehört zu den Risikoberufen – wie der des Schichtleiters eines Atomkraftwerkes oder der eines Piloten. Es wäre sicherlich fatal, jeden kleinen Fehler eines Arztes ohne Gnade zu verfolgen. Unnachsichtiges Quengeln befördert die Diskussion über Fehler im Krankenhausbetrieb nicht. Auch wenn die Folgen unangenehm sind und der Krankenhauspatient darunter zu leiden hat: Auch den Medizinern kann nicht alles gelingen, und erst recht nicht lässt sich der Erfolg einer jeden Behandlung exakt voraussagen. Eine Hetzjagd gegen die Helfer in Weiß würde das Klima vergiften, zu Mutlosigkeit und Starre führen – all dies wäre letztlich schlecht für die hilfebedürftigen Kranken.

Die einzelne, weniger dramatische Nachlässigkeit oder Unachtsamkeit eines Arztes bleibt deshalb ohne Folgen, auch juristisch betrachtet, und das ist gut so. Anders ist es bei Fehlern, die aus Leichtsinn entstehen, weil der Arzt grob fahrlässig gehandelt hat. Oder bei Fehlern, die entstehen, weil es Organisationsmängel gibt, die vom Chefarzt leicht abzustellen gewesen wären. Oder solchen, die passieren, weil in erster Linie nicht medizinische Gründe das Handeln der Ärzte geleitet haben, sondern finanzielle; oder wenn gar Allmachtsgedanken das Skalpell geführt haben. Hier haben die Patienten das Recht zu erfahren, was geschehen ist und warum eine Behandlung schiefging.

Es gibt dieses Recht. Es ist in vielen Paragrafen des Gesetzbuches und durch höchstrichterliche Urteile fest verankert. Doch in der Praxis ist dieses Recht zumeist ein schwaches Recht – und das aus vielfältigen Gründen. Zum einen haben die betroffenen Patienten und deren Angehörige oder Hinterbliebene nach misslungenen Eingriffen nicht die Kraft, einen Rechtsstreit gegen Personen durchzustehen, denen sie zuvor noch ihr Vertrauen geschenkt hatten. Die Versicherungen der Ärzte nutzen die Schwäche ihrer Gegner gnadenlos aus und versuchen, die Verfahren mit allen rechtlichen Tricks in die Länge zu ziehen. „Ein totes Kind kostet nix", sagt der Düsseldorfer Rechtsanwalt Roland Uphoff, das sei die Haltung, falls ein Neugeborenes bei einer verpfuschten Geburt massive Schäden davonträgt oder gar stirbt. Es sei schließlich bekannt, dass schwerstbehinderte Opfer von Behandlungsfehlern ein sogenanntes „Vorversterblichkeitsrisiko" haben. Das heißt, die Patienten sind längst tot, ehe ein Euro geflossen ist.

Und die Versicherungen wissen, dass ihnen die Vetternwirtschaft im Gesundheitswesen in die Hände spielt. Viele Patienten scheuen davor zurück, Gutachter zu bemühen, weil diese naturgemäß wiederum Ärzte sind. So verzeichnen die Schlichtungsstellen der Landesärztekammern zwar weiterhin eine steigende Zahl von Anträgen von Behandlungsopfern – für alle Kammern zusammengezählt waren es 10 432 Fälle im Jahr 2007. Doch auffällig sind die enormen regionalen Unterschiede in der Rate der Anerkennung: In einer früheren Untersuchung waren es etwa 35 Prozent in Nordrhein-Westfalen und 18 Prozent in Bayern. 2007 kamen die eingeschalteten Gutachter bei nur 1717 Anträgen zu dem Schluss, dass ein Behandlungsfehler vorgelegen habe – also gerade einmal in knapp 17 Prozent aller Fälle.

Viele Opfer sehen deshalb bei Staatsanwaltschaften und Gerichten ihre letzte Hoffnung. Doch die Hürden sind immens.

Der verständliche Reflex, sich nach einem lebensbedrohlichen Krankenhauserlebnis oder nach dem Tod eines nahen Verwandten an die Staatsanwaltschaften zu wenden, kann ärgerliche Folgen haben. Strafverfahren verhindern oft das Durchsetzen von Ansprüchen vor Zivilgerichten. Denn meist warten die Richter dieser Zivilverfahren, bis das Verfahren vor dem Strafgericht abgeschlossen ist. Und das kann Jahre dauern. Auch fallen die Gutachten in Strafverfahren meist noch freundlicher für Ärzte aus als die in Zivilverfahren. Bevor der Kollege seinen Beruf aufgeben oder in den Knast muss oder eine hohe Geldstrafe zu zahlen hat, bringen die Sachverständigen letztlich doch viel Verständnis für die Arbeit des Berufsgenossen auf. Ist eine solche Expertise aber erst einmal in der Welt, können deren Aussagen und Festlegungen selbst die geschicktesten Anwälte kaum noch widerlegen – der Prozess geht deshalb verloren. Für immer und ewig.

Eine weitere, vielfach kaum zu nehmende Hürde ist die Beweislast im Zivilprozess. Es wird nämlich von den Gerichten, simpel formuliert, nicht geprüft, ob der Patient oder der Arzt Recht hat. Oder ob der Patient oder der Arzt die Wahrheit sagt. Es wird nur geprüft, welche Tatsachen belegt werden können. Und diese sogenannte Beweislast trägt in der Regel der Patient. Der Patient, zumeist medizinisch unkundig und bis zur vermeintlichen Fehlbehandlung noch voller Respekt vor dem Arztberuf, muss nun also den Beweis beibringen. Er muss beweisen, dass er wirklich geschädigt wurde. Er muss beweisen, dass der Arzt etwas falsch gemacht hat. Er muss beweisen, dass der Fehler auch wirklich zu seinem Leiden geführt hat. Und er muss schließlich auch noch ausschließen, dass es wirklich keinen anderen Grund für seinen Gesundheitsschaden gibt als die unsaubere Arbeit des Doktors.

Es gibt jedoch Ausnahmen, in denen die Beweislast umgedreht ist. Das ist immer dann gegeben, wenn ein „grober

Behandlungsfehler" vermutet wird. Dann muss der Arzt beweisen, dass er richtig gehandelt hat. Diese Beweislastumkehr tritt in der Praxis aber nur dann ein, wenn ein Gutachter einen besonders schweren Fehler annimmt. Wenn ein Arzt also einen dicken Bock geschossen hat. Da Gutachter in der Beurteilung ihrer Kollegen aber meist sehr milde sind, ist das nur sehr selten der Fall.

Die Schwierigkeiten von Opfern und Hinterbliebenen, Recht zu bekommen

Für die Hinterbliebenen und die Opfer ärztlicher Kunstfehler ist es oft unerträglich, dass sie sich jeden kleinen Ermittlungsfortschritt schwer erkämpfen müssen. Nachdem sie Angehörige verloren oder jahrelange Martertouren durch Behandlungszimmer hinter sich haben, erwarten die Betroffenen zumindest von Staatsanwälten und Richtern, beachtet und ernst genommen zu werden – eine Erwartung, die oft enttäuscht wird.

Es gibt viele solcher Geschichten, die davon berichten, dass die Betroffenen sich ein zweites Mal als Opfer fühlen. Erst wurden sie Opfer der Medizin und dann auch noch Opfer der Justiz. Sylvia Deinert, 66, etwa hat dicke Aktenordner mit ihrem Leidensweg gefüllt, der sie zuletzt in den Rollstuhl brachte. Die Frau sitzt in ihrer Wohnung im schleswig-holsteinischen Geesthacht und sagt: „Die haben damit gerechnet, dass ich aufgebe oder nicht so lange lebe."

1984 geht sie wegen Knieschmerzen zum Arzt, dreimal wird sie in einer Klinik operiert, immer ohne Erfolg. Nach drei Jahren erhält sie eine Prothese, die Probleme bleiben. Das Ersatzgelenk „klapperte wie eine Blechdose", sagt Deinert. Sie kann nicht auftreten, der Unterschenkel lässt sich zur Seite verschieben. In einer zweiten Klinik wird die Prothese wieder entfernt, das Bein versteift. Sylvia Deinert muss große Mengen Medikamente nehmen, die ihre Leber und andere Organe angreifen. Sie geht fast daran zu Grunde. Aber die Knochenhaut heilt trotzdem nicht. Als die Ärzte ihr eröffnen, das Bein müsse amputiert werden, ist sie nicht einmal mehr geschockt. Sie denkt: „Vielleicht rettet das mein Leben."

Sylvia Deinert zieht vor Gericht, klagt gegen den Hersteller. Denn die Klinikärzte hatten ihr erzählt, die eingepflanzte Prothese sei kaputt gewesen. Doch vor dem Landgericht Lübeck wollen die Ärzte alles nicht mehr so gemeint haben. In Gutachten äußern sie sich widersprüchlich. Die Prothese selbst, ein wichtiges Beweisstück, ist nach der Explantation verschwunden. Der Explanteur war ein Arzt, der selbst an der Entwicklung der Prothese beteiligt war. 1995 ein Zwischenstand: Das Landgericht Lübeck urteilt, Grund für die fehlgeschlagene Operation könne auch „der unzureichende Bänder- und Muskelapparat der Klägerin" sein. Sylvia Deinert geht in Revision. Sie verklagt zudem das Krankenhaus, in dem die Prothese verschwunden ist, und sie prozessiert nun gegen den Arzt, der ihr trotz der angeblichen Bänderprobleme das künstliche Gelenk eingesetzt hatte.

Auch diese Prozesse schleppen sich. Der Rechtsanwalt der Klinik schreibt, ein Schmerzensgeld von 40 000 Euro sei „absolut überhöht", denn die Operationen seien doch unter Narkose durchgeführt worden, „also mit keinerlei Schmerzen verbunden" gewesen. Sylvia Deinert kommt vor Gericht nicht weiter. Sie schaut daraufhin mit ihren Anwälten noch einmal die Akten durch und stößt auf den entscheidenden Hinweis der Herstellerfirma. In den Merkblättern, die ihr nach der Operation ausgehändigt wurden, stehen die Modellnummern der Prothesenteile. Der Verdacht: Die Prothesenteile, die Ärzte ihr eingepflanzt hatten, passten gar nicht zueinander. Von der Firma erfährt sie: Anhand der Nummern habe das eine Teil die Größe „Mittel", das andere die Größe „Klein" gehabt.

Sylvia Deinert verliert den nächsten Prozess, denn ein Gutachter meint, man könne Prothesen unterschiedlicher Größe gar nicht ineinanderstecken. Sie beauftragt ein Gegengutachten, das viel Geld kostet, sie aber auch nicht weiterbringt. Als sich zwei Jahre gar nichts bewegt, schreibt Sylvia Deinert an die Ministerpräsidentin, die Justizministerin und den Petitionsausschuss. Beim nächsten Gerichtstermin passiert dann, woran sie schon nicht mehr geglaubt hatte: Urplötzlich und ohne nähere Erklärung sagt der Richter nun, er sehe die Beweislast eher bei Arzt und Klinik: Danach hätte der Arzt beweisen müssen, die richtigen Teile eingesetzt zu haben. Und nun geht nach jahrelangem Gezerre alles ganz schnell. Auf Vorschlag des Gerichts bieten die Anwälte der Klinik ihr einen Vergleich an: 43 000 Euro. Sie überlegt nur kurz, sie weiß, wenn sie weiter prozessiert, kann es noch Jahre dauern, bis sie Entschädigung bekommt. Sie akzeptiert. Im April 2005 bekommt sie endlich ihr Geld – 16 Jahre hat sie dafür vor Gericht gestritten. War es das wert? „Wir wollten Gerechtigkeit", sagt Sylvia Deinert.

Es sind Beispiele wie diese, die viele Rechtsanwälte, die sich mit Arzthaftungsrecht befassen, kennen. Viele raten ihren Mandanten schnell davon ab zu klagen. Und viele Opfer von Behandlungsfehlern trauen sich erst gar nicht, gegen die Heilkünstler vorzugehen, weil sie in einem Zivilverfahren in der Regel selbst Beweise vorlegen müssen. Sylvia Deinerts Verfahren kosteten insgesamt 70 000 Euro. Und Strafverfahren werden meist verblüffend schnell eingestellt, oder die Ärzte kommen in einer Art Ablasshandel mit geringen Geldbußen davon. Die Ermittlungen sind vielen Beamten schlicht zu mühsam und zu kompliziert.

Seit einigen Jahren bekommen Opfer oder deren Hinterbliebene häufiger unerwartet Beistand. Bis in die neunziger

Jahre war den Krankenkassen das Thema Fehlbehandlungen ziemlich gleichgültig. Sie zahlten die Rechnungen, die auf den Tisch kamen, und fertig. Doch in Zeiten harter Konkurrenz und knapper Kassen wollen sie sich das Geld für vermurkste Therapien von den Pfuschern zurückholen. Die AOK begann im Jahr 2000 zu zählen, wie oft sie beim Verdacht von Behandlungsfehlern ihren Versicherten hilft. Anfangs waren es bundesweit 1500 Fälle pro Jahr. Bis Mitte 2005 waren schon 50 234 Fälle zusammengekommen, jährlich sind es derzeit rund 8000 neue Fälle. Die vielfältigen Aktivitäten der AOK dienten auch dem Zweck, sagt Anja Mertens vom AOK-Bundesverband, „eine neue Sicherheitskultur im deutschen Gesundheitswesen mit zu befördern". Die „Behandlungsfehler Hotline" der Barmer Ersatzkasse verzeichnet jährlich bis zu 1500 Anrufe. Derzeit verfolgt die Kasse rund 7800 Fälle, in denen sie Regressansprüche durchsetzen will. Allein im Jahr 2007 holte sich die Kasse 18,6 Millionen Euro von Ärzten, Pflegeeinrichtungen und Krankenhäusern aufgrund nachgewiesener Behandlungsfehler zurück.

Mit am weitesten geht die Allgemeine Ortskrankenkasse Schleswig-Holstein. Sie hat vor sieben Jahren ein Institut für Medizinschäden eingerichtet. Der Leiter ist Holger Thomsen. Für viele gilt dieser freundliche Mann mit den grauen Haaren inzwischen als eine Art „Kämpfer für die Patienten": Endlich mal einer, der auf ihrer Seite steht im Kampf mit behandelnden Ärzten, Gutachtern und Gerichten. Manchmal erbitten AOK-Mitglieder gar nicht einmal Hilfe in ihrem eigenen Fall, sie wollen nur, dass eines dieser schwarzen Schafe im weißen Kittel aus dem Verkehr gezogen wird – so wie bei einem bekannten Notarzt. Den hatte eine Frau an einem Feiertag angerufen. Ihr Mann habe heftige Kopfschmerzen, er schwitze stark. Der Arzt riet per Telefon, das Fenster aufzumachen. Indes: Der Mann hatte eine Gehirnblutung. Nach der unsinnigen Ferndiagnose des Notarztes verging wichtige Zeit. Der Ehemann der Anruferin wurde viel zu spät zur Behandlung gebracht. Er sitzt heute schwer behindert im Rollstuhl.

Rund 300 neue Fälle kommen jedes Jahr auf den Tisch von Thomsen. Er hat knapp sieben Millionen Euro von Haftpflichtversicherern und Kliniken eintreiben können, Tendenz steigend. Damit trägt sich das Institut selbst, und es kann sogar noch Geld für die Prophylaxe erwirtschaften. Jedes Jahr organisiert der Jurist und Rechtsmediziner eine Fortbildung für Ärzte in den besonders fehlerträchtigen Fachrichtungen. „Wir wollen die Fehlerdiskussion voranbringen", sagt Thomsen, und seine Seminare sind gut besucht, weil hier Kollegen in einem internen Kreis über Fehler fachsimpeln, ohne gleich Schadenersatzklagen von Betroffenen befürchten zu müssen.

Wie erfolgreich die Detektivarbeit gegen Ärztepfusch sein kann, zeigt das Beispiel der Familie Stenfeld aus Fulda, die zusammen mit der AOK gegen das örtliche Klinikum vorging. Natalie Stenfeld war im Jahre 2000 zum vierten Mal schwanger. Am liebsten hätte sie ihr Kind per Kaiserschnitt zur Welt gebracht. Denn schon ihre ersten drei Kinder waren bei der Geburt ordentliche Proppen. Im Oktober errechnete ihre Frauenärztin für Nesthäkchen Jennifer ein Geburtsgewicht von 4612 Gramm – mindestens. Natalie Stenfeld ließ sich ins Krankenhaus einweisen, als sie 14 Tage über dem errechneten Geburtstermin war. Dort äußerte sie noch einmal den Wunsch nach einem Kaiserschnitt, doch der Arzt leitete medikamentös die Wehen ein. Erst 12 Stunden später, 20 Minuten nach Mitternacht, kam Natalie in den Kreißsaal. Sie litt unter Schmerzen und erhielt weitere Medikamente. Gegen ein Uhr nachts wurde es hektisch. Der behandelnde Arzt entschloss sich um 0.55 Uhr, die Fruchtblase zu sprengen. Grünes Fruchtwasser trat aus. Der Kopf des Kindes hatte die Nabelschnur eingeklemmt. Der Arzt versuchte, das Kind in den Geburtskanal zurückzuschieben, aber es misslang. Dann ließ er einen Kaiserschnitt vorbereiten. Und er probierte, das Kind mit einer Saugglocke zu holen. Vergeblich. Zehn Minuten nach eins kam das Narkoseteam. Die Hektik nahm zu. Ärzte schrien: „Wir müssen schneiden." Andere riefen zurück: „Wir haben noch keine Narkose." Erneut versuchte es der Arzt mit der Saugglocke. Wieder vergebens. Natalie Stenfeld wurde jetzt so rasch in den OP-Saal geschoben, dass ihr baumelnder Arm gegen den Türrahmen knallte. 20 Minuten nach der Blasensprengung gelang endlich die Anästhesie. Um 1.28 Uhr kam Jennifer durch eine Notsectio zur Welt.

Durch die Unterversorgung mit Sauerstoff erlitt das Mädchen schwere Hirnschädigungen. Jennifer wird über eine Magensonde ernährt, und die Luftröhre muss alle zehn Minuten abgesaugt werden. Hätte man sich von „vornherein auf den Wunsch der Mutter auf einen Kaiserschnitt eingestellt, schneller reagiert und das medizinisch Richtige getan", sagt Stenfelds Marburger Anwalt Hans-Berndt Ziegler, „wäre dem Kind und den Eltern vieles erspart geblieben". Was ungewöhnlich ist: Ziegler forderte Schmerzensgeld und Schadensersatz für Kind und Eltern. Und noch ungewöhnlicher: Das Klinikum wird nach einem Vergleich 445 000 Euro an die Familie Stenfeld zahlen müssen. Etwa die gleiche Summe forderte die AOK ein und verlangte zudem, dass die Versicherung des Klinikums Fulda sämtliche Folgekosten der aufwändigen Therapien Jennifers übernehme.

In diesem Fall trafen sich die Interessen der Krankenkasse und der Medizinopfer. Aber es gibt auch die anderen Fälle – jene, in denen die Opfer und Hinterbliebenen allein zurückbleiben, allein mit der Frage, warum sie einen Menschen verloren haben und warum sich danach niemand außer ihnen selbst dafür interessiert, wie es zu dem Drama kommen konnte. „Wir haben das Leben unseres Kindes in die Hände von Spezialisten gegeben", sagt Petra Kindermann, und unter der Aufsicht dieser Fachleute sei ihr Sohn gestorben. Fast sechs Jahre ist das jetzt her, aber die Justiz hat die verantwortlichen Ärzte bis heute nicht zur Rechenschaft gezogen. „Und das macht mich so wütend, so zornig", sagt Petra Kindermann.

Björn Kindermann ist ein ganz normaler Junge. Er fährt gern Motorrad, er treibt Sport, versteht sich gut mit seiner Schwester und seinen Eltern, mit denen er in einem schmucken Einfamilienhaus in einem ruhigen Wohnviertel von Bad Rothenfelde wohnt. Auf dem Gymnasium ist er ein mittelmäßiger Schüler, nur vor Prüfungen ist er manchmal sehr aufgeregt und beruhigt sich mit Baldrian. Er schafft das Abitur mit einer durchschnittlichen Note und arbeitet anschließend als Zivildienstleistender in einer Klinik in Bad Rothenfelde. Im Oktober 2002 beginnt Björn Kindermann ein Studium im Fach Wirtschaftsinformatik in Siegen. Irgendwie muss der groß gewachsene Kerl jetzt für sich realisiert haben, dass nun das eigentliche Leben für ihn begonnen hat. Er setzt sich an der Hochschule stark unter Druck, ist oft bis tief in die Nacht wach. Wenn er seine Mutter und seinen Stiefvater in Bad Rothenfelde besucht, wirkt er manchmal niedergeschlagen, zweifelt an sich selbst. „Wir haben ihm gesagt, er solle sich das Studium doch nicht so schwer machen", sagt Lutz Kindermann, es sei doch nicht schlimm, wenn er es langsam angehen lasse und ein halbes Jahr länger brauche.

Anfang Dezember 2002 bemerken die Eltern in den Telefonaten mit ihrem Sohn, dass irgendetwas mit ihm nicht stimmt. Eines Abends sind sie so unruhig, dass sie sich spontan entschließen, ihn in Siegen zu besuchen und nach Hause zu holen. Sie finden Björn. Er hatte versucht, sich mit 30 Tabletten des Schlafmittels Hoggar und einer Flasche Schnaps das Leben zu nehmen. Sie finden einen zweiseitigen Abschiedsbrief: „Es ist in euren Augen vielleicht ne feige Entscheidung. Aber ich weiß nicht mehr weiter. Von Vorlesung zu Vorlesung sitze ich in der Uni und versteh rein gar nichts. Warum??? […] Ich liebe euch von ganzem Herzen. Ich hasse es zu verlieren. Will etwas bewegen, doch ich bin scheinbar nicht dazu in der Lage […] Alles nicht verständlich für mich!!!!. Macht euch bitte, bitte, bitte […] bitte keinerlei Vorwürfe. Ihr habt alles getan, was nötig war, und auch mehr […] Danke." Als er wieder zu sich kommt, sagt er, er würde es in seinem Leben zu nichts bringen, er spüre nur noch Leere und Verzweiflung, er wolle niemanden hören und sehen. Ein niedergelassener Neurologe und Psychiater diagnostiziert eine „schwere depressive Episode", eine schwere Krankheit, aber durchaus zu beherrschen und zu heilen. Björn Kindermann habe eine „depressive gedankliche Einengung, sonst keine Denkstörungen, keine Sinnestäuschungen, Lebensüberdruss ohne akute Suizidtendenz." Björn bekommt zwei unterschiedliche Antidepressiva und ein Schlafmittel. Und zunächst bessert sich auch sein Zustand. Die Eltern passen rund um die Uhr auf ihn auf, „wie Schlosshunde", sagt Petra Kindermann, doch am ersten Weihnachtstag bekommen sie noch mehr Angst um ihn, als sie einen zur Schlinge geknoteten Gürtel des Bademantels finden. Der junge Mann ist kaum noch ansprechbar, kann kaum noch laufen, kurz nach Weihnachten kann er auch nicht mehr essen und trinken.

Die Eltern entschließen sich, ihren Sohn in die Westfälische Klinik für Psychiatrie, Psychotherapie und Neurologie in Lengerich einweisen zu lassen. Der Aufnahmearzt setzt die begonnene Medikation fort und schreibt: „Keine Fremdgefährdung, aber mindestens latente, wenn nicht akute Suizidalität." Die folgenden Tage sind sehr unterschiedlich: Björn Kindermann kann nicht mehr sprechen, er liegt apathisch im Bett, dann wieder wirkt er lebhaft, signalisiert, dass es ihm besser gehe, und dann schreibt er auf ein Blatt Papier: „Silvester in der Klapse, toll." Petra Kindermann hält nun alles, was sie erlebt, in einer Art Tagebuch handschriftlich fest.

Am 2. Januar kommt Stationsarzt Peter R., 38, aus dem Urlaub zurück. R. steht kurz vor seinem Abschluss als Facharzt für Psychiatrie, und er eröffnet den Eltern des Patienten gleich bei der ersten Begegnung, dass er blind ist. Nachmittags besucht Petra Kindermann Björn in der Klinik. Sie bekommt es mit der Angst zu tun, als sie den Gürtel seines Bademantels wie bereitgelegt im obersten Fach seines Schrankes findet. Sie übergibt den Gürtel den Pflegern und bittet flehentlich, gut auf ihren Sohn aufzupassen. Und doch ist Petra Kindermann an diesem Tag erstmals seit einiger Zeit auch wieder richtig glücklich. Sie spielt mit ihrem Sohn Tischfußball und beobachtet an ihm zum ersten Mal seit längerer Zeit wieder schnelle Reaktionen und dass er bei jedem Tor leicht lächelt. Um 17.15 Uhr verlässt Dr. R. die Klinik, er schreibt in das Krankenblatt, er habe Kindermann gefragt, ob dieser sich vorstellen könne, „aus dieser Lebenskrise herauszukommen". Das sei „von Herrn Kindermann bejaht worden". Mit einem Kuss verabschiedet sich Petra Kindermann um 19.15 Uhr von ihrem Sohn.

Um 20.30 Uhr wird Björn Kindermann das letzte Mal gesehen. Um 20.50 geht er in die Nasszelle seines Klinikzimmers und hängt sich dort an der Duschstange mit einem Schal auf. Gut zwei Stunden, nachdem sie die Klinik verlassen hat, bekommt Petra Kindermann den Anruf, dass ihr Kind tot ist. Die Eltern stehen unter Schock, sie beerdigen ihren Sohn, verstehen können sie bis heute nicht, warum die Klinik trotz aller Warnungen und Hinweise auf einen Selbstmord keine Vorsichtsmaßnahmen getroffen habe. Am 13. Januar 2003 schreiben Petra und Lutz Kindermann an die Staatsanwaltschaft Münster: „Am 30. Dezember 2002 wurde unser Sohn auf Anraten unseres Hausarztes [...] vertrauensvoll in die Obhut der Westfälischen Klinik Lengerich gegeben. Fassungslos mussten wir von der Tatsache Kenntnis nehmen, dass sich unser Sohn dort [...] das Leben genommen hat. Unbegreiflich sind die

Missstände, denen zufolge dieses unserem Sohn möglich war."
Der Anzeige fügen die Eheleute einen Packen von Unterlagen
und Notizen hinzu.

Die Staatsanwaltschaft leitet gegen R. und den Klinikdirek-
tor Professor Andreas C. ein Verfahren wegen des Verdachts der
fahrlässigen Tötung ein. Sie beauftragt Professor Hans-Ludwig
Kröber, den Direktor für Forensische Psychiatrie an der Berliner Charité, mit einem Gutachten. Die Einschätzung des
renommierten Mediziners ist eindeutig: „Festzuhalten ist, dass
sich alle Beteiligten in Lengerich darüber im Klaren waren,
dass Herr Kindermann wenige Tage zuvor zwei Suizidversuche
hinter sich hatte, dass er hochsuizidal war und dass er schwer
depressiv krank war. Es bestand hier also nicht die Problematik, dass irgendjemand von den Beteiligten, Ärzten, dem
Pflegepersonal oder den Angehörigen einem Irrtum über die
aktuelle Gefahrenlage unterlegen wäre." Es sei nicht erkennbar, dass sich die Klinik dieser besonderen Situation bewusst
gewesen sei. Es sei nicht erkennbar, wer sich für Björn Kindermann zuständig gefühlt habe, ob jemand seine Sachen auf
Selbstmordinstrumente wie Schneidewerkzeuge oder Gürtel
untersucht habe, ob er die für ihn notwendigen Medikamente
auch tatsächlich genommen habe. Die Gürtelübergabe von der
Mutter, dieser eindeutig warnende Hinweis auf ein „Strangula-
tionswerkzeug", sei ohne „Nachhall und Reaktion" geblieben.
Auch sei „nicht nachvollziehbar", wie man auf die Entscheidung kommen könne, im Intensivbeobachtungsraum „eine
solche Duschstange anzubringen".

Man wird auch darüber nachdenken müssen, führt Kröber
weiter aus, „ob gerade eine Station mit akut depressiven sui-
zidgefährdeten Patienten, die sich verbal häufig schlecht oder
kaum äußern können und bei denen es sehr viel auf die ärztliche Beobachtung ankommt, eine besonders geeignete Situation für einen blinden Psychiater ist. Es entfällt auf diese Weise

zumindest das optische Wahrnehmungspotential für akute Gefahrensituationen seitens des Stationsarztes." Es sei auch lediglich „Wunschdenken", wenn der Kollege R. angebe, vor dem Ende seines Dienstes habe es einen „antisuizidalen Pakt" mit dem Patienten gegeben, indem er sich mit einem festen Händedruck „bis morgen" von dem Patienten verabschiedet habe. Um die Frage zu beurteilen, ob Kindermann noch selbstmordgefährdet sei, hätten schließlich nur „die Festigkeit des Händedrucks, der Klang der Stimme […] und die geäußerten wenigen Worte zur Verfügung gestanden".

Basierend auf dem eindeutigen Gutachten von Kröber hat die Staatsanwaltschaft im Juni 2006 die Anklageschrift fertig gestellt. Sie wirft dem Stationsarzt R. vor, eine „pflichtwidrige Handlung begangen und dadurch vermeidbar und schuldhaft den Tod des Patienten verursacht zu haben". Auch der Ärztliche Direktor C. habe den Tod „mit verursacht", unter anderem weil er verpflichtet war, es aber unterlassen habe, für verbindliche Absprachen zwischen Ärzten und Pflegepersonal bei selbstmordgefährdeten Patienten zu sorgen. Schuldhaft sei auch, dass die Station nicht ausreichend mit Ärzten besetzt gewesen sei, die Entscheidungen in Bezug auf die Suizidgefährdung von Björn Kindermann hätten treffen können.

Und dann passiert etwas, was äußerst selten in der deutschen Justiz vorkommt: Das Landgericht Münster nimmt die Klage nicht an. Die Behörde schiebt das Verfahren weiter – zum Amtsgericht nach Tecklenburg. Und dort ist der zuständige Richter mit dem Gutachten von Kröber, einem international anerkannten Wissenschaftler, nicht zufrieden. Er will ein zweites Gutachten. Die Frage des Rechtsanwalts der Familie Kindermann, was das zu bedeuten habe, bleibt unbeantwortet. Zwei von der Ärztekammer Westfalen-Lippe daraufhin als mögliche Gutachter benannte Privatdozenten kommen nach genauerer Prüfung nicht mehr in Frage. Dann ist es der Richter wohl leid. Er will das Verfahren gegen die Zahlung einer Geldbuße von jeweils 2500 Euro einstellen. Die Staatsanwaltschaft, die diesem Deal zustimmen müsste, lehnt ab. Daraufhin sucht der Richter einen neuen Gutachter. Ein Hamburger Professor sagt zunächst zu, hält sich dann aber doch für befangen.

Im Frühjahr 2009 legte schließlich Bernd Gallhofer, Direktor des Zentrums für Psychiatrie der Universität Marburg und Gießen, ein weiteres Gutachten vor. Es hat über 300 Seiten und ist in seiner Aussage eindeutig. Für den Tod von Björn Kindermann, urteilt der Professor, sei „eine Kette von Fehlentscheidungen und erheblichen Versäumnissen" verantwortlich. Ursächlich dafür seien die defizitäre Kommunikation in der Klinik und die mangelnde Bereitschaft, Verantwortung zu übernehmen, „sowohl im ärztlichen als auch im pflegerischen Bereich". Daraufhin nahm die Staatsanwaltschaft die Ermittlungen gegen einen weiteren Arzt und eine Pflegerin wieder auf.

Petra Kindermann kann dieses Geschacher um die Schuldfrage schon lange nicht mehr verstehen. Einmal, sagt die ehemalige Krankenschwester einer Intensivstation, habe sie den Amtsrichter in Tecklenburg angerufen. Und der habe sie gefragt, warum sie denn immer noch auf diesem Prozess bestehe. Das sei doch schon so lange her und davon würde „ihr Sohn doch auch nicht mehr lebendig".

Keine Hilfe von Experten – die unrühmliche Rolle von Gutachtern

Die Gerichtsverfahren über Arzthaftung und Medizinrecht sind Gutachterverfahren. Um herauszufinden, ob ein Medikament versagt, ein Arzt gepfuscht hat oder ob ein Medizinprodukt schadhaft war, sind die Richter auf die Fachkompetenz von

Sachverständigen angewiesen. Und diese „Richter in Weiß", sagt der Medizinrechtler Uphoff, „können dem Gericht quasi erklären, dass die Erde eine Scheibe ist".

Und oft tun sie dies auch. Äußerst selten stellen sich die Wissenschaftler auf die Seite der Patienten. Um Kollegen oder die Industrie vor Gericht zu schützen, wird taktiert, getrickst, vertuscht und hingehalten. Denn viele dieser hoch spezialisierten Fachärzte kennen sich von Kongressen oder gemeinsamen Veröffentlichungen und kritisieren deshalb nur sehr ungern die Arbeit ihrer Kollegen. Fast überall gilt noch immer das Krähenprinzip: kein Weißkittel möchte gerne dem anderen Schaden zufügen. Irgendwie gehört man doch zusammen. Und wenn Ungemach von außen droht, schließt sich die Wagenburg.

Eine große Rolle spielt außerdem, dass viele dieser gutachtenden Mediziner Forschungsgelder aus der Industrie erhalten. Das Institut für Qualität und Wirtschaftlichkeit im Gesundheitswesen (IQWIG), das im Auftrag der Bundesregierung unter anderem Behandlungsmethoden und Arzneimittel bewerten soll, beklagt die wachsende Abhängigkeit der Wissenschaftler. Es fehle an neutralen Experten, weil sich die Wissenschaftler nicht trauten, „etwas vorzulegen, weil sie den Druck der Pharmaindustrie" fürchteten.

Arno Krug, ehemaliger Chefarzt für Allgemeinchirurgie am Klinikum Hof, hat einige Gutachten seiner Universitätskollegen untersucht, die vor Gericht dazu geführt haben, dass Ansprüche der Patienten abgelehnt wurden. Er berichtet von einem „typischen Vertuschungsgutachten": Eine Frau bekam bereits wenige Tage nach einer Vereiterung des linken Kniegelenks ein künstliches Knie. Die Schmerzen blieben, die Patientin hatte Fieber, vier Wochen später wurde das Kunststoffgelenk ausgetauscht, die Infektion ging jedoch nicht weg. Um das Leben der Frau zu retten, musste das linke Bein schließlich abgenommen werden. Vor Gericht hätten die Gutachter zwar die Fragen des Richters nach den Gründen für die Vereiterung beantwortet, sagt Krug, diese seien für die Beinamputation aber „völlig unwesentlich gewesen". Der eigentliche Kunstfehler, das Operieren während einer Infektion, blieb so unentdeckt.

Laut Krug ein typisches Beispiel für das „Verharmlosen eines gravierenden Behandlungsfehlers": Einem 52-jährigen Mann wird eine bösartige Geschwulst aus dem Darm entfernt. Es kommt zu einem Bruch der Naht und zu einer Bauchfellentzündung, der Patient stirbt. Krug erkennt in den Krankenunterlagen einige schwere chirurgische Behandlungsfehler. Die Gutachter übergehen diese und bemängeln nur einige kleinere Schwachstellen. Der Tod wird als „schicksalhaft" beurteilt. „Der entscheidende Nachteil auf Patientenseite besteht darin", fasst der emeritierte Professor seine Fallanalysen zusammen, „dass der Patient, sein Anwalt und das Gericht nicht über die medizinischen Kenntnisse verfügen, um zu erkennen, inwieweit die Gutachter eben nicht wahrheitsgemäß urteilen, Kunst- und Behandlungsfehler nicht benennen oder verharmlosen und den Behandlungsmisserfolg als schicksalhaft bedingt erklären und Aufklärungsversäumnisse verneinen."

Tag für Tag lassen sich so Richter von Gutachtern beeinflussen, die ihnen eigentlich erklären sollen, was medizinischer Standard ist und wo dieser verfehlt wurde. So hatte ein niedergelassener Gynäkologe in Schleswig-Holstein eine Hautveränderung an der Vagina einer Frau als Pilzerkrankung mit einer Salbe behandelt. Jahrelang. Dann erst ging die Frau zu einem anderen Arzt. Der veranlasste umgehend eine Untersuchung des Gewebes. Die Diagnose: Krebs. Die Metastasen hatten schon weit gestreut. Die herbeigezogenen Gutachter, zwei anerkannte Onkologen, wiegelten ab: Dem niedergelassenen Frauenarzt sei kein schwerer Fehler vorzuwerfen. Doch Holger Thomsen, Rechtsmediziner bei der AOK Schleswig-Holstein, zerpflückte das Gutachten: Er wies nach, dass die Lehrbücher in jedem Fall eine Gewebeuntersuchung fordern. In einem dieser Bücher steht mahnend: „Es kommt immer wieder vor, dass Patientinnen ohne Untersuchung über Monate mit Salben behandelt werden." In diesem Fall waren es zwölf Jahre.

Wie soll es zu fairen Verfahren vor Gericht kommen, wenn es zumindest starke Zweifel an der Neutralität der Gutachter gibt?

Ein weiterer Fall: Günter Strauß hatte sich in die Universitätsklinik Lübeck begeben, um ein Gallenleiden mit chronischem Aufstoßen behandeln zu lassen. Hans-Peter B., der Leiter der Chirurgischen Klinik, muss während der folgenden Operation den Magen des Geschäftsmannes beim Hantieren mit dem OP-Besteck perforiert und damit eine Verletzung verursacht haben, die letztlich zum Tod führte, da die Blutung in den Bauch nicht mehr gestoppt werden konnte. Die Ärzte operierten Günter Strauß einmal, zweimal, dreimal. Sie machten den Bauch von Strauß auf und wieder zu, als wäre dort ein Reißverschluss. Vergebens. Am Ende konnten auch 20 Notoperationen den Mann nicht mehr retten. Helga Strauß, die Witwe, zeigte B. wegen des Verdachts der fahrlässigen Tötung an. Für den Hamburger Patientenanwalt Mathias Teichner war sofort klar, dass bei dem Verfahren nichts herauskommen würde, als die Lübecker Staatsanwaltschaft ausgerechnet den Hannoveraner Friedrich K. zum Gutachter bestellte. B. und K. leiteten zusammen den Weltkongress für High Tech Medicine während der Expo 2000 und sind sich durch viele gemeinsame Veranstaltungen bestens bekannt. Wie erwartet stellte die Staatsanwaltschaft das Verfahren gegen B. ein. Teichners Proteste und Beschwerden beim Generalstaatsanwalt gegen das „tendenziöse Kollegenschutzurteil" blieben ohne Erfolg.

Der Düsseldorfer Dirk Ciper ist einer dieser Patientenanwälte, die sich seit Jahren über die Rolle der Gutachter ärgern. Er versucht seit einiger Zeit Sachverständige in Regress zu nehmen, wenn diese eine in seinen Augen fehlerhafte Expertise erstellt haben. So etwa im folgenden Fall: Am Morgen des 31. Januar 2003 findet ein 10-jähriges Mädchen seine 46-jährige Mutter in der Badewanne. Ein herbeigerufener Notarzt ordnet den sofortigen Transport in ein Krankenhaus an. Die Frau hat Sprachstörungen, und die Krankenhausärzte vermuten ein Kreislaufproblem oder eine psychische Störung. Es vergeht Zeit, viel Zeit. Erst rund viereinhalb Stunden nach der Einlieferung in das Hospital verlegen die Ärzte des unzureichend ausgestatteten Hauses die Frau in die Universitätsklinik Essen. Dort wird ein Schlaganfall diagnostiziert.

Nach der Behandlung in der Uniklinik verbringt die Frau einige Wochen in einer Rehaklinik. Sie muss wieder lernen zu sprechen und zu laufen, sie kann nur langsam lesen und schreiben, ihren Job als Geschäftsführerin muss sie aufgeben. Sie verklagt daraufhin das Krankenhaus, ein kleines Haus am Rande des Ruhrgebiets, auf 55 000 Euro Schmerzensgeld und Schadenersatz. Ihr Gesundheitszustand sei deshalb so schlecht, weil sie falsch behandelt worden sei, obwohl frühzeitig „eindeutige Symptome für einen Schlaganfall vorgelegen" hätten. Die Klinik weist die Vorwürfe zurück. Ärzte hätten frühzeitig mit der Uniklinik telefoniert, doch man sei nicht durchgekommen, den zuständigen Oberarzt habe man nicht erreicht.

Vor dem Landgericht Duisburg kommt es zum Prozess, mit überraschendem Ergebnis: Der Gutachter Friedhelm Saborowski, ein Professor für Innere Medizin, Kardiologie und Intensivmedizin aus Rösrath bei Köln, schlägt sich eindeutig auf die Seite der Patientin. Er erkennt einen Behandlungsfehler. Die Richter folgen den „überzeugenden Ausführungen des Sachverständigen": Für einen geübten Arzt habe klar sein müssen, dass es sich um einen Infarkt gehandelt habe. Deshalb habe man umgehend mit der sogenannten Lysebehandlung beginnen müssen. Das Gericht spricht der Frau 30 000 Euro zu.

Doch die Klinik geht in die Berufung. Danach geschieht das, was in Arzthaftungsprozessen so oft passiert: ein neues Gericht, ein neuer Gutachter, der Patient verliert. Vor dem Oberlandesgericht Düsseldorf sagt der Chefarzt einer Klinik aus, an der Arbeit des beklagten Krankenhauses sei nichts zu beanstanden, die Frau sei dort „sachgemäß behandelt" worden, es habe in der Therapie keiner „besonderen Eile" bedurft. Die drei Richter folgen den Worten des Professors und weisen deshalb die Klage der Schlaganfallpatientin ab. Für gewöhnlich müssen sich die Patienten damit abfinden. Anwalt Ciper aber will nicht aufgeben. Er beruft sich auf die Schuldrechtsreform aus dem Jahre 2002. Damals hatte die Regierung auch beschlossen, dass Betroffene gegen Sachverständige vorgehen können, von denen sie sich falsch beurteilt sehen. Es ist ein vergessener Paragraf, bisher ist kein Verfahren bekannt, in dem ein Opfer gegen zweifelhafte Experten vorgegangen ist.

Oft sind Gutachten so schwammig und zweideutig, dass es für Richter unmöglich ist, sich danach zu richten. Bisweilen lassen sich die gerufenen Experten aber auch so viel Zeit mit ihrem Werk, dass Opfer von Schadensfällen annehmen, die Medizinerschaft warte absichtlich so lange, bis sie mürbe oder gar tot sind.

Und manchmal hilft es sogar nicht viel weiter, wenn in der Familie medizinischer Sachverstand vorhanden ist. Das zeigt ein Beispiel, bei dem es um eine der gefürchteten von Zecken übertragenen Krankheiten, die Borreliose, geht. Wegen der Zunahme der Infektionen hat die Bundesregierung viele Millionen Euro ausgegeben, um Impfstoffe zu erforschen.

Michael Vogt, 41, war einst ein sportlicher Mann, der vor gut 17 Jahren zu einem chronisch kranken Mann wurde, weil die Folgen eines Zeckenbisses nicht rechtzeitig und nicht richtig behandelt worden waren. Vogt ließ sich von mehreren Professoren der Freiburger Uniklinik untersuchen, aber niemand konnte die Ursache für seine immer heftiger werdenden Kniebeschwerden finden. Die Ärzte attestierten dem schlanken Mann eine Fettsucht und machten sogar entsprechende Hormonuntersuchungen. Und statt die Symptome der Schmerzen und Schwellungen an den Gelenken als Borreliose nach einem Zeckenbiss zu deuten und entsprechend zu behandeln, verging wertvolle Zeit. Zu viel Zeit, wie einige Mediziner später feststellen sollten. Der Gesundheitszustand des Mannes aus einer Kleinstadt nahe Ulm verschlechterte sich dramatisch. Heute leidet Vogt unter entsetzlichen Schmerzschüben. Er ist Invalide.

Vogts Schwester ist selbst Ärztin. Sie versuchte aufzuklären, was schiefgelaufen war. Warum erkannte niemand der frühzeitig eingeschalteten Fachärzte die schwere Erkrankung und bekämpfte sie entsprechend? Sie legte dicke Akten mit allen Missständen, Fehlern und Gutachten von Medizinern, darunter namhaften Professoren, an. Sie reiste zu Ärzten und besuchte Kongresse in den USA, recherchierte und forschte über Borreliose. Die Ärztin stieß auf viele Ungereimtheiten und durch Zufall auch auf äußerst fragwürdige Laborergebnisse der Uniklinik Freiburg. Zunächst wurde ihr gesagt, es sei kein sogenannter Westernblot-Test, der beim Verdacht auf Borreliose üblich ist, gemacht worden, obwohl er sogar in Rechnung gestellt worden war. Sieben Jahre später tauchten die wichtigen Laborwerte doch noch auf. Die Professoren stritten diesen positiven Bestätigungstest aber ab. Dafür präsentierten die Professoren mit einem Mal das Ergebnis eines angeblichen zweiten Westernblot-Tests, der negativ ausfiel. Eigenartigerweise hatten beide Tests dieselbe Labornummer. Diese Werte hätten keinen Beleg für eine Borrelioseerkrankung ergeben, erklärten die Professoren und wiesen jegliche Schuld von sich.

Wegen des seltsamen Umgangs mit den Laborbefunden reichte Familie Vogt eine Beschwerde im Ministerium ein.

Nichts geschah. Alle weiteren Eingaben an das baden-württembergische Wissenschaftsministerium als Dienstherrn der Uni blieben erfolglos. Schließlich entschloss sich die Familie, Strafanzeige gegen vier Professoren der Uniklinik Freiburg zu erstatten. Der Vorwurf: Michael Vogt sei nicht schicksalhaft krank geworden, er sei trotz vieler Hinweise auf seine Krankheit „überhaupt nicht behandelt worden, und seine Laborbefunde seien versteckt und später manipuliert worden".

Nach einer erstaunlich blitzartigen Ermittlung – die Anwälte hatten immerhin umfangreiches Beweismaterial vorgelegt – stellte die Staatsanwaltschaft das Verfahren innerhalb von nur zehn Tagen ein. Begründung: Es bestehe „kein ausreichender Anfangsverdacht" – so als wären Mediziner solcher Taten gar nicht fähig. Anschließend kämpfte Familie Vogt vor der Zivilkammer des Landgerichts Freiburg um ihr Recht.

Wieder legte die Familie umfangreiche Dokumente vor, die belegen sollten, dass Michael 1991 an Lyme-Borreliose erkrankte, dass die Krankheit trotz intensiver Untersuchungen nicht erkannt worden sei und der junge Mann unbehandelt entlassen worden war. Die vier Professoren und die Uniklinik bestritten, dass Vogts Beschwerden ihre Ursache in einer damals nicht erkannten Borreliose hatten.

Die Parteien einigten sich auf Professor Emil Reisinger als Gutachter, einen Tropenmediziner und Fachmann für Infektionskrankheiten aus Rostock. Nach einem Jahr hatte Reisinger sein neunseitiges Gutachten fertig. Reisinger sieht keinen „Diagnosefehler" der beschuldigten Professoren. Diagnosen anderer Ärzte, die Vogt behandelt und Borreliose festgestellt hatten, seien „sehr unwahrscheinlich". Das Handeln der Freiburger Klinik habe „ärztlichem Standard" entsprochen, auch wenn er selbst Borreliose-Patienten andere Medikamente verordne. Es geht um das Mittel Doxycyclin. Wenn Vogt schon damals Borreliose im Stadium II gehabt hätte, so die Argumentation von Reisinger, dann hätte die erfolgte Behandlung mit Doxycyclin auch anschlagen müssen. Die Schwester von Vogt hatte dagegen Standardwerke, Lehrbücher und etliche Veröffentlichungen, einige von Professor Reisinger selbst, zusammengetragen, die aussagen, dass Doxycyclin, das dem Kranken von seiner Schwester bis zum Ambulanztermin privat verabreicht worden war, im Regelfall nur bei Borreliose im Stadium I zu verabreichen sei. Michael Vogt aber hatte offensichtlich bereits Lyme-Arthritis, als er in die Klinik kam, eine Borreliose-Erkrankung im III. Stadium. Wenn Reisinger seine Rostocker Patienten mit den richtigen Antibiotika behandelte, „warum reichte dann bei Michael in Freiburg Doxycyclin?", fragt seine Schwester, „und wenn Doxy immer heilt, warum gibt es dann überhaupt eine chronische Borreliose?" – hatte Reisinger doch behauptet, wenn Doxy eine Krankheit nicht heile, dann könne die Diagnose Borreliose nicht stimmen, da das Mittel Borreliose in jedem Stadium, zu jeder Zeit heile. Warum, fragt sie, wird Borreliose „dann als Berufskrankheit bei Landwirten anerkannt"? Und warum forsche das Max-Planck-Institut seit rund 20 Jahren nach einem Impfstoff, wenn „das preiswerte Doxy angeblich der Krankheit stets ein schnelles Ende bereiten kann"?

Noch vor Gericht sagte die Vogt-Seite, der Sachverständige wolle die Freiburger Ärzte „wider besseres Wissen entlasten". Er habe sich weder mit vorhandenen Privatgutachten der Familie Vogt noch mit den Akten beschäftigt. Besonders erzürnt die Vogt-Seite, dass der Sachverständige die eindeutige Borreliose-Diagnose, die „sowohl klinisch als auch serologisch abgeklärt" ist, schlichtweg in Frage stellt. „Bei dieser Situation, wohl im Sinne einer Ferndiagnose, die Feststellung zu wagen, dass die Diagnose des seit langen Jahren behandelnden Arztes, eines Borreliose-Spezialisten, falsch sei, ist kühn", schreibt die Anwältin und schlägt einen weiteren Gutachter vor. Doch das Gericht hält Reisinger für „überzeugend". Im Januar 2008 schmettert das Landgericht die Klage ab. Die Vogts gehen in die Berufung. Sie fühlen sich jetzt mehr als jemals zuvor hinters Licht geführt.

Denn in der *Schwäbischen Zeitung* lesen sie den Bericht über einen Arzthaftungsfall. Ein 65-jähriger ehemaliger Geiger erhielt 20 000 Euro Schmerzensgeld, weil seine Borreliose nach einem Zeckenbiss von der Hausärztin nicht erkannt worden war. Der Sachverständige führte aus: „Es hätte etwas getan werden müssen. Bei einer Rötung um die Stichstelle, die nicht von selbst verschwindet, ist eine ärztliche Kontrolle unerlässlich [...] Die Borreliose hatte die gefürchtete Phase III erreicht. Sie war chronisch geworden. Bis andere Ärzte die richtige Diagnose stellten, verging viel Zeit. Das Grundübel wurde zu spät diagnostiziert." Gutachter war ausgerechnet Professor Hans-Hartmut Peter, Immunologe an der Universität Freiburg, den die Familie Vogt gerade zu diesem Zeitpunkt wegen verspäteter Diagnose von Borreliose verklagt hatte.

Den Patienten oder Hinterbliebenen steht vor Gericht oft eine unüberwindliche Allianz aus Medizinern und Juristen gegenüber, der es gelingt, selbst grobe Verstöße gegen die ärztliche Kunst zu vertuschen. Erfolg hat überhaupt nur, wer hartnäckig bleibt – so wie ein Witwer aus Dortmund, dessen Frau nach einer Operation an der Gebärmutter gestorben war. Der Leiter der Frauenklinik der Städtischen Klinik hatte bei dem Eingriff den Dünndarm der Patientin mit mehreren Stichen an die Bauchdecke angenäht. Der Witwer erstattete Strafanzeige. Mehrere Staatsanwälte und der Generalstaatsanwalt wiesen den aufmüpfigen Mann immer wieder zurück. Doch dann – immerhin sieben Jahre nach der verpfuschten OP – zwang das Oberlandesgericht Hamm die Staatsanwälte, den Mediziner anzuklagen. Die Richter hatten sich die drei eingeholten Gutachten, die die Arbeit des Klinikchefs weitgehend wohlwollend beurteilt hatten, näher angeschaut und festgestellt, dass einige Passagen einer „kritischen Prüfung nicht Stand" hielten. Obwohl unter Fachleuten bekannt ist, wie Gutachter mauscheln, sind Staatsanwälte eben dennoch weiterhin nicht sonderlich pingelig bei der Auswahl der Sachverständigen – Hauptsache, ihnen werden Argumente geliefert, wieder einen dieser schwierigen Arzthaftungsfälle zu beerdigen.

Der Fall des Wilhelm M., 64, wirft ein Licht auf die gern und oft geübte Praxis, Verfahren unendlich in die Länge zu ziehen, bis sie sich von allein erledigen. Der gebürtige Sindelfinger ist ein weitgereister Mann, selbst Facharzt für Laboratoriumsmedizin und Mikrobiologie. Früher war er jahrelang als Flottillenarzt und Biologe bei der Bundeswehr beschäftigt. Im Jahr 2000 nimmt der Oberstleutnant der Reserve an einer Wehrübung im Kosovo teil und verdreht sich dabei das Knie.

Er will sich den Schaden einige Wochen später in einer Praxis im niedersächsischen Nordhorn beheben lassen. Die Operation verläuft auch zunächst erfolgreich. Doch im Aufwachraum ist M. für einige Minuten ohne Überwachung. In dieser Zeit läuft er blau an. Das Herz hört auf zu schlagen. Zwar können Ärzte im Grafschafter Klinikum Nordhorn sein Leben retten. Doch durch den Atem- und Herzstillstand bekommt M. ein Hirnödem. Seine Hirnleistung ist danach stark eingeschränkt. „Ich hatte für viele Jahre einen Dachschaden", sagt M. heute. Immerhin: Drei Gutachter stellen später fest, dass die fehlende Aufsicht ein Behandlungsfehler war. Professor Bernhard Zwißler, Anästhesiologe vom Klinikum der Johann Wolfgang Goethe-Universität Frankfurt am Main, fasst zusammen: „Auf Grund einer sorgfaltswidrigen, lückenhaften postoperativen Überwachung kam es zu einer Verzögerung in der Diagnose und Behandlung des Herzstillstandes von Herrn Dr. M. Diese Verzögerung führte bei Herrn Dr. M. zu Restschäden nach Reanimation." Der zuständige Anästhesist akzeptiert einen Strafbefehl über 5000 Euro.

Doch damit nicht genug. Auch im Grafschafter Klinikum in Nordhorn läuft etwas schief. Rund 30 Tage wird M. durch eine Röhre künstlich beatmet – viel zu lange, wie er heute weiß. Irgendwann bilden sich an der Luftröhre und im Kehlkopf kleine Verletzungen und Geschwüre. „Grauenhafte Narben sind daraus geworden", sagt M., „die haben einfach nicht aufgepasst." Er kommt mit Blaulicht in die Uniklinik Münster und wird ein zweites Mal gerettet. Als er wieder bei Sinnen ist, zeigt er den Intensivmediziner des Nordhorner Krankenhauses wegen fahrlässiger Körperverletzung bei der Staatsanwaltschaft in Osnabrück an.

M. sitzt im Sessel in seiner Wohnung. Er atmet durch eine Kanüle unter dem Kehlkopf. Sprechen kann er nur noch, indem er sich ein Mikrofon an den Hals legt. Der Arzt und Biologe sagt, er sei „entsetzt, wie schlecht seine Kollegen ausgebildet" worden seien, noch mehr entsetzt sei er jedoch, wie schlampig die „Justiz in Niedersachsen arbeitet".

Im Juli 2003 beauftragt die Staatsanwaltschaft den Pneumologie-Professor Tobias Welte von der Universität Magdeburg mit einer gutachterlichen Stellungnahme. Doch die Expertise wird nicht wie vereinbart erstellt. Dreimal fragen die Ermittler nach, erst dann teilt die Uni Magdeburg im Februar 2005 mit, dass Welte schon seit einigen Monaten an die Medizinische Hochschule Hannover gewechselt sei. Dort fragt der Staatsanwalt nach, einmal, zweimal, dreimal. Welte rührt sich nicht. Im August 2006 fordert der Staatsanwalt deshalb die Akte zurück. Es vergehen weitere sechs Monate, bis Welte endlich die Unterlagen zurückschickt. Als die Akte schließlich wieder in Osnabrück ist, stellen die Juristen fest, dass das Verfahren längst verjährt ist. In einem Schreiben an M. teilt der Leitende Staatsanwalt mit, sein Kollege, der den Fall bearbeitet habe, bedauere seinen Fehler „zutiefst". Beschwerden von M. beim Generalstaatsanwalt und bei Ministerpräsident Christian

Wulff (CDU) bleiben ohne Folgen: Man bedauert auch dort den Mann, aber helfen könne man nun auch nicht mehr.

Auch der Zivilprozess endet im Sommer 2008 mit einem Desaster für den Invaliden. Nach rund fünf Jahren und drei Monaten Verfahrensdauer vor dem Landgericht Osnabrück teilt ihm das Gericht mit, er habe kein Anrecht auf Schadenersatz oder Schmerzensgeld. Er sei bei einer Wehrübung verletzt worden, ihm stehe deshalb laut Soldatenentschädigungsgesetz eine Pension zu, und deshalb sei er ausreichend versorgt. „Fünf Jahre wird verhandelt, es werden Gutachten eingeholt, und dann auf einmal sagen die Richter April, April, deine Klage wird nicht zugelassen", sagt M., „das ist ein einmaliges Schmankerl der Rechtsgeschichte." Hätte er vorher gewusst, dass es ein Urteil des Bundesgerichtshofs gibt, das einen „Durchgriff gegen die behandelnden Ärzte" nicht möglich macht, sagt der Biologe, dann „hätte ich diesen Prozess doch nie geführt. Ich bin ja kein Kamikazepilot". Er bleibt auf rund 60 000 Euro Gerichtskosten sitzen.

Als Musterfälle dafür, wie wenig das deutsche Recht Medizin- und Pharmaopfer entschädigen hilft, gelten die Vioxx-Verfahren – der gerichtliche Streit um das Schmerzmittel des US-Konzerns Merck. Patienten wie Coryna Weist haben viel Energie in ihre rechtliche Auseinandersetzung investiert, aber ihre Chancen blieben stets ungewiss. Bisher lehnte MSD, die deutsche Merck-Tochter, jeden außergerichtlichen Vergleich ab. Als die Richter am Berliner Landgericht schon vor einigen Jahren einen Mediator einsetzen wollten, der einen Kompromiss zwischen dem Vioxx-Hersteller und einem Kläger sondieren sollte, wiesen die Anwälte des Unternehmens jede Vermittlung brüsk zurück. Die Haltung der Merck-Leute ist stets gleich: Es sei „verantwortungsbewusst und gewissenhaft gehandelt worden". Zu Einzelfällen will sich MSD nicht öffentlich äußern, vor Gericht argumentieren sie meist wie im Fall der Neuruppinerin Elfriede K., die im Oktober 2004 einen tödlichen Vorderwand-Herzinfarkt erlitten hatte und deren Mann nun auf mindestens 100 000 Euro Schmerzensgeld klagt. Es sei völlig unklar, wie es zum Infarkt der Patientin kommen konnte, hält die von MSD beauftragte Kanzlei Lovells dem Kläger entgegen: vielleicht durch Herzrhythmusstörungen, vielleicht durch eine Erkrankung der Herzkranzgefäße, weshalb auch immer, jedenfalls nicht wegen Vioxx. Die Argumente gipfeln in einem Satz, den die Pharma-Anwälte wie einen Schild vor sich her tragen: Vioxx ist „nicht fehlerhaft".

Bisher fiel es mutmaßlichen Vioxx-Opfern in Deutschland schwer, gegen die wie ein Mantra wiederholte Behauptung Ansprüche durchzusetzen. Diese Erfahrung machte auch Gerhard Rose, 55. Als er 30 Jahre alt war, erkrankte der Mann aus dem sauerländischen Lennestadt an Tuberkulose. Als Folge der Krankheit wurden Lungenbläschen zerstört, Ärzte behandelten dieses sogenannte Lungenemphysem daraufhin mit Cortison. Die Cortisongaben wiederum verursachten bei Rose Osteoporose und Arthrose, Osteoporose und Arthrose wiederum schreckliche Schmerzen. Das war Schicksal.

Vor gut vier Jahren verordnete ein Arzt Vioxx gegen die Schmerzen. Rose nahm immer morgens eine Tablette, und das Mittel half – bis zum Abend des 2. Juli 2004. In dieser Nacht stand Rose kurz vor dem Tod. Ein Herzinfarkt hätte ihn beinahe hingerafft. Rose, der sich laut einer ärztlichen Expertise vor kurzem noch in guter Verfassung wähnte, war kollabiert. Offensichtlich, so sieht es Rose, hatte das Schmerzmittel Vioxx auch seine Blutbahnen verstopft, ähnlich wie bei vielen tausend anderen Menschen auf der Welt. Sein Arzt hatte ausgerechnet ein Medikament verordnet, das schwere Nebenwirkung hatte. Das war Pech.

Mit alledem hätte sich Rose noch abgefunden. Doch was dann kam, sagt Rose, „das schreit zum Himmel". Würde Rose in den USA leben, so würde er bald entschädigt werden. Merck hat sich bereit erklärt, an die amerikanischen Vioxx-Opfer insgesamt 4,9 Millarden Dollar auszuschütten. Die deutsche Merck-Tochter MDS Sharp & Dohme geht dagegen in jedem Einzelfall vor Gericht und lehnt Zahlungen in Fällen wie dem von Rose, die in den USA entschädigt würden, ab. „Es ist kein rationaler Grund ersichtlich, warum die betroffenen US-Bürger entschädigt werden und die europäischen nicht", sagt Anwalt Jörg Heynemann. Und was noch schlimmer ist: Die rund 7000 deutschen Vioxx-Opfer werden wohl niemals Geld sehen, weil es keine Sachverständigen gibt, die in den Gerichtsverfahren unbefangen gutachten könnten. In einem Pilotverfahren vor dem Landgericht in Düsseldorf sind inzwischen 18 hochkarätige Wissenschaftler ausgefallen. Die Professoren der Universitäten in Berlin, München, Düsseldorf, Bochum und Regensburg – unter ihnen die Crème de la Crème der deutschen Kardiologie – haben entweder zugegeben oder es ist ihnen nachgewiesen worden, dass sie in der Vergangenheit direkt Geld von MDS Sharp & Dohme, etwa für Vorträge, kassiert haben oder ihre Arbeit indirekt unterstützt wurde. „Wir haben keinen einzigen namhaften Kardiologen gefunden, der in keiner entsprechenden Beziehung zu MSD Sharp & Dohme steht. Mir ist nicht klar, wie der Vioxx-Prozess in Köln überhaupt fortgeführt werden kann", sagt Anwalt Heynemann. Es hat den Anschein, als hätte der Pharmamulti gezielt Mediziner für sich vereinnahmt, um drohende Vioxx-Verfahren zu torpedieren. Als Heynemann von sich aus zwei unbelastete Gutachter vorschlägt, lehnt die Gegenseite mit der Begründung ab, das Arbeitsgebiet dieser Kardiologen passe nicht zu der Fragestellung.

Diese Situation geht ans Eingemachte. Die Bundesregierung hatte in Paragraf 84 des Arzneimittelgesetzes die Beweisführung lockern wollen. Doch bei den deutschen Gerichten sah man dies anders. Dort sollte jedes Vioxx-Opfer belegen, dass der Herzinfarkt oder der Schlaganfall nur durch die Einnahme von Vioxx zu erklären sei. Und dies ist nahezu unmöglich. Der Rechtswissenschaftler Erwin Deutsch prüfte zwei Urteile zu Vioxx und kam in einem Kommentar zu einem ernüchternden Ergebnis: Beide Patienten hätten unter den typischen Nebenwirkungen von Vioxx gelitten, beide Patienten hätten Vioxx eingenommen. Das seien gewichtige Indizien dafür gewesen, dass das Medikament die Patienten tatsächlich geschädigt habe. Dennoch habe ihnen das Unternehmen sogar die Auskunft verweigert. Deutsch: Nach dem neuen Recht ist „ein Prozess gegen ein Pharma-Unternehmen noch schwerer zu führen, als es bisher schon der Fall war".

5 Was sich ändern muss

In diesem Kapitel sollen Antworten auf die Frage gegeben werden, was sich ändern muss, damit Patienten sicher und gesund das Krankenhaus verlassen. Und was sich ändern muss, damit die Opfer schlechter Behandlungen zumindest nach dem Auftreten eines Fehlers fair behandelt werden.

Es existiert eine umfangreiche Fachliteratur darüber, besonders aus dem nordamerikanischen Raum, mit welchen Methoden und mit welchen Veränderungen im Klinikalltag die Krankenhäuser die Zahl ihrer Zwischenfälle reduzieren können. Es gibt also keine Wissenslücken, es herrscht vielmehr ein Vollzugsdefizit. Es sollen hier deshalb Möglichkeiten vorgestellt werden, wie die Fehler- und Sicherheitskultur in Deutschland verbessert werden kann. Viele Vorschläge lassen sich jedoch nur dann verwirklichen, wenn neben den Krankenhäusern und anderen Gesundheitseinrichtungen auch die Politik zum Handeln bereit ist.

Einige Maßnahmen für mehr Patientensicherheit lassen sich sofort umsetzen, andere hingegen wirken heute noch utopisch und benötigen einen längeren Atem. Schließlich sollen den Patienten Ratschläge an die Hand gegeben werden, wie sie sich auf einen Krankenhausbesuch vorbereiten können und was sie tun sollten, wenn sie glauben, falsch behandelt worden zu sein.

Was man über die Qualität der Krankenhäuser wissen darf und was verschwiegen wird

Im Mai 2008 stellte die Bertelsmann-Stiftung eine dieser Neuerungen vor, wie man sie in letzter Zeit häufiger für den Bereich der Medizin im Internet erleben kann. Mit dem Internet-Portal www.weisse-liste.de sollte ein weiterer Meilenstein in der Emanzipation von Patienten gesetzt werden. Mit Hilfe des Portals können Patienten, die sich etwa am Knie operieren lassen wollen, die Klinik heraussuchen, die für ihre Ansprüche am geeignetsten ist. Verbraucherschutzverbände und Patientenschutzverbände haben der Bertelsmann-Stiftung bei der Erstellung der Plattform geholfen. „Übergeordnetes Ziel ist es, das Gesundheitssystem übersichtlicher und transparenter zu machen", sagt Projektleiter Sebastian Schmidt-Kaehler. Dabei sind solche Informationsangebote wie www.weisse-liste.de eigentlich nicht neu. Einige Krankenkassen bieten diesen Service seit Jahren an, und auch die Kliniken sind gesetzlich verpflichtet, den Qualitätsbericht ihres Hauses zu veröffentlichen. Nur sind solche Informationen in der Regel für medizinische Laien kaum zu verstehen. Es ist äußerst mühsam, sich durch den Wust der Informationen zu kämpfen, um anschließend eine Entscheidung für sich zu treffen. Und manchmal ist es trotz eines fulminanten Internetauftritts wohl auch nicht wirklich erwünscht, dass jeder da draußen erfährt, was einer Klinik gut gelingt und was eher nicht. Die Website www.weisse-liste.de bietet nun zusätzlich einen Übersetzungsservice für medizinische Begriffe an. Zudem sollen dort nicht nur Daten aus der Klinikstatistik vorgestellt werden, man will daneben bald auch Berichte von Patienten veröffentlichen.

Auf diese Weise geraten nach und nach immer mehr Informationen über die Qualität der Krankenhäuser in die Öffentlichkeit. Viele Jahrzehnte taten die Krankenhäuser so, als ginge es die Menschen draußen nichts an, wie erfolgreich die Weißkittel in ihren Mauern zu Werke gingen. Als die Krankenhäuser dann zunehmend in Konkurrenz zueinander traten, gingen einige Kliniken in die Offensive. Die Informationstexte stammten aber zumeist von professionellen Werbestrategen, die bunte Bildchen der Häuser im Sonnenschein auf Hochglanzpapier druckten, garniert mit Fotos von Chefärzten, die freundlich und vertrauensvoll schauten, ganz so wie der liebe Herr Doktor vom Traumschiff.

Eine kleine Revolution kam erst durch die Gesundheitsreform 2000 in Gang. Erstmals wurden die Kliniken verpflichtet, öffentlich Rechenschaft über ihre Arbeit abzugeben. „Ein in der deutschen Medizingeschichte einmaliger Datenschatz liegt da vor", sagte die damals dafür verantwortliche Gesundheitsministerin Andrea Fischer (Grüne) nach den ersten Praxisjahren. Das Problem ist aber bis heute: Für die Allgemeinheit darf der ganze Schatz nicht gehoben werden. Nur ein paar Qualitätssicherer erfahren zum Beispiel, wo gut und wo schlecht operiert wird. Sie dürfen in einem behutsamen Verfahren, das den sanft klingenden Namen „Strukturierter Dialog" trägt, das Gespräch mit Kliniken suchen, denen häufig Fehler unterlaufen. Dabei müssen sie auf die vielerorts noch immer höchst sensiblen Chefarztseelen Rücksicht nehmen, wenn sie vorsichtig versuchen, auf die Operateure einzuwirken – aber auch das geschieht stets unter Ausschluss der Öffentlichkeit.

So kommt es, dass Patienten noch immer nicht erfahren, um welches Hospital sie besser einen Bogen machen sollten und wo Deutschlands beste Kliniken residieren. Ärztefunktionäre und die Interessenvertreter der Krankenhäuser sorgten dafür, dass die Leistungsbilanz der Mediziner gehütet wird wie ein Staatsgeheimnis. Ihr Kernargument: Die Wahrheit über die Qualität der Hospitäler würde Patienten verunsichern, negative Daten könnten den Ruf ganzer Häuser ruinieren und in ihrer

Existenz bedrohen. Die frühere Ministerin Fischer versteht solche Sorgen sogar: „Viele Kliniken haben Angst, dass grelles Licht in ihre dunklen Ecken fällt, wenn die Daten sofort veröffentlicht werden."

Für die Patienten war diese Situation bislang wenig erfreulich. Bei Burckhard Jockel etwa arbeitete die Aortenklappe nicht mehr richtig, nur eine Operation konnte die Insuffizienz beseitigen. Der Familienvater aus dem schleswig-holsteinischen Elmshorn stand vor einer schwierigen Entscheidung. Welchem Krankenhaus sollte er sich anvertrauen? Und, die wichtigste Frage, in welcher Klinik würde er die größte Chance haben, zu überleben? Jockel ging online. Im Internet fand er heraus, dass es große Herzzentren unter anderem an der Berliner Charité, in Essen, in Leipzig, in Dresden, im westfälischen Bad Oeynhausen und, in der Nähe seines Wohnorts, in der Hamburger Universitätsklinik Eppendorf (UKE) gibt. Alle schienen in guter Übung zu sein, manche behandeln viele hundert, andere sogar Tausende Herzpatienten pro Jahr. Die Zahlen immerhin fand er in den sogenannten Qualitätsberichten, die alle Krankenhäuser 2005 erstmals veröffentlichen mussten. Ansonsten waren die Berichte für Jockel nutzlos: Die Kliniken müssen zwar erwähnen, wie viele Betten sie haben – über die Qualität ihrer Arbeit dürfen sie sich in den vermeintlichen Qualitätsberichten aber ausschweigen. In welcher Klinik selten Komplikationen vorkommen und welche bei Herzklappenoperationen die geringste Sterberate hat, erfuhr Jockel nicht. Die Ärzte dürfen für sich behalten, ob sie zu den Könnern, zum Mittelmaß oder zu den Versagern ihrer Zunft gehören. Jockels Kardiologe riet ihm zum UKE, die Herzchirurgie habe einen guten Ruf. Als Jockel im Internet-Forum „Die Herzklappe", in dem Patienten Erfahrungen austauschen, nichts Negatives über die Uniklinik fand, ließ er sich im UKE operieren – mit Erfolg. Der Elmshorner Herzpatient und sein Arzt hätten es bei der Suche nach einem geeigneten Hospital leichter haben können. Es gibt, unter strengster Geheimhaltung, eine Datenbank, die detailliert darüber Auskunft geben kann, in welchem der rund 2100 deutschen Krankenhäuser Eingriffe meistens fehlerfrei gelingen und in welchem oft etwas schiefgeht. Überall im Land sitzen Ärzte nach Operationen am Computer und kreuzen an, was sie der in Düsseldorf residierenden Bundesgeschäftsstelle Qualitätssicherung (BQS) und deren 16 Landesgeschäftsstellen übermitteln müssen: Überlebte der Patient? Gab es Komplikationen? Kam es zu einer oberflächlichen oder gar zu einer tiefen Wundinfektion? Die Auswertung der Antworten durch die BQS ermöglicht unter anderem einen Überblick über die Behandlung von rund 900 000 Patienten mit Herz- und Kreislauferkrankungen und von rund 400 000 Patientinnen mit Frauenkrankheiten. Sie zeigt auch, wie viele von rund 650 000 Neugeborenen und ihren Müttern gut oder schlecht versorgt wurden.

Auch Christoph Kranich, Leiter der Fachabteilung Gesundheit in der Hamburger Verbraucherzentrale, plädierte immer wieder für mehr Offenheit. Das Eingeständnis von Fehlern „kann doch auch ein Qualitätsmerkmal einer Klinik sein", sagt Kranich, „wer nichts zu verbergen hat, braucht doch auch nichts zu befürchten". Kranich kennt die Debatte um die Düsseldorfer Daten sehr genau, er gehört dem Gemeinsamen Bundesausschuss von Ärzten und Krankenkassen (G-BA) an, dem höchsten Gremium der Selbstverwaltung im Gesundheitswesen, in dem Kassen, Krankenhäuser, Ärzte, Patienten und Pfleger gemeinsam die Richtlinien für die Qualitätskontrolle festlegen. Mit ihrer Forderung nach Transparenz stehen Patientenvertreter wie er oft auf verlorenem Posten. Dabei ist das Interesse der Patienten riesengroß. Als rund die Hälfte der Krankenhäuser im Ruhrgebiet 2004 erstmals den Mut hatte, die von der BQS ausgewerteten Daten freiwillig dem neuen „Klinik-Führer Rhein-Ruhr" zur Verfügung zu stellen, waren 32 000 Exemplare innerhalb von drei Wochen vergriffen. Zudem luden sich 190 000 Internet-User die Informationen herunter.

Dabei stellten die Qualitätssicherer fest, dass die Wirklichkeit in manchen Operationssälen erschreckend war. Immer wieder stießen sie auf haarsträubende Fehler. Im Zuge einer bundesweiten, anonymisierten Auswertung fanden sie 2005 unter anderem heraus:

• In 614 von 691 Krankenhäusern wurde der aus Sicherheitsgründen mit entnommene Rand aus gesundem Gewebe um das entfernte Mammakarzinom entgegen allen Vorschriften nicht gemessen oder nicht dokumentiert; oft blieb völlig offen, ob das befallene Gewebe auch tatsächlich vollständig entnommen wurde.

• Patienten laufen in etlichen Kliniken Gefahr, eine Thrombose oder eine Infektion zu erleiden, weil Ärzte die sogenannten Leitlinien ignorieren und vorbeugende Medikamente nicht geben.

• In einer Klinik trat bei fast jedem fünften Hüftprothesenwechsel eine frühzeitige Ausrenkung des Hüftgelenks schon im Krankenhaus auf – rund siebenmal so oft wie im Bundesschnitt.

Auch in Geburtskliniken stießen die Prüfer auf furchterregende Zustände. In kleineren Häusern, in denen Gebärende bei Risikoschwangerschaften ohnehin mit einem größeren Risiko von Komplikationen rechnen müssen als in größeren, fehlten Apparate zur Blutgasanalyse von Ungeborenen, oder sie waren defekt – die Geräte zeigen an, wann ein bedrohlicher Sauerstoffmangel vorliegt und ein Kaiserschnitt geboten ist. In Nordhessen fiel zudem eine Klinik auf, die eine hohe Rate von schweren Dammrissen hatte. Die Ursache: Fehler einer Hebamme, die jahrelang nicht praktiziert hatte.

Immerhin: Die Kontrolleure führten Gespräche mit den Pappenheimern, und die trugen dann vielerorts Früchte. Laut dem neuesten Qualitätsbericht für das Jahr 2006 verbesserte sich die Situation einiger Problembehandlungen aus der Vergangenheit wesentlich. Gab es 2003 noch etliche Kliniken, die überhaupt keine Thromboseprophylaxe betrieben, so hat sich dieses Bild radikal geändert. Dementsprechend zurückgegangen ist auch die Zahl der eingetretenen Thrombosefälle. Ein weiteres Beispiel: In 88 Prozent aller Fälle von Frühgeburten sind Kinderärzte zugegen; vor einigen Jahren war diese Zahl noch drastisch geringer – bis die Qualitätssicherer mit den Kliniken über diesen Missstand sprachen. Allerdings fielen etwa beim Mammakarzinom immer noch 53 Krankenhäuser auf, weil die Operateure einen zu geringen Sicherheitsabstand zum gesunden Gewebe dokumentiert hatten.

Ganz unproblematisch waren die Statistiken indes nie. Viele Schäden werden erst nach der Entlassung sichtbar, die Qualitätssicherer jedoch dürfen nur Komplikationen während des Klinikaufenthalts erfassen. Mehr war ihnen allein aus datenschutzrechtlichen Gründen nicht erlaubt. Auch das soll in Zukunft geändert werden.

Dabei arbeiten die Qualitätssicherer höchst differenziert: Ihr Kontrollsystem schlägt an, wenn Kliniken schlechter sind als die Referenzwerte, aber auch, wenn ein Haus auffällig gut abschneidet. Auch wer den Fortschritt in seinem Fach verschläft, fällt auf. So waren Experten der Düsseldorfer BQS fast sprachlos, als sie darauf stießen, wie der Chefarzt einer der 77 Herzkliniken operierte. In den Fragebögen hatte der Chirurg angekreuzt, bei Bypass-Operationen an den Herzkranzgefäßen stets ein Stück der Beinvene einzusetzen – und nicht, wie üblich, die linksseitige innere Brustwandarterie. Seit Anfang der achtziger Jahre ist bekannt, dass die Beinvene schlechteres Material für den Bypass bietet. Das Risiko eines Herzinfarkts oder einer Nachoperation ist höher als bei dem neueren Verfahren. Das wusste niemand, der sich dem Skalpell des Chef-Chirurgen anvertraute; und es war wohl so wie beim

Autofahren vor der Erfindung des Sicherheitsgurts: Es geht gut, solange nichts passiert. Die Düsseldorfer Qualitätssicherer zitierten den Herzspezialisten zu sich. Er gelobte, fortan nur noch nach der modernen Methode zu operieren.

Aber darf ein solches Wissen über systematische Mängel in Krankenhäusern Patienten und einweisenden Ärzten vorenthalten werden? Ist es richtig, dass Patienten zwar einen Rechtsanspruch haben, darüber aufgeklärt zu werden, wie krank sie sind und wann sie voraussichtlich sterben müssen – dass sie aber nicht wissen dürfen, in welcher Klinik sie etwa eine Herzoperation eher überleben als in anderen?

Die Zahl misslungener Operationen wollen auch die Interessenvertreter der Krankenhäuser vermindern. Die Krankenhausgesellschaft aber, welche die Interessen fast aller deutschen Kliniken vertritt, möchte dies lautlos erreichen. Martin Walger, bis April 2008 Geschäftsführer für den Bereich Organisation, warnte davor, Hospitäler zur Veröffentlichung von Ergebnissen zu zwingen. Die Diskussion über die Qualität von Operationen brauche „einen geschützten Raum", das Verfahren der Qualitätssicherung sei zu sensibel, um es schon jetzt offenzulegen, und „zu differenziert, um es in einer Zahl begreiflich zu machen". Ob etwa der Ersatz eines Kniegelenks erfolgreich verlaufen sei, werde anhand von 16 Qualitätsindikatoren geprüft. „Reißt ein Operateur einen, heißt das nicht, dass der gesamte Eingriff misslang", sagte Walger. Es bestehe die Gefahr, „dass eine Abteilung oder gar das ganze Krankenhaus einen schlechten Ruf bekommt, wenn einzelne ungünstige Daten bekannt werden".

Es ist nicht von der Hand zu weisen, dass die Statistiken über die Qualität der medizinischen Leistungen Kliniken unter Druck setzen. Qualitätssicherer plädieren dennoch dafür, dass nachlässig arbeitenden Abteilungen der Krankenhäuser schon bald Grenzen gesetzt werden. Volker Mohr, gelernter Bauchchirurg und viele Jahre lang Geschäftsführer der Düsseldorfer BQS-Zentrale, hält es für „sinnvoll, gesetzlich festzuschreiben, dass nur noch untersuchen und behandeln darf, wer qualitative Mindeststandards erreicht". Das wäre, sagt Mohr, „ein großer Schritt für die Versorgung der Patienten in Deutschland". Auch die mächtigen Krankenkassen verstärken immer mehr den Druck auf Kliniken. Einige Kassen würden gern direkt Verträge mit Krankenhäusern schließen. Bisher müssen sie die Behandlung eines jeden zugelassenen Krankenhauses bezahlen. Kontrahierungszwang wird das genannt. Wenn die Versicherer aber direkt mit den Krankenkassen verhandeln, könnten sie auch Qualitätsansprüche durchsetzen – und das würde möglicherweise auf Kosten der kleinen Kliniken auf dem platten Land passieren.

Doch auch wenn sich einige Krankenhausfunktionäre weiterhin gegen mehr Offenheit sperren, sprechen die Erfolge der BQS eindeutig dafür, das System weiterzuentwickeln. Im Jahr 2007 gab es einen weiteren „Meilenstein in Sachen Transparenz von Behandlungsqualität in Krankenhäusern", wie Michael-Jürgen Polonius, der Vorsitzende des Gemeinsamen Bundesausschusses, im Vorwort zu dem neuesten BQS-Bericht etwas hochtrabend meinte. In Wahrheit hatte sich der Nebel wieder ein bisschen mehr gelichtet. Erstmals müssen die Kliniken in ihren Qualitätsberichten, die veröffentlicht werden, nicht nur über die Anzahl ihrer Ärzte und Betten Auskunft geben. Sie müssen nun auch die an die BQS übermittelten Informationen über ihre Behandlungsergebnisse öffentlich zugänglich machen – zumindest für zehn von 26 sogenannten Leistungsbereichen, zum Beispiel von Operationen an den Herzkranzgefäßen oder vom Einbau künstlicher Kniegelenke. Über den Rest dürfen die Kliniken schweigen.

Auch werden durch das BQS-Verfahren nur rund ein Fünftel aller Behandlungen erfasst. Zudem gibt es keine Zahlen über die Sterblichkeit. Und es bleibt schwierig, Schummlern auf die Schliche zu kommen. In einer Klinik in Schleswig-Holstein zum Beispiel nahm der Chefarzt einen seiner Oberärzte kurz zur Seite. Der junge Assistenzarzt, der die Operationsverläufe in die Fragebögen der BQS eintrage, stelle sich „etwas ungeschickt" an. Wiederholt habe er Infektionen und Blutungen dokumentiert, „obwohl das so erfahrenen Operateuren wie uns doch gar nicht passiert, verstehen Sie?" Der Oberarzt verstand. Er wies den Assistenzarzt darauf hin, dass in der OP-Statistik „doch nicht jede Eiterpustel" als Infektion verbucht werden müsse. Das missfalle dem Chef und mache „nach außen keinen guten Eindruck". Auch der Assistent kapierte schnell. Flugs korrigierte er das Zahlenwerk, bevor es an die Statistiker nach Düsseldorf übermittelt wurde. Keine Infektionen, keine Blutungen: Die nächste BQS-Bilanz wird durch die Problemfälle von der Küste nicht getrübt. Zwar ist die BQS durchaus unabhängig – Träger sind die Bundesärztekammer, die Spitzenverbände der Krankenkassen, die Deutsche Krankenhausgesellschaft und der Deutsche Pflegerat. Dennoch kann von externer Kontrolle keine Rede sein. Die Prüfer verlassen sich darauf, dass die Kliniken ihnen korrekte Daten übermitteln. Das bedeutet: Jeder Chefarzt darf selbst beurteilen, wie gut er sein Tagwerk verrichtet hat. Was ungefähr so sinnvoll ist, als wenn man Fahrschüler die Testbögen bei der Führerscheinprüfung selbst auswerten ließe, sagt der Chefarzt einer Klinik. Auf diese Weise würde „Lug und Trug Tür und Tor geöffnet". Immer wieder fanden die Prüfer in der Vergangenheit Ergebnisse, die sie für erstaunlich hielten. Sie gingen den geschönten Werten auf den Grund. Das jedoch empfanden manche Chefärzte als anmaßend. Da wurden dann BQS-Mitarbeiter auch schon mal als Spitzel beschimpft oder barsch zurückgewiesen, erzählt ein Prüfer. Einmal habe ihn ein Chefarzt angebrüllt: „Halten Sie mich nicht auf, ich muss in den OP, Leben retten."

Thomas Mansky, Leiter der Medizinischen Entwicklung beim privaten Klinikunternehmen Helios, kritisiert die Arbeit der BQS aus einem anderen Grund. Diese dokumentiere in erster Linie nicht die Qualität der Ergebnisse, sondern den Dokumentationsfleiß der Mitarbeiter. Helios gilt mit seinen bundesweit 60 Kliniken als ein Vorreiter in der Qualitätsdebatte in Deutschland. Dahinter stecke die Philosophie, so Mansky, dass eine bessere Behandlung nicht mehr kosten muss: „Wir glauben, dass sich Qualität mittel- und langfristig auszahlt." Per Klick im Internet kann jedermann erfahren, dass die Sterblichkeitsrate bei der Behandlung von Herzinfarkten in seinem Unternehmen überdurchschnittlich niedrig ist: 83 Todesfälle zu 107 in ganz Deutschland bei 1000 Patienten. Schlechter schneiden die Helios-Kliniken dafür in der Altersgruppe der 45- bis 64-jährigen Schlaganfallpatienten ab: Dort ist das Verhältnis der Todesfälle bei 1000 Behandlungen 60 zu 55 im deutschen Durchschnitt – Anlass für die Firmenleitung, nach den Ursachen zu forschen.

Weist eine norddeutsche Helios-Klinik höhere Todesraten bei der Infarktbehandlung aus als ein süddeutsches Pendant, greift ein „Peer-Review-Verfahren". Dabei beurteilen zwei gleichrangige Chefärzte („Peers") anderer Helios-Kliniken unabhängig voneinander die betreffenden Krankenakten. Neben den Todesfällen werden auch andere Kriterien wie Liegezeiten oder Operationstechniken von Klinik zu Klinik verglichen. Inzwischen haben laut Mansky 200 Kliniken in Deutschland das Helios-Konzept übernommen, auch die Schweiz führe das Qualitätssystem ein.

Die Qualitätsdebatte ist in vollem Gang, und den Bremsern gehen zusehends die Argumente aus. Inzwischen haben nicht nur die Helios-Kliniken die Qualitätsfrage als wichtiges Marketinginstrument entdeckt. Auch viele kleinere Häuser, die von Kommunen oder den Kirchen getragen werden, werben inzwischen mit ihren Behandlungsdaten – zumindest dann, wenn sie über dem Durchschnitt liegen.

Der nächste Schritt besteht darin, die Angaben der Kliniken mit den Daten und Informationen der Krankenkassen zu verknüpfen und zwar von der Diagnose bis zum Ausheilen der Krankheit, die der Hausarzt überwacht. Zusammen mit Aussagen der Patienten über ihre Zufriedenheit mit dem Aufenthalt im Hospital könnte sich irgendwann ein komplettes Leistungsbild eines Krankenhauses ergeben.

Angespornt wird diese Entwicklung durch Arzt- und Klinikranglisten, die zumeist von Medien initiiert und veröffentlicht werden. Solche Listen gibt es inzwischen nicht nur bundesweit für die Top-Mediziner, auch die lokalen Häuser werden bereits unter die Lupe genommen. Man mag über diese Form des Rankings streiten und die Kriterien anzweifeln. Sicher ist aber, dass sie die Beurteilten zwingen, ihr Augenmerk auf die Qualität ihrer Arbeit zu richten. Denn keine Klinik wird sich noch erlauben können, in solchen Ranglisten stets auf den Abstiegsrängen zu stehen.

Wann immer es ihm möglich ist, wird der Patient auswählen: Geht er lieber bequem in die Klinik um die Ecke, möchte er lieber in das Haus, in dem das Personal freundlich und nett ist, oder zieht es ihn vielleicht doch dorthin, wo die renommiertesten Ärzte mit den teuersten Apparaten wirken.

Was sich im Krankenhaus ändern muss

Über Fehler reden

Der wichtigste Schritt ist gleichzeitig einer, der am schwierigsten umzusetzen ist: Ärzte müssen eingestehen, dass sie nicht fehlerfrei sind. Dieser Wechsel der Fehlerkultur in Krankenhäusern bedeutet gleichzeitig einen Mentalitätswechsel in der Ärzteschaft, die vielfach noch durch Arroganz und Selbstüberschätzung geprägt ist. Viele Ärzte seien „in der Haltung erzogen, dass sie keine Fehler machen, wenn sie sich genug anstrengen", sagt Matthias Schrappe, Vorsitzender des Aktionsbündnisses Patientensicherheit. Hier kann sich nur mittelfristig etwas ändern. Die öffentliche Diskussion über Fehler in medizinischen Fachgesellschaften sowie bei Aktionen der Krankenkassen, Patientenvereinigungen und des Krankenhauspersonals können dazu beitragen. Grundlegend wird sich jedoch nur etwas ändern, wenn der Umgang mit Behandlungsfehlern fest in die Ausbildung der Ärzte verankert wird. Aber da sieht es düster aus: Bisher gibt es nicht mehr als vage Vorstellungen und Forderungen, wie das Sprechen über Fehler in das Studium und die Praktika integriert werden soll. Es ist eine dringende Aufgabe der Politik und der Wissenschaftsbürokratie, hier schnell Abhilfe zu schaffen.

Fehlersysteme installieren

Setzt sich unter den Medizinern erst einmal die Einsicht durch, dass der Null-Fehler-Mythos endgültig der Vergangenheit angehört, könnten die Krankenhäuser Programme zur Vermeidung von Behandlungsfehlern schnell realisieren. In den vergangenen Jahren sind große Fortschritte in der Erforschung der Frage erzielt worden, wie man Fehler in Krankenhäusern feststellen kann, wie sich anschließend die Fehler analysieren lassen, um schließlich Strategien zur Vermeidung von Fehlern zu erstellen. Das in Deutschland bekannteste Berichtssystem ist CIRS (Critical Incident Reporting System), das in einigen Kliniken bereits erfolgreich praktiziert wird. Die Idee: Anonym können Ärzte und Pfleger Fehler oder Beinahefehler melden. Fachleute analysieren die Fehler, suchen nach möglichen Defiziten im Krankenhaus und machen dann Verbesserungsvorschläge. Mit solchen Systemen können nicht nur grundlegende

Fehlerquellen dauerhaft ausgetrocknet werden, es erhöht sich generell auch das Sicherheitsdenken in den Kliniken. Ziel muss es sein, Berichtsysteme wie CIRS in jedem Krankenhaus zu etablieren. Denkbar wäre, dass der Gesetzgeber solche Fehlermeldesysteme verpflichtend macht oder Krankenkassen in Zukunft nur noch Verträge mit Kliniken abschließen, die ein solches Risikomanagement betreiben. Dagegen spricht jedoch, dass ein noch so gutes Fehlermeldesystem nicht mehr Sicherheit bringt, solange es in Krankenhäusern keine offene Fehlerkultur gibt.

Den Patienten als Partner sehen

Auf der Pressekonferenz der Bundesärztekammer zum Thema Behandlungsfehler im Juni 2007 sagte Walter Schaffartzik, der Vorsitzende der norddeutschen Schlichtungsstelle: „Ich denke, wir Ärzte müssen lernen, Patienten als ebenbürtige Partner zu behandeln." Eine wichtige Forderung, zugleich aber auch das Eingeständnis, dass die Götter-in-Weiß-Mentalität immer noch deutscher Klinikalltag ist. Solange der Arzt aber über dem Patienten schwebt, wird er ihn nicht ernst nehmen. Wichtige Informationen, die für die Behandlung notwendig sind, bleiben auf diese Weise ungenutzt. Und geschieht ein Fehler, wird ihn der Arzt gegenüber dem Untertan nicht zugeben. Es kommt zu schlechteren Ergebnissen, schlimmstenfalls zu gravierenden Fehlern. Abhilfe kann hier nur ein neues Selbstverständnis der Ärzte schaffen, den Patienten nicht mehr als Fall oder als Namen in der Krankenakte zu sehen, sondern als Kunden. In einer Zeit, in der eine Vielzahl von Arztserien im Fernsehen den Mythos der großen Heiler weiterhin stärkt, ist jedoch keine schnelle Trendwende zu erwarten. Allerdings könnte jetzt die zunehmende Konkurrenzsituation unter den Krankenhäusern Veränderungen auf breiter Front einleiten. Dort wo Kliniken um den kranken Kunden kämpfen, wird es in Zukunft auch eine Rolle spielen, ob Ärzte sich weiter als abgehobene Götter aufspielen oder ob sie sich als Dienstleister verstehen.

Organisatorische Mängel abbauen

Es existieren noch immer eklatante organisatorische Mängel in Krankenhäusern, die einfach und schnell behoben werden könnten, wenn der Wille vorhanden wäre und die Finanzmittel zur Verfügung stünden. Wichtige Maßnahmen wären zum Beispiel der Abbau der langen Dienstzeiten und der Mehrfachschichten oder die Einführung moderner Informationstechnologien für mehr Medikamentensicherheit. Zudem gibt es aufgrund der Aufsplitterung in spezialisierte Abteilungen enorme Kommunikationsmängel in Krankenhäusern. Moderne Kommunikationsmittel müssten diese Abteilungen

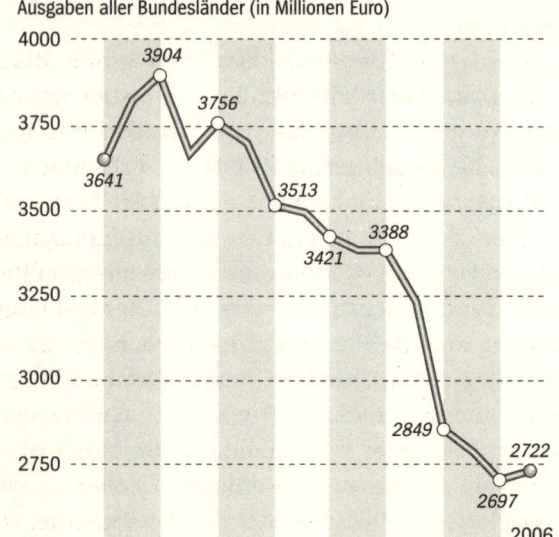

Das Geld der Länder für die Krankenhäuser
Ausgaben aller Bundesländer (in Millionen Euro)

Quelle: Deutsche Krankenhausgesellschaft

© Peter Palm, Berlin

wieder näher zueinander bringen. Auch die Hygienemängel, eine der größten Gefahrenquellen, könnten Kliniken durch konsequente Schritte wie die Einführung strenger Richtlinien zügig abstellen. Spezielle Fachkräfte müssten deren Einhaltung überwachen.

Medizinische Standards festlegen

Noch immer trauen sich Ärzte an Operationen, die sie in Wahrheit nicht oder nur schlecht beherrschen. Die konsequente Weiterentwicklung von Leitlinien, nach denen Ärzte und Pflegepersonal zu handeln haben, kann hier Abhilfe schaffen. Krankenhauspersonal sollte nur das tun dürfen, wofür es auch ausgebildet ist. Zudem sollte für komplizierte Behandlungen eine bestimmte Anzahl von Eingriffen zur Pflicht werden: Eine gute Qualität gewährleistet nur derjenige, der Routine hat.

Fehler veröffentlichen

Noch immer sind viele Krankenhäuser eine große Black Box. Die Kliniken müssen weitgehender als bisher gesetzlich gezwungen werden, Rechenschaft über die Qualität ihrer Arbeit abzulegen. Zudem sollten die Kliniken verpflichtet werden, Fehler und Beinahefehler an eine zentrale Stelle zu melden. Mithilfe dieser Informationen ließe sich die Fehleranalyse verbessern. Die Schlichtungsstellen der Ärztekammern sollten dazu angehalten werden, über alle erwiesenen Behandlungsfehler Reports zu erstellen, damit Maßnahmen zu deren Vermeidung Eingang in Leitlinien oder andere Behandlungsstandards finden können. Schließlich muss der Gesetzgeber Mitwissern wie zum Beispiel Ärztekammern die Möglichkeit einräumen, schwarze Schafe in der Medizin schneller zu enttarnen und aus dem Verkehr zu ziehen, damit die Patienten vor ihnen geschützt sind. Notfalls muss dies mit einer Art öffentlicher Bloßstellung geschehen.

Neue Sicherheitsinstitutionen schaffen

Da Patientensicherheit über alles geht, sollte jedes Krankenhaus über einen Risikomanager verfügen. Dieser Manager führt alle Informationen zusammen, die für die Behandlung wichtig sind. Er ist an der Auswertung der kritischen Vorfälle (CIRS-Daten) beteiligt, er kennt die Schwächen und Stärken eines Krankenhauses aus den Qualitätsberichten. Vor allem aber bringt er die unterschiedlichen Arbeitsgruppen eines Hauses wie Ärzte, Pfleger, Techniker, Verwaltung zusammen, um gemeinsam Fehlerquellen zu analysieren und Verbesserungsvorschläge zu unterbreiten. Mehr Durchblick für den verunsicherten Patienten können zudem sogenannte Zweitmeinungscenter schaffen. In einigen Städten gibt es bereits Krankenhäuser, die aufgrund von Krankenunterlagen Gutachten für Patienten erstellen. Solche Expertisen machen aus hilflosen Kranken mündige Patienten und geben ihnen mehr Sicherheit. Zudem hilft diese zweite Meinung, den Wirrwarr der Diagnosen zu lösen.

Was sich rechtlich ändern muss

Beweiserleichterung verbessern

Ein Patient kann nach einem vermuteten Behandlungsfehler nur dann den Prozess gegen den behandelnden Arzt gewinnen, wenn er die Beweise für den Fehler und seine Folgen erbringen kann. Dies ist ihm in der Regel nur sehr schwer möglich. Es müsste deshalb in jedem Fall eine Beweislastumkehr geben, wie sie bisher nur bei einem „groben Behandlungsfehler" eintritt, dessen Einstufung vom Gericht vorgenommen wird. Das bedeutet: Der Arzt muss, wenn ein bestimmter Schaden eingetreten ist, in jedem Fall beweisen, dass er dafür nicht die Schuld trägt.

Privatgutachter stärken

Bevor ein Patient Schadenersatz anmeldet, ist er meist gezwungen, den vermuteten Behandlungsfehler durch Gutachten unter Beweis zu stellen. Der Medizinische Dienst der Krankenkassen und die Schlichtungsstellen der Ärztekammern bieten solche Dienste an, sie sind aber keine unabhängigen Organisationen. Jeder Patient sollte die Möglichkeit erhalten, bei unabhängigen Organisationen Beratung und Hilfe zu suchen. Die Privatgutachter sollten anschließend vor Gericht das gleiche Gewicht bekommen wie gerichtlich bestellte Gutachter. Richter wären demnach angehalten, Privatgutachter auch persönlich vorzuladen.

Unabhängigkeit der Gutachter gewährleisten

Medizinprozesse werden durch Gutachter entschieden. Es muss eine unabhängige Institution geschaffen werden, die Gutachter bestellt und überprüft. Vor allem müssen die berufliche Laufbahn sowie die wissenschaftlichen und wirtschaftlichen Verflechtungen der Gutachter transparent gemacht werden. Unterschlägt ein Gutachter Informationen, muss dies zu rechtlichen Konsequenzen führen.

Schwerpunktstaatsanwaltschaften schaffen

Selbst in schweren Fällen von fahrlässiger Tötung ist es oft reiner Zufall, ob eine Staatsanwaltschaft ermittelt oder nicht. Der Grund dafür ist, dass Verfahren der Arzthaftung meist sehr komplex und kompliziert sind – ein Gräuel für jede Ermittlungsbehörde. Bewusst oder unbewusst lassen viele Ankläger deshalb lieber die Finger von solchen Verfahren. In größeren Städten sollte es deshalb Schwerpunktstaatsanwaltschaften für Behandlungsfehler geben, in kleineren zumindest Staatsanwälte, die entsprechend ausgebildet und erfahren sind. Diese Ermittler sollten routinemäßig auch die Totenscheine kontrollieren und häufiger als bisher Obduktionen anordnen, um den Verdacht von Behandlungsfehlern aufzuklären.

Moderne Kommunikationstechnologie anschaffen

Ärzte klagen über die Verrechtlichung der Medizin. Man stehe jederzeit mit einem Bein im Gefängnis, sagen sie. Die Angst vor Klagen und Prozessen der Patienten führe zu einer defensiven Medizin und zu Unsicherheit. Das ist sicherlich stark übertrieben. Dennoch haben Kliniken Angst vor teuren Verfahren und begegnen dem, indem sie den bürokratischen Aufwand der Mediziner erhöhen. Die Kliniken sollten stattdessen moderne Informationstechnologie anschaffen, die Mehrfacherfassungen erübrigt und das Niederschreiben von Diagnosen und Behandlungsverfahren automatisiert, damit eine umfassende Dokumentation nicht auf Kosten der Behandlungsqualität geht.

Lotsendienste einführen

Fehlbehandelte Patienten oder Hinterbliebene sind in der Regel physisch und psychisch nicht in der Lage, sich gegen Kliniken zu behaupten. Den Opfern sollten deshalb Lotsen zur Verfügung gestellt werden, die ihnen bei der rechtlichen Aufarbeitung helfen, etwa bei der Suche nach einem geeigneten Anwalt oder nach Gutachtern. Diese medizinisch und juristisch geschulten Lotsen müssten unabhängig arbeiten und von den Krankenkassen und vom Krankenhausträger gleichermaßen, vom staatlichen Gesundheitsdienst oder von den Verbraucherzentralen bezahlt werden. Im Erfolgsfall wird ihre Arbeit auch von der Seite der Beklagten honoriert.

Ombudsmänner bereitstellen

Jede Klinik sollte Ombudsmänner haben, die sich um Beschwerden der Patienten kümmern. An diese Stelle können sich die Patienten selbst oder die eingeschalteten Lotsen wenden. Die

Ombudsmänner helfen den Patienten, an die notwendigen Krankenunterlagen zu kommen. Zwar stehen diese Dokumente allen Patienten rechtlich zu, in der Praxis sperren sich Ärzte und Kliniken aber häufig. Oft werden die Akten erst verspätet oder nur lückenhaft herausgegeben. Zudem sollen diese Ombudsmänner aber auch wichtige Dienste für die Kliniken leisten. Oft suchen Patienten, die sich falsch behandelt fühlen, nur das Gespräch mit den Ärzten. Sie wollen Erklärungen. Die Ärzte aber verweigern sich, auch weil sie Angst vor Konsequenzen der Klinikleitung, der Kostenträger und der Haftpflichtversicherer haben. Hier könnten die Vermittler helfen, offen auszusprechen, was wirklich bei der Behandlung passiert ist.

Wie sich Patienten verhalten sollten

Krankenhäuser überprüfen

Informieren Sie sich vor dem Krankenhausbesuch ausführlich über die Leistungen der Klinik. Jedes Krankenhaus muss Qualitätsberichte erstellen und diese veröffentlichen. Die sind jedoch oft unübersichtlich und für Laien schwer verständlich. Nutzen Sie die von einigen Institutionen (Krankenkassen, Medien, Unternehmensverbände) bereits herausgegebenen Klinikführer, um die Informationen besser zu verstehen und um Vergleiche mit anderen Kliniken zu haben.

Eine Meinung zählt nicht

Holen Sie sich bei schwierigen Eingriffen eine zweite Meinung ein. Es gibt Zweitmeinungscenter, bei denen Sie gegen Honorar ein Gutachten erstellen lassen können. Das verschafft wesentlich mehr Sicherheit in der Diagnose.

Reden ist entscheidend

Trauen Sie sich zu fragen. Sehen Sie sich als Empfänger einer Dienstleistung, der für seine Behandlung bezahlt. Versuchen Sie daher Ihrem Arzt auf Augenhöhe zu begegnen. Nehmen Sie sich Zeit, lassen Sie sich nicht von der Krankenhaushektik anstecken, und bereiten Sie sich gezielt auf das Gespräch mit dem Arzt vor. Gehen Sie nicht davon aus, dass der Arzt oder der Pfleger stets das Richtige tut. Viele Behandlungsfehler basieren auf gestörter Kommunikation zwischen Arzt und Patient. Geben Sie Ihr Selbstbewusstsein nicht an der Krankenhauspforte ab, versuchen Sie selbst auf vom Personal begangene Fehler aufmerksam zu machen. Bestimmen Sie einen Angehörigen, der in Ihrem Namen nachfragt und die Behandlung begleitet. Lassen Sie aber ihren Ärger über Organisationsmängel, schnarchende Bettnachbarn und schlechtes Essen nicht am Personal aus. Zeigen Sie sich gegenüber dem Arzt als informierter Patient, ohne ihn mit Besserwisserei aus dem Internet oder anderen Medien zu nerven.

Nehmen Sie professionelle Hilfe in Anspruch

Widerstehen Sie dem Reflex, bei einem vermuteten Behandlungsfehler Anzeige zu erstatten. Das könnte sehr schädlich für zukünftige Zivilklagen sein. Lassen sie sich zunächst von einem Rechtsanwalt beraten. Wenden Sie sich an die Schlichtungsstelle der Ärztekammer oder den Medizinischen Dienst der Krankenkassen. Diese Institutionen verlangen kein Honorar. Manche Krankenkassen haben weitere Ansprechpartner bei Behandlungsfehlern, die zum Teil sehr engagiert arbeiten.

Traue keinem Laien

Arzthaftungsverfahren sind sehr speziell. Vertrauen Sie nur einem Fachanwalt, der nachweislich etwas von dem Metier versteht. Ansonsten zahlen Sie viel Geld und verlieren trotzdem.

Informationen anfordern

Wenn Sie Zweifel an der Qualität der Behandlung haben, fordern Sie die Krankenunterlagen an. Sie haben gemäß einem Urteil des Bundesgerichtshofs ein Recht auf diese Akten. Schreiben Sie dazu, dass Sie bereit sind, die Kosten für die Kopien zu tragen. Und setzen Sie der Klinik eine Frist von drei Wochen. Vorlagen für solche Anschreiben sind im Internet zu finden.

Alles protokollieren

Machen Sie sich Notizen, sobald Sie das Gefühl haben, gegen einen Arzt oder eine Klinik vorgehen zu wollen. Schreiben Sie alles auf, was Sie erlebt haben. Protokollieren Sie jede Äußerung, jede Medikamentengabe und Behandlungsprozedur. Unterschreiben Sie das Aufklärungsformular wirklich erst nach der Aufklärung, und übergeben Sie es an Ihre Begleitperson. So können Sie nachträgliche Ergänzungen und Verfälschungen verhindern.

Im Juli 2008 erschütterten Videoaufzeichnungen aus dem Wartezimmer einer psychiatrischen Abteilung in einer New Yorker Klinik die USA. Eine Frau war zusammengebrochen und lag stundenlang auf dem Boden, ohne dass einer der Ein- und Ausgehenden ihr Beachtung geschenkt hätte. Eine Pflegerin stieß sogar noch mit dem Fuß gegen ihren Körper, unternahm aber nichts. Wenig später starb die Frau. Noch ist es in Deutschland nicht so weit, dass der Patient als Feind des Krankenhausbetriebes gesehen wird. Aber der finanzielle Druck auf die Krankenhäuser und damit auch der Druck auf die Mitarbeiter wächst beständig. Ärzte, Pfleger, Politiker und die Patienten selbst haben noch die Chance, für bessere Behandlungen zu sorgen. Rezepte dafür gibt es genug, sie müssen nur umgesetzt werden.

Juristische Modelle für mehr Gerechtigkeit und schnellere Entscheidungen

Von Hansjörg Geiger

Menschen, die Opfer eines ärztlichen Kunstfehlers geworden sind und dadurch einen schweren Gesundheitsschaden erlitten haben, ist es nicht zuzumuten, im Wege sich manchmal über Jahre hinziehender Gerichtsverfahren und dann oft noch erfolglos um ihr gutes Recht zu streiten. Ist ein schwerer Behandlungsschaden bei einem Patienten eingetreten, muss schneller und unbürokratischer als bisher geholfen, also wenigstens ein Schadenersatz geleistet werden.

„Recht haben und Recht bekommen sind zweierlei Ding" ist ein jedem Juristen geläufiger Satz. Man muss kein Jurist sein, um die Richtigkeit dieses Satzes erkennen zu können. Einen

Hansjörg Geiger war von 1998 bis 2005 Staatssekretär im Bundesjustizministerium. Seit seiner Pensionierung ist er unter anderem ehrenamtlich für die gemeinnützige „Alexandra-Lang-Stiftung für Patientenrechte" tätig. Die Stiftung berät und unterstützt Patienten, die Opfer von ärztlichen Behandlungsfehlern, Arzneimittel- und Medizinproduktschäden geworden sind. Im Zuge seiner Arbeit für die Stiftung stellte Geiger fest, dass diese Bemühungen oft mit der Praxis der deutschen Rechtsprechung kollidieren. Er stellte daher Überlegungen an, welche Änderungen nötig wären, um das deutsche Recht patientenfreundlicher zu gestalten. Für dieses Buch hat Geiger seine Vorschläge zusammengefasst.

Schaden erlitten zu haben, bedeutet nicht automatisch, dass wir dafür einen angemessenen Schadenersatz erhalten. Denn der Geschädigte muss beweisen, dass er einen Schaden erlitten hat und dass eine bestimmte andere Person diesen Schaden schuldhaft herbeigeführt hat. Der Geschädigte trägt dafür die „Beweislast", wie Juristen dies ausdrücken. Leider gilt die Erkenntnis, dass Recht haben und Recht bekommen zweierlei sind, in besonderem Maße für die Opfer eines medizinischen Fehlers, die einen schweren „Behandlungsschaden" erlitten haben. Die geschädigten Patienten haben in aller Regel besondere Schwierigkeiten, die erforderlichen Beweise zu erbringen. Arzthaftungsprozesse gelten daher für Patienten, die durch medizinische Kunstfehler schwer geschädigt geworden sind, in besonderem Maße als Vabanquespiel.

Wohlgemerkt: Für die weit überwiegende Zahl der in Deutschland Lebenden besteht Krankenversicherungsschutz. Damit werden die Krankheitskosten mit Unterbringung im Mehrbettzimmer annähernd vollständig, die kurzfristigen Verdienstausfälle weitgehend gedeckt. Allerdings bleiben Lücken bei außerhalb des Erwerbslebens stehenden Hausfrauen und Jugendlichen sowie bei Selbständigen, die nicht sozial- oder privatversichert sind. Ebenso sind gerade die Spitzenbelastungen bei schweren Körperschäden, zum Beispiel hohe Erwerbsschäden, nicht ausreichend gedeckt. Und – bei schweren Körperschäden von besonderer Bedeutung – Schmerzensgeld wird von den Vorsorgeträgern nicht gewährt. Bei schweren Behandlungsschäden muss der Patient oft langwierige und schmerzhafte Reha-Maßnahmen ertragen. Ganz zu schweigen von dem massiven Verlust an Lebensfreude über Monate hinweg, wenn nicht ein Leben lang. Damit bleiben aber gerade schwer geschädigte Patienten, denen besondere Hilfe zuteil werden müsste, mit ihrem Schicksal eines eingeschränkten und schmerzvollen Lebens ohne ausreichenden Schadenersatz.

Weil es bei Arzthaftungsprozessen oft um hohe Streitwerte geht, wird juristisch mit harten Bandagen gekämpft. Dabei geht es nicht nur um die medizinische Reputation, sondern auch um hohe Geldbeträge, die weder die Krankenhäuser oder die Ärzte noch deren Versicherer zahlen wollen. Die Prozesse ziehen sich oft über viele Jahre hin. Doch am wenigsten Zeit haben die Opfer. Sie sind nicht nur physisch, sondern wegen der Folgen der Gesundheitsschäden oft auch psychisch angeschlagen.

Diesen Zustand zu verbessern, setzen sich viele Vorschläge zum Ziel. Das beginnt mit Strategien zur Fehlervermeidung, setzt sich fort mit Maßnahmen zum rechtzeitigen Erkennen von Fehlern und dem Bemühen, schneller auf eingetretene Fehler zu reagieren. Doch bei der rechtlichen Durchsetzung von Schadenersatzansprüchen oder von Schmerzensgeld zeigen sich die Grenzen gesetzgeberischer Möglichkeiten sehr schnell: Die Beweislast etwa erweist sich als eine nicht einfach zu nehmende Hürde, und der Kampf um das klärende Gutachten kann sich oft lange hinziehen, um nur zwei Schwierigkeiten zu nennen.

Zudem fehlen dem geschädigten Patienten oft genug die notwendigen Informationen darüber, was genau mit ihm bei seiner Behandlung geschehen ist. Dieses Wissen liegt weitgehend beim Arzt und den Pflegekräften, also bei der Seite, gegen die der Patient seine Rechte durchsetzen muss. Man spricht deshalb auch von „Informationsasymmetrien im Gesundheitsbereich". Hinzu kommt, dass die Wirkungen im menschlichen Organismus von Person zu Person verschieden und daher nicht immer vorhersehbar sind. Der Mensch ist keine zur Reparatur gegebene Maschine, jeder menschliche Körper reagiert anders, daher wird auch kein Arzt eine Erfolgsgarantie für seine Behandlung abgeben können. Das bedeutet, dass der Nachweis eines ärztlichen Fehlers schwierig ist. Noch schwieriger ist es in aller Regel nachzuweisen, dass gerade dieser Fehler ursächlich für einen bestimmten körperlichen Schaden ist, unter dem der Patient trotz oder wegen der ärztlichen Behandlung leidet. Man nennt dies das Alles-oder-Nichts-Prinzip des deutschen Schadenersatzrechts; der Patient wird vollständig entschädigt, wenn er den Nachweis führen kann, und er erhält gar nichts, wenn Zweifel am Nachweis bleiben. Diese Regel gilt als Grund für viele Fehlurteile auf diesem Gebiet. Die Beweisnot des geschädigten Patienten ist systemimmanent. Um diesen als ungerecht empfundenen Zustand zu mildern, haben die Gerichte entschieden, dass jedenfalls dann, wenn der Arzt einen „groben" Behandlungsfehler begangen hat, der Arzt beweisen muss, dass der eingetretene Schaden auch ohne seinen Fehler entstanden wäre. Das nennt man Beweislastumkehr.

Nicht zu Unrecht weisen Kenner der Materie darauf hin, dass in Arzthaftungsprozessen erfahrene Richter dem in solchen Fällen beigezogenen Gutachter die Formulierungen entlocken können, die sie wünschen. Es ist deshalb nur zu gut nachvollziehbar, dass die Prozessparteien um den „richtigen" Gutachter ringen, es zu weiteren Begutachtungen und Gegengutachten kommt, was viel Zeit und Geld kosten kann. Beides haben die geschädigten Patienten oft nicht. Müssen die geschädigten Patienten aber entnervt aufgeben oder können sie ihre berechtigten Ansprüche nicht beweisen, werden sie quasi ein zweites Mal zum Opfer, ein nicht akzeptabler Zustand, manchmal auch eine menschliche Katastrophe.

Was kann getan werden?

Schnellere Zahlungen einer Entschädigung für Patienten, die Opfer eines schweren Behandlungsschadens geworden sind, über einen Patientenentschädigungsfonds, über eine „Heilbehandlungsrisikoversicherung" oder über die Einführung einer sogenannten Proportionalhaftung werden derzeit diskutiert. Ziel dieser Lösungsansätze ist es, das als ungerecht empfundene Alles-oder-Nichts-Prinzip des deutschen Rechts aufzulösen und jedenfalls schwerst geschädigte Patienten nicht im Stich zu lassen.

Einrichtung eines Patientenentschädigungsfonds

Ist ein besonders schwerer Schaden nach einer medizinischen Behandlung, einer verspäteten Behandlung oder wegen deren Unterlassung eingetreten, wird der Patient aus einem dafür eingerichteten Fonds mit einer Geldleistung entschädigt. Dies erfolgt unabhängig davon, ob der Patient den Nachweis des schuldhaft begangenen Fehlers oder dessen Ursächlichkeit im Einzelnen mit der notwendigen Eindeutigkeit beweisen kann.

Deshalb kommt die Inanspruchnahme eines solchen Fonds insbesondere dann in Betracht, wenn trotz eines eingetretenen schweren Gesundheitsschadens aus den Umständen erkennbar ist, dass die Haftung des Arztes beziehungsweise des Krankenhauses nicht eindeutig und somit nicht einfach zu beweisen sein wird. Dem Geschädigten soll mit der Geldleistung aus dem Fonds ein belastender und möglicherweise langwieriger Prozess mit ungewissem Ausgang erspart bleiben. Der geschädigte Patient erhielte also schnelle finanzielle Hilfe ohne ein langwieriges Gerichtsverfahren, dessen Ausgang zudem völlig offen ist.

Damit wäre allein der eingetretene schwere Gesundheitsschaden Voraussetzung für den Anspruch auf eine Geldleistung. Deren Höhe hätte sich an der Schwere des Gesundheitsschadens und an den dadurch zu erwartenden weiteren Folgen auszurichten. Allerdings sollte sich die Höhe der Leistungen im bisher gewohnten europäischen Rahmen bewegen und nicht an den teilweise exzessiven in den USA zugesprochenen Entschädigungssummen orientieren.

Um den Kreis der zu Begünstigenden auf die wirklich schweren Fälle zu begrenzen, sollten die Kriterien für eine finanzielle Hilfe beispielhaft umschrieben werden. Solche Kriterien könnten sein: Der Verlust der Sehkraft, des Hörvermögens, wesentliche Einschränkungen bei wichtigen Körperorganen wie Lunge und Herz, der Verlust von Gliedmaßen, der Kontinenz sowie generell Fälle, die eine vollständige oder weitgehende Berufsunfähigkeit nach sich ziehen. Auch jahrelange Leiden bis zum dann doch endlich eingetretenen Heilerfolg wären zu berücksichtigen.

Neben schneller finanzieller Hilfe könnte sich als weiterer Vorteil erweisen, dass der Patient nicht seinen Arzt als Anspruchsgegner hätte, zu dem möglicherweise trotz aller Fehler und eingetretenen Schäden eben das besondere Arzt-Patienten-Verhältnis weiter besteht. Damit entfiele eine zusätzliche psychische Belastung für den geschädigten Patienten.

Ein solcher Fonds braucht natürlich eine kräftige Anschubfinanzierung. Träger eines solchen Fonds und Startfinanzierer sollten diejenigen sein, die im Regelfall die Folgekosten medizinischer Fehler zu tragen haben und die letztlich auch bis zu einem gewissen Grad Nutznießer eines solchen Fonds wären. Dies sind zum einen die Krankenkassen, die normalerweise die Folgekosten bei nicht nachgewiesener Kausalität zu bezahlen haben. Sie sollten den Löwenanteil der Finanzierung tragen, da ihnen der Fonds indirekt zugutekommt. Des Weiteren sind dies die Versicherungen, bei denen die Ärzte Haftpflichtversicherungen abschließen, und die im Nachweisfalle Schadenersatz zu leisten haben. Werden schwer geschädigte Patienten arbeitslos, trifft dies die Bundesagentur für Arbeit. Nicht wenige schwer geschädigte Patienten werden, wenn diese keinen angemessenen Schadenersatz erhalten, zu Sozialhilfeempfängern. Daher könnten Bund, Länder und Gemeinden zur Anschubfinanzierung beitragen. Schließlich sollten sich auch die Patienten mit einem Beitrag an dem Fonds beteiligen. Zumutbar wäre beispielsweise ein Euro pro Krankenhaustag oder pro Arztbesuch.

Selbstverständlich muss ein solcher Fonds laufend gefüllt werden, damit er nicht in kurzer Zeit finanziell versiegt. Begünstigte des Fonds sollen nur die geschädigten Patienten sein. Deshalb müssten die Einrichtungen, die heute im konkreten Einzelfall als Folge eines eingetretenen Gesundheitsschadens finanzielle Mittel aufzubringen hätten, beispielsweise die Haftpflichtversicherung eines Krankenhauses, den insoweit ersparten Geldbetrag in den Fonds einzahlen. Somit blieben die zu erbringenden Geldmittel gleich, jedoch würde der Patientenfond als eine Art Vermittler zwischen Patient und den heute zur Leistung Verpflichteten stehen. Damit könnte der Fonds finanziell in etwa stabil bleiben. Da der Fonds manchmal einem Patienten einen Schadenersatz für einen Gesundheitsschaden zusprechen mag, der nach Art und Höhe nicht durch andere Institutionen zu ersetzen wäre, könnte der Fonds über längere Sicht gesehen gleichwohl abschmelzen. Diese Geldsummen könnten durch die von den Patienten an den Fonds zu erbringenden kleineren Beiträge (bei Arztbesuch und Krankenhausaufenthalt) ausgeglichen werden. Dieser Beitrag der Patienten würde im Falle eines schweren Gesundheitsschadens auch eine großzügigere Entschädigung ermöglichen.

Zwar wird auch dann mancher Rechtsstreit nicht zu vermeiden sein, weil die Ursache für den eingetretenen Behandlungsschaden und die Verantwortlichkeiten hierfür geklärt werden müssen. Es ist jedoch zu erwarten, dass nach Einrichtung des Fonds die Bereitschaft zu Vergleichen zwischen den Beteiligten, vor allem Versicherungen und Krankenkassen, wesentlich höher liegt. Je nachdem, wie unsicher die Beweislage ist, wären auch prozentuale Kostenübernahmen der Beteiligten denkbar. Anders als heute käme wohl das Alles-oder-Nichts-Prinzip nicht zur Anwendung. Die Suche nach einem finanziellen Ausgleich würde darüber hinaus helfen, die emotional aufgeladene Atmosphäre, die heute häufig in Arzthaftungsprozessen anzutreffen ist, abzumildern. Für die Aufklärung der finanziellen Verantwortlichkeit könnte es überdies hilfreich sein, wenn in einem Verfahren zwischen den genannten Institutionen Arzt und Patient als Zeugen gehört werden könnten. Manches aufwendige Zweitgutachten und manche Anwaltskosten wären dann möglicherweise vermeidbar. Auch die überlastete Ziviljustiz hätte einen Vorteil von einem solchen Fonds, sie könnte ihre Ressourcen für andere Verfahren einsetzen.

Selbstverständlich sollte kein Patient daran gehindert werden, seine Ansprüche gegen seinen Schädiger eigenständig durchzusetzen. Durch die Einrichtung eines solchen Fonds darf niemand bevormundet werden. Würde der Patient vor Gericht obsiegen und Schadenersatz zugesprochen bekommen, hätte er den zuvor aus dem Fonds erhaltenen Schadenersatz je nach Höhe des gerichtlich zugesprochenen Entschädigungsbetrags ganz oder teilweise zurückzuerstatten.

Ginge aber mit der Einrichtung eines solchen Patientenentschädigungsfonds eine wichtige Funktion des Haftungsrechts, nämlich die Schadensprävention, verloren? Müsste der Patient wegen der Einrichtung eines Fonds nicht mehr seinen Arzt oder sein Krankenhaus verklagen, bestünde, wie manche argwöhnen, die Gefahr, dass die Ärzte und das medizinische Personal, weil sie nicht mehr vom Patienten unmittelbar zu Verantwortung gezogen werden, sich weniger sorgfältig um die Vermeidung von Fehlern bemühen. Mehr Fehler wären vielleicht die Folge. Ein solches Ergebnis, also weniger Fehlerprävention und weniger Sorgfalt, liegt natürlich nicht im Interesse der Patienten und der Allgemeinheit. Diesem Risiko müsste Aufmerksamkeit geschenkt werden. Auch wenn es eher gering sein dürfte. Denn die vom Fonds im Falle eines Behandlungsfehlers in Regress genommene Haftpflichtversicherung würde wie heute im Wege der im Versicherungsvertrag vereinbarten Modalitäten auf den handelnden Arzt zurückgreifen, wenn sie einen von diesem verursachten Schaden ausgleichen muss. Prämienstaffelungen je nach Schadenshäufigkeit und sonstigem Risiko sind dem Versicherungswesen beispielsweise nicht fremd. Krankenhäuser und Ärzte hätten also wie bisher ein hohes Interesse, nicht wegen Behandlungsfehlern in Regress genommen zu werden.

Die Einrichtung eines Patientenentschädigungsfonds wäre im Übrigen nicht ohne bestehende Vorbilder: In Österreich wurde bereits 2001 gesetzlich geregelt, dass Patienten in „Fondskrankenanstalten" zum allgemeinen Kostensatz einen zusätzlichen Beitrag pro Kalendertag in einen Patientenentschädigungsfonds zu zahlen haben. Aus diesem Fonds wird den Patienten unabhängig vom Nachweis eines Verschuldens bei ihrer Behandlung Schadenersatz geleistet, wenn sie durch die medizinische Behandlung gesundheitliche Nachteile erlitten haben. Die Erfahrung in Österreich zeigt, dass die vom nachgewiesenen Verschulden des Arztes losgelöste Patientenentschädigung ein praxistauglicher Weg zur Entspannung des oftmals belasteten Arzt-Patienten-Verhältnisses sein kann. Da der finanzielle Beitrag der Patienten (circa ein Euro pro Krankenhaustag) recht gering ist, beschränken sich auch die Höchstbeträge in einigen Bundesländern auf Summen von 21 800 bis 33 000 Euro (Stand 2007).

In Frankreich ist ebenfalls per Gesetz aus dem Jahr 2002 ein Entschädigungsfonds eingerichtet worden. Dieser wird über die Sozialversicherung finanziert. Zahlungen aus diesem Entschädigungsfonds erfolgen anstelle des Haftpflichtversicherers des verantwortlichen Arztes mit der Möglichkeit eines Regresses, oder als Solidarfonds, wenn sich ein der Behandlung immanentes Risiko verwirklicht hat. Voraussetzung für Leistungen aus dem Entschädigungsfonds ist, dass der Schaden beim Patienten einen bestimmten Schweregrad erreicht hat. Dieser liegt bei einem Grad der Behinderung von etwa 25 Prozent oder einer Arbeitsunfähigkeit von mindestens sechs Monaten. Der Patient erhält also Leistungen, ohne dass er einen Behandlungsfehler nachweisen müsste.

Heilbehandlungsrisikoversicherung

Eine Alternative zum Patientenentschädigungsfonds könnte die Einführung einer Heilbehandlungsrisikoversicherung sein. Diese wäre von den Patienten abzuschließen, die sich in ärztliche Behandlung begeben. Denkbar wäre eine solche Versicherung als Risikoabsicherung für einen Einzelfall einer medizinischen Behandlung, etwa vor einer Operation, oder als Dauerversicherung, die generell Auswirkungen ärztlicher Behandlungen einschlösse. Die Versicherung würde im Falle eines medizinischen Behandlungsfehlers eintreten sowie auch dann, wenn sich ein Gesundheitsschaden zeigt, der aus der Natur der Sache den medizinischen Behandlungen immanent ist, ohne dass ein Verschulden nachzuweisen ist. Der Patient hätte sich im Schadensfalle nur an seine Versicherung zu wenden. Bei Vorliegen eines eindeutigen medizinischen Behandlungsfehlers könnte die Heilbehandlungsrisikoversicherung bei dem verantwortlichen Arzt, dem Krankenhaus oder deren Haftpflichtversicherung Regress nehmen.

Entscheidender Vorteil aus der Sicht des Patienten wäre auch hier eine schnelle Regulierung des Schadens, völlig unabhängig vom Ausgang eines möglicherweise langwierigen gerichtlichen Arzthaftungsverfahrens. Der Patient müsste sich nicht der Konfrontation mit seinem Arzt aussetzen und wäre vor allem nicht mit der Beweisführung belastet. Der Patient müsste also nicht Prozesspartei sein und wäre von den mit einem Gerichtsverfahren verbundenen Belastungen befreit.

Die Probleme, einen Behandlungsfehler und dessen Kausalität für den beim Patienten eingetretenen Schaden nachzuweisen, würden, wie bei der Fondslösung, gegebenenfalls in ein Gerichtsverfahren zwischen Versicherungen, Krankenkassen und sonstigen zu einer Geldleistung Verpflichteten ausgelagert. Behandlungsfehler wären demnach für den verantwortlichen Arzt nicht völlig folgenlos, wenn dessen Haftpflichtversicherung daraus die entsprechenden Konsequenzen zieht.

Allerdings läge die finanzielle Belastung durch die Versicherungsprämien und die Sicherstellung eines ausreichenden Versicherungsschutzes wohl ganz bei den Patienten. Ob die Finanzierung eines solchen Systems möglich ist und die Versicherungsunternehmen überhaupt bereit sind, eine derartige Versicherung anzubieten, ist noch völlig offen und müsste geprüft werden. Vergleichbare Versicherungslösungen gibt es aber in den skandinavischen Ländern. Problematisch aus datenschutzrechtlicher Sicht dürfte auch sein, dass die Versicherungen vor Vertragsabschluss eine Gesamtschau aller potentiellen gesundheitlichen Risiken vom Patienten verlangen würden.

Kritiker wenden auch ein, dass bei einer solchen Lösung mit einer „Tendenz zu Missbrauch und bedenkenlosem Ausnützen" zu rechnen sei. Außerdem wird prognostiziert, dass wohl auch mit einem erheblichen Anstieg der Entschädigungssummen zu rechnen sei, da alle Beteiligten an hohen Zahlungen interessiert seien. Dies alles wirft Fragen nach der Finanzierbarkeit auf. So sollen in den skandinavischen Ländern Finanzierungsprobleme bestehen. Einschränkungen der Leistungen, insbesondere geringe „Schmerzensgeldbeträge", wären auf Dauer wohl unvermeidlich. Aber auch hier gilt, dass nur eine konkrete Analyse belastbare Aussagen verspräche.

Proportionalhaftung für
eine „verlorene Heilungschance"

Es gibt den Vorschlag zur Einführung einer sogenannten Proportionalhaftung im deutschen Recht, die vom französischen Vorbild inspiriert ist. Einer der wesentlichen Unterschiede im gegenwärtigen französischen und deutschen Arzthaftungsrecht liegt darin, was als Schaden bei einer medizinischen Fehlbehandlung anzusehen ist. In Frankreich fallen darunter nicht nur die daraus resultierenden Beschwerden und deren Beseitigung, sondern auch der „Verlust der Heilungschance". Im Falle des Verlusts der Heilungschance hat das Gericht die Aufgabe, den Anteil an dem erlittenen Schaden zu schätzen, der dem Verlust der Chance entspricht, diese Schäden zu vermeiden. Es geht also um die Feststellung der Chance auf eine komplikationslose Heilung, die ohne den medizinischen Fehler zu erwarten gewesen wäre.

Um dies an einem Beispiel zu verdeutlichen: Beträgt die Heilungschance bei einer fachgerechten ärztlichen Behandlung 70 Prozent, ist dem Arzt bei der Behandlung jedoch ein Fehler unterlaufen und der Patient bleibt krank, kann der Patient Schadenersatz in Höhe von 70 Prozent verlangen. Der Arzt haftet somit entsprechend den Heilungsaussichten des Patienten, daher der Begriff „Proportionalhaftung". Der Vorteil liegt insbesondere darin, dass bei Beweisschwierigkeiten bezüglich der Kausalität des Fehlers für den beim Patienten eingetretenen Schaden nicht das Alles-oder-nichts-Prinzip wie im deutschen Recht zählt. Damit wäre der wohl entscheidende Vorteil einer solchen Lösung, dass der Einzelfallgerechtigkeit wesentlich besser entsprochen werden kann. Allerdings dürften einer Einführung dieser Proportionalhaftung in das deutsche Recht einige rechtssystematische Einwände entgegenstehen.

Lösungsvorschläge für eine effizientere Hilfe für durch medizinische Fehler geschädigte Patienten liegen vor. Jetzt bedarf es noch des politischen Willens, den geschädigten Patienten – wenn ihnen schon nicht ihre Gesundheit zurückgegeben oder diese wiederhergestellt werden kann – wenigstens finanziell schneller zu helfen. Die Tatsache, dass verschiedene Vorschläge schon vor Jahrzehnten gemacht worden sind, ohne dass sie sich bislang durchgesetzt hätten, sollte nicht entmutigen. Es ist vielmehr ein Beleg, dass das Problem schon seit Jahrzehnten dringend einer Lösung bedarf.

Dank

Ich danke dem Dokumentationsjournalisten Klaus Falkenberg und der Lektorin Julia Hoffmann, die mich vor der Peinlichkeit von Fehlern bewahrt haben. Dank gebührt den Spiegel-Redakteuren Klaus Brinkbäumer, Jürgen Dahlkamp, Ulrike Demmer, Carsten Holm, Ulrich Jäger und Cordula Meyer sowie dem Mitarbeiter Ansgar Mertin, mit denen ich Material zusammengetragen habe. Dank gebührt auch der Chefredaktion des SPIEGEL, die es zugelassen hat, dass ich mich jahrelang mit Themen aus der Medizin beschäftigen konnte. Besonders bedanken möchte ich mich bei meiner Kollegin Barbara Schmid-Schalenberg, mit der ich in der Vergangenheit viele Themen sehr kollegial und offen besprechen und bearbeiten konnte.

Ich bedanken mich bei Angelika Mette und Sabine Krecker, die dieses Buchprojekt im SPIEGEL-Verlag betreut haben.

Ich möchte mich bei Birgit Weimer-Ludwig für die Hilfe beim Korrigieren des Textes bedanken und für die Geduld, wochenlang ein unbegehbares Arbeitszimmer zu ertragen. Philipp Ludwig danke ich für das prompte Erledigen von Rechercheaufträgen.

Ich möchte mich bei vielen Medizinern und Rechtsanwälten bedanken, ohne die dieses Buch niemals zustande gekommen wäre. Besonders bedanken möchte ich mich für die offenen Gespräche mit Opfern von Behandlungsfehlern und mit Hinterbliebenen, die mich motiviert haben, dieses Buchprojekt zu realisieren.

Editorische Notiz

In diesem Buch beschreibe ich einige Fälle und Personen, über die ich bereits im SPIEGEL berichtet habe. Besonders in den Kapiteln über den Operationscomputer Robodoc und das Problem der Frühgeborenen, über die Professoren Dietrich Grönemeyer und Christoph Broelsch sowie das Krankenhaus Wegberg kommt es deshalb zu Überschneidungen.

Anhang

Urteile deutscher Gerichte über Schmerzensgeld

47 500 Euro
Landgericht Paderborn, 9. 3. 2001
Verlust des linken Oberschenkels bei einem 61-jährigen Lehrer.
Ein Arzt vernachlässigte den bestehenden Diabetes, so dass
eine Amputation unumgänglich wurde.

48 500 Euro
Landgericht Halle, 20. 12. 2002
Entfernung des linken Hodens, dadurch Zeugungsunfähigkeit
eines 27-jährigen Mannes und Störung des Sexualempfindens.
Eine mangelnde Blutzufuhr zum Hoden wurde nicht erkannt.

50 000 Euro
Landgericht Berlin, 21. 10. 2004
Entfernung der rechten Brust bei einer 54-Jährigen.
Krebsverdacht hätte sieben Monate früher durch eine Biopsie
geklärt und die Brust erhalten werden können.

100 000 Euro und 100 Euro monatliche Rente
Landgericht München, 15. 10. 2003
Gesicht, Arm, Bein, Hand- und Fingermuskulatur bei einem
40-Jährigen auf der rechten Seite gelähmt. Störung der Fein-
motorik und spastische Gangstörung.
Schlaganfall wurde als Migräne diagnostiziert.

150 000 Euro und 500 Euro monatliche Rente
Oberlandesgericht Frankfurt, 23. 12. 2003
Hepatitis-C-Infektion und HIV-Infektion mit späterem Hirn-
schaden und Lähmungen durch Toxoplasmose bei einer 40-Jäh-
rigen.
Spritze bei einer von der Schulmedizin nicht anerkannten
Ozontherapie wurde bei unterschiedlichen Patienten ohne Steri-
lisation mehrfach verwendet.

153 387 Euro
Landgericht Bochum, 18. 2. 2002
Wachkoma nach Herzstillstand und Reanimation, Tod nach drei
Jahren. Patientin erlitt zwei Tage nach einer Operation an der
Gebärmutter einen Herzstillstand.
Reanimationsmaßnahmen entsprachen nicht dem medizi-
nischen Standard.

160 000 Euro und 50 Euro monatliche Rente
Landgericht Saarbrücken, 30. 3. 2001
Verlust des rechten Lungenflügels.
Beim Lasern der Luftröhre explodierte der Laser und ver-
brannte zu einem Großteil den rechten Lungenflügel.

200 000 Euro und 150 Euro monatliche Rente
Landgericht München, 28. 5. 2003
Hirnschaden mit Wachkoma.
Bei einem Notfall wurde der Herzinfarkt eines 34-Jährigen
nicht erkannt.

200 000 Euro und 250 Euro monatliche Rente
Landgericht München, 9. 5. 2001
Schwere Hirnschädigung bei Geburt, lebenslang im Rollstuhl.
Ärztlicher Behandlungsfehler während der Geburt.

230 000 Euro und 360 Euro monatliche Rente
Oberlandesgericht Brandenburg, 9. 10. 2002
Schwere Hirnschäden, dauerhaft bettlägerig, praktisch blind
und taub durch verzögerten Kaiserschnitt.

250 000 Euro und 300 Euro monatliche Rente
Oberlandesgericht Naumburg, 28. 11. 2001
Hirnschäden, spastische doppelseitige Lähmung der Beine,
totale Blindheit.
Fehler bei der Geburtshilfe; völlig uneinsichtiges Verhalten der
Beklagten während des Gerichtsverfahrens über neun Jahre.

300 000 Euro und 300 Euro monatliche Rente
Oberlandesgericht Düsseldorf, 26. 4. 2007
Schwerer Hirnschaden, praktisch blind und taub.
Sauerstoffunterversorgung bei einer versuchten Wannengeburt.
Die Geburtshelfer hätten die Entbindung außerhalb der Wanne
durchführen müssen.

350 000 Euro und 500 Euro monatliche Rente
Landgericht München, 2. 3. 2005
Schwere Hirnschäden eines Neugeborenen.
Trotz allergischer Reaktion auf ein Schmerzmittel wurde der
Mutter ein anderes Schmerzmittel mit dem gleichen Wirkstoff
verabreicht, worauf sie einen Kreislaufschock erlitt.

400 000 Euro und 500 Euro monatliche Rente
Landgericht Kleve, 9. 2. 2005
Hirngeschwulst mit ausgeprägtem Atemstillstand und Krampf-
neigung, Persönlichkeit zerstört.
Behandlungsfehler in der pränatalen Phase der Geburt.

Mehr Fälle bei Böhm/Hacks/Ring (siehe Literaturverzeichnis)

Literaturverzeichnis

Böhm, Peter; Hacks, Susanne; Ring, Ameli: Schmerzensgeld Beträge 2008. Deutscher Anwaltverlag, Bonn 2008.

Hansis, Martin L.; Hansis, Dorothee E.: Der ärztliche Behandlungsfehler: Verbessern statt streiten. Ecomed-Verlagsgesellschaft, Landsberg 2001.

König, Frank: Ein Chefarzt klagt an, Econ Verlag, Berlin 2007.

Madea, Burkhard; Dettmeyer, Reinhard: Medizinschadensfälle und Patientensicherheit, Deutscher-Ärzte-Verlag, Bonn 2007.

Ratheiser, Klaus: Das verborgene Drama im Krankenhausalltag. Suhrkamp Taschenbuch, Frankfurt 2006.

Ratheiser, Klaus: Der missachtete Mensch. Seifert Verlag, Wien 2007.

Stegers, Christoph-M. u. a.: Sachverständigenbeweis im Arzthaftungsrecht. C. F. Müller, Heidelberg 2008.

Internetadressen

Ärztliche Fehlerdiskussion

www.aktionsbuendnis-patientensicherheit.de (Plattform von Ärzten und Pflegern für mehr Patientensicherheit)

www.jeder-fehler-zaehlt.de (Fehlerberichtssystem für Hausärzte)

www.cirsmedical.de (Fehlerberichtssystem für Krankenhäuser, u. a. von der Bundesärztekammer)

www.cirs-notfallmedizin.de

www.forum-patientensicherheit.de (Einrichtung u. a. der Bundesärztekammer für Qualität in der Medizin)

Selbsthilfegruppen

www.akmg.de (Arbeitskreis Medizingeschädigter)

www.patientenstellen.de (Bundesarbeitsgemeinschaft der PatientInnenstellen)

www.nakos.de (Deutsche Arbeitsgemeinschaft der Selbsthilfegruppen)

www.bag-notgemeinschaften (Deutscher Patienten Schutz-
bund)

www.patienten-verband.de (Allgemeiner Patienten-Verband)

www.gutachterskandal-chirurgie.de (Dokumentation von
Vertuschungsgutachten)

Klinikführer

www.bqs-online.com (Bundesgeschäftsstelle für Qualitätssicherung)

www.weisse-liste.de (Bertelsmann Stiftung in Zusammenarbeit mit Patientenorganisationen)

www.klinik-lotse.de (Verband der Angestellten-Kranken-
kassen, Arbeiter-Ersatzkassen)

www.tk-online.de (Techniker Krankenkasse)

www.helios-kliniken.de (Privater Helios-Konzern)

www.hamburger-krankenhausspiegel.de (Hamburger Kliniken, unter anderen in Zusammenarbeit mit Verbraucherzentrale, Ärztekammer)

www.kliniken-rhein-ruhr.de (Initiativkreis Ruhrgebiet)

Anwälte

www.dgmr.de (Deutsche Gesellschaft für Medizinrecht)

www.medrecht.de (Arbeitsgemeinschaft Rechtsanwälte im Medizinrecht)

www.forum-med.de (Forschungsgemeinschaft Recht und Medizin)

Weitere Adressen für Hilfesuchende

www.aok-patientensicherheit.de (Informationen der AOK über Patientensicherheit)

www.schlichtungsstelle.de (Schlichtung und Begutachtung der Ärztekammern)

www.kzbv.de (Kassenärztliche Vereinigung für Schlichtungsfälle mit dem Zahnarzt)

www.unabhaengige-patientenberatung.de (Beratungsstelle der Spitzenverbände der Krankenkasse)

www.patientenbeauftragte.de (Patientenbeauftragte der Bundesregierung)

www.vzbv.de (Verbraucherzentrale)

www.mdk.de (Medizinischer Dienst der Krankenkassen mit Links zu den MDK in den Bundesländern)

Das Ende unserer bürgerlichen Freiheiten?

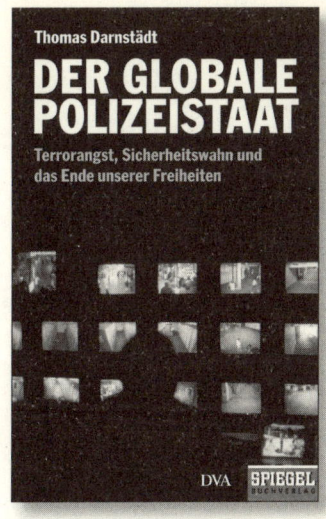

Thomas Darnstädt
Der globale Polizeistaat
Terrorangst, Sicherheitswahn und das Ende
unserer Freiheiten
352 Seiten, gebunden
ISBN 978-3-421-04403-7

Der Kampf gegen den internationalen Terrorismus führt Polizei, Militär und Geheimdienste immer öfter ins rechtliche Niemandsland. Juristen, die westliche Regierungen beraten, arbeiten am Modell eines globalen Polizeistaates, in dem die Bürgerrechte bei Bedarf eingeschränkt und für sogenannte Risikobürger Internierungslager eingerichtet werden können.

Schonungslos zeigt Thomas Darnstädt, wie der freiheitliche Rechtsstaat im Kampf gegen den Terror ins Wanken gerät. Eine aufrüttelnde Warnung.

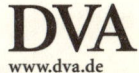

www.dva.de

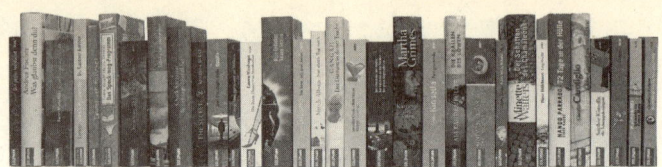
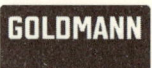